全国中医药行业高等教育"十四五"创新教材

中医经典选读

（供中医学、中西医临床医学、临床医学、
中药学、药学等专业用）

主　编　胡方林　邓奕辉

全国百佳图书出版单位
中国中医药出版社
·北　京·

图书在版编目（CIP）数据

中医经典选读 / 胡方林 , 邓奕辉主编 . -- 北京：
中国中医药出版社 , 2024.7
全国中医药行业高等教育"十四五"创新教材
ISBN 978-7-5132-8609-1

Ⅰ . ①中… Ⅱ . ①胡… ②邓… Ⅲ . ①中国医药学—
古籍—中医学院—教材 Ⅳ . ① R2-52

中国国家版本馆 CIP 数据核字 (2023) 第 242076 号

中国中医药出版社出版
北京经济技术开发区科创十三街 31 号院二区 8 号楼
邮政编码　100176
传真　010-64405721
北京盛通印刷股份有限公司印刷
各地新华书店经销

开本 787×1092　1/16　印张 18.5　字数 440 千字
2024 年 7 月第 1 版　2024 年 7 月第 1 次印刷
书号　ISBN 978 - 7 - 5132 - 8609 - 1

定价　79.00 元
网址　www.cptcm.com

服务热线　010-64405510
购书热线　010-89535836
维权打假　010-64405753

微信服务号　zgzyycbs
微商城网址　https://kdt.im/LIdUGr
官方微博　http://e.weibo.com/cptcm
天猫旗舰店网址　https://zgzyycbs.tmall.com

全国中医药行业高等教育"十四五"创新教材

《中医经典选读》编委会

主　　编　胡方林（湖南中医药大学）　　邓奕辉（湖南中医药大学）

副 主 编　叶　瑜（贵州中医药大学）　　张明锐（内蒙古医科大学）

　　　　　　刘成丽（广州中医药大学）　　程绍民（江西中医药大学）

　　　　　　刘巨海（山东中医药大学）　　李　丽（河南中医药大学）

　　　　　　孙相如（湖南中医药大学）

编　　委（以姓氏笔画为序）

　　　　　　邓　宁（新疆医科大学）　　　邓　娜（湖南中医药大学）

　　　　　　刘晓芳（天津中医药大学）　　李钰佳（湖南中医药大学）

　　　　　　杨　琦（大连医科大学）　　　杨云松（湖北中医药大学）

　　　　　　杨艳红（湖南中医药大学）　　张　弘（河北中医药大学）

　　　　　　金　钊（成都中医药大学）　　庞　杰（南方医科大学）

　　　　　　郜文辉（湖南中医药大学）　　蔡　莹（湖南中医药大学）

学术秘书（兼）

　　　　　　孙相如（湖南中医药大学）

编写说明

本教材介绍了历代名家名著中的经典篇章，其内容涵盖了医家行为准则、治学风范和医德医风，以及名医创新的学术思想和临床经验等。在中医学悠久的发展历史中，产生了众多著名医家，每位医家在继承前人理论与经验的同时，多在某些方面有所创造、有所发明，形成了个人的独到见解与学说，并出现了学术上百家争鸣的局面。这些医家著书立说，留下不少经典篇章，流传千古，泽被后世。本教材内容不局限于高等中医药院校开设的中医经典相关课程，还将更多历代名家名著中的经典篇章纳入本教材。

本教材的适用范围较广，包括中医学、中西医临床医学、临床医学、中药学、药学及其他涉医药学的专业。教学目的是使学生在学习中医学各门课程的基础上，扩大知识范围，提高理论水平，丰富临床知识，为今后从事临床、科研和教学工作打下扎实基础。

结合课程特点，教材中融入了课程思政内容。本教材所涉及原文均以引用的底本为准，如"黔""硫养"等保留原貌，不同医家对于"呙"与"歪"等不同运用亦予以保留。

本次教材编写分工如下：第一章绪论由胡方林、邓奕辉编写，第二章第一节至第五节由邓娜编写，第二章第六节至第七节及第四章由杨艳红编写，第三章由郜文辉编写，第五章由邓宁编写，第六章由蔡莹编写，第七章由叶瑜编写，第八章、第十七章由孙相如编写，第九章由张明锐编写，第十章由程绍民编写，第十一章由李钰佳编写，第十二章由杨琦编写，第十三章、第十八章由李丽编写，第十四章由刘巨海编写，第十五章由刘成丽编写，第十六章由刘晓芳编写，第十九章由庞杰编写，第二十章由杨云松编写，第二十一章由金钊编写，第二十二章由张弘编写。

　　本教材的编写得到了各参编院校及中国中医药出版社的支持，在此一并表示感谢。经过编委会多次论证、修改，达成共识，但仍存在不完善之处，尤其是中医经典著作浩如烟海，对于如何选择经典篇章可能有不同看法，希望广大读者提出宝贵意见，以便再版时进一步修订。

《中医经典选读》编委会

2024 年 5 月

目 录

第一章 绪论 ▷▷▷▷

中医学是中华民族先民们通过长期的医疗实践，不断积累、反复总结而逐渐形成的具有独特风格的传统医学，是人们长期同疾病做斗争的极为丰富的经验总结，也是中国传统文化的重要组成部分。在中医学悠久的发展历史中，出现了众多著名医家，每位医家在继承前人理论与经验的同时，多在某些方面有所创新、发明，形成了个人的独到见解与学说，出现了学术上百家争鸣的局面，并且著书立说，留下不少经典篇章，流传千古，泽被后世。

第一节 中医经典的含义

"经典"一词出于《汉书·孙宝传》，"周公上圣，召公大贤。尚犹有不相说，著于经典，两不相损"。《后汉书·皇后纪上·和熹邓皇后》载："后重违母言，昼修妇业，暮诵经典，家人号曰'诸生'。""经"，本指儒家的经典著作；"典"，指重要的文献、书籍。后来"经"的词义扩大了，把一些解释儒家经典著作的书也包括了进来，所以《文史通义·经解》说："事有实据，而理无定形。故夫子之述六经，皆取先王典章，未尝离事而著理。后儒以圣师言行为世法，则亦命其书为经，此事理之当然也。""经"字从专指儒家之经典，扩大到"群经之羽翼"，继而又扩大到关于论述某一门具体学术和技艺的著作上去，这就是《黄帝内经》（以下简称《内经》）与《黄帝八十一难经》（以下简称《难经》）、《神农本草经》、《中藏经》、《针灸甲乙经》、《脉经》等被称为"经"的原因。最早记录中医经典的当属《汉书·艺文志》的"医经七家，经方十一家"，可惜除《内经》外，均已亡佚。即使未冠名"经"的，如《伤寒杂病论》《脾胃论》《温热论》《温病条辨》等，由于"习是术者，奉为依归"，衷心地尊崇这些医学宝典以指导中医临床与研究，起到了"经"的作用，同样被中医学界视为经典。

关于现时常讲的"中医四大经典"说法不一，一种是指《内经》《难经》《神农本草经》《伤寒杂病论》，另一种是指《内经》《伤寒论》《金匮要略》《温病学》。前一种主要依据中医药理论体系的形成来确立，因为《内经》《难经》为中医理论形成的标志，《伤寒杂病论》确立中医临床辨证论治体系，《神农本草经》为中药理论及临床运用的奠基之作，而且又都大致形成于秦汉时期，对中医学的形成和发展具有普遍指导意义。后一种主要是从现代中医教学课程属性的界定考虑，因为《难经》《神农本草经》不作为教学课程，而把温病学纳入其中，但由于"温病学"不是一本书，而是由几本书综合而成的教材，从内容上看更像是一门临床基础学科，只指导温病的治疗，又形成于明清时期，所以在学术界较多的学者持前一种说法。至于后一种说法，亦已作为中医教育界的习惯说法而被接受。

本教材所论中医经典除了现代中医课程教学所界定的含义外，还包括历代名家名著中的经典篇章，其内容涵盖了医家行为准则和医德医风、名医创新的学术思想和临床经验等。

第二节　中医经典与中医学术体系的形成

春秋战国时代，中国社会急剧变化，政治、经济、文化都有显著发展。诸子蜂起，百家争鸣，学术交流空前活跃，儒、道、阴阳、墨等对后世影响巨大的学术流派相继诞生，元气论、自然观和阴阳五行学说等在战国末年已显露雏形或几臻成熟，天文、历法、气象、物候、生物、心理、逻辑等自然科学知识也取得了长足的进步，这些为古代医家总结医学经验、建构医学理论提供了思想武器和方法工具。同时，从殷商开始，医师专业分化，医疗经验迅速积累，又为理论的总结准备了充分的素材和资料，一些理论雏形，如病因学的"六气说"等已相继出现。因此，先秦时期可以看作是中医理论体系的孕育期。

《内经》《难经》《神农本草经》《伤寒杂病论》等四大医学经典著作的出现，标志着中医学理论和临床体系的基本确立，即理、法、方、药体系的基本形成，也是中医学初步发展成熟的最重要标志之一。

一、《内经》《难经》奠定了中医学理论体系的基础

《内经》由《素问》和《灵枢》两部分（各八十一篇）组成，是现存的一部先秦两汉时期的医学集大成之作，它的问世标志着中国医学由经验医学上升为理论医学的新阶段。该书总结了春秋战国时期的医学成就和临床经验，吸收了秦汉以前的自然科学及古代哲学等多学科成果，标志着中医学基本理论的确立。该书在天人合一、形神合一、气一元论、阴阳五行等学说的指导下，确定了中医学的主要理论原则，详细地阐述了人体解剖、生理、经络，以及疾病的病因、病机、诊疗、预防等问题，初步建立了比较系统且独特的中医学理论体系，成为中医学发展的基础和理论源泉。

《难经》从生理、病因病机、诊疗等方面解释了《内经》存在的疑难问题，补充了《内经》的不足，如提出"左肾右命门说"和"无形三焦"说；尤其在脉诊和针灸治疗方面首倡"独取寸口"的诊脉方法；最早提出"奇经八脉"的名称，并系统论述奇经八脉的循行路线、功能特点、病变证候及与十二正经的联系等，完善了特定穴理论、配穴法及刺灸理论，是一部在当时可与《内经》相媲美的古典医著。因此，这两本书为中医学的独特理论体系奠定了基础。

二、《神农本草经》提供了较系统的药物学知识

《神农本草经》是中药学的奠基性著作，反映了我国东汉以前药物学的经验与成

就。书中概述了一些中药学基本理论，如方剂君、臣、佐、使的组方原则，七情和合，四气五味，阴阳配伍，辨证用药，配伍宜忌，采集加工炮制方法等，初步奠定了中医用药的基本理论，确定了中医辨证的用药准则。收载药物365种，根据药物性能功效不同，分为上、中、下三品，所载药物大多疗效确切可靠，至今仍有相当一部分内容是值得继承和发扬的，如麻黄治喘、常山截疟、黄连止痢、海藻疗瘿、雷丸杀虫等。该书的问世，为中医学术体系提供了较系统的药物学知识，魏晋以后历代诸家本草学都是在该书成就的基础上发展起来的。

三、《伤寒杂病论》奠定了中医学临床辨证论治的基础

东汉张仲景"勤求古训，博采众方"，刻苦攻读《素问》《灵枢》《八十一难》《阴阳大论》等古代文献，并结合当时医家及自己长期积累的医疗经验，撰成《伤寒杂病论》。书中运用六经辨证和脏腑辨证对外感疾病和内伤杂病进行辨证论治，创立了中医临床辨证论治体系和理、法、方、药的运用法则，为中医临床的进步和发展奠定了基础。成书后受战乱影响，一度散失，其中伤寒部分，经晋代王叔和收集整理成传世本《伤寒论》。北宋时期，翰林学士王洙从翰林院的蠹简中得仲景《金匮玉函要略方》三卷，上卷论伤寒病，中卷论杂病，下卷记载方剂及有关妇科的理论，后宋代林亿等人校订此书，因《伤寒论》已有传本，就把上卷删去只保留中、下卷部分，为便于临床应用，把下卷的方剂分别列在各种病证之下，重新编为上、中、下三卷。同时，还采集各家方书中转载张仲景治疗的医方及后世医家的良方，分类附在每篇之后，命名为《金匮要略方论》，简称《金匮要略》，流传至今。

《伤寒论》着重探讨外感疾病的诊治问题，归纳外感疾病发生、发展的规律，分析疾病不同阶段的变化特点及诊断要点，提出外感疾病的六经辨证纲领，记载113首方剂。《金匮要略》着重探讨内伤杂病的诊治问题，书中以病分篇，论述40多种疾病的病证特点，分析其病变机制，指明诊断要点。全书贯穿着内伤杂病的脏腑辨证方法，涉及方剂262首。书中提出三因致病说，"千般疢难，不越三条"，给后世病因病机学的发展带来了深刻影响。《伤寒杂病论》奠定了中医学体系中临床医学部分的基石，并使中医理论和临床融为一体。

总之，秦汉时期出现的这些医著，分别从中医学基础理论、临床和药物学等诸多方面，总结了以往的成就，使中医学上升到一个新的高度，在人体结构、生理、病因、病机、诊法、辨证、治疗、方剂和中药等各方面，形成了相对完整的理论，为中医学的发展奠定了基础。

第三节 中医经典与中医学术体系的发展

自魏晋以后，历代医家基于《内经》《难经》《神农本草经》《伤寒杂病论》等经典著作，在中医药理论与临床经验方面提出诸多创新性理论、观点与学说，总结出许多有价值的临证经验，在理论与临床、分化与综合、传统与创新中不断发展，从不同角度发

展了中医学术体系。

一、魏晋隋唐时期

魏晋隋唐时期，中医学在病因、病机、病证认识、病证诊断、创制新方、发现新药及临床各科实践方面，都取得了较大的成就，出现了一批专科性著作。晋代王叔和著有《脉经》，总结了汉以前有关脉学之成就，记载脉象24种，论述了三部九候、寸口脉等，丰富了脉学的基本知识和理论，把脉、证、治三者有机地结合起来，使脉学诊断理论与方法系统化。晋代皇甫谧所著的《针灸甲乙经》是一部针灸学专著，被后世称为"中医针灸学之祖"，该书系统整理了人体腧穴，理论联系实际。晋代葛洪所著的《肘后备急方》对急性传染病有较高认识。隋代巢元方所著的《诸病源候论》是我国医学史上第一部系统总结疾病病因病机和证候学的专著，对后世影响深远。唐代蔺道人所著的《仙授理伤续断秘方》是我国现存最早的一部伤科专著，介绍了常见伤科疾患的诊断问题。唐代孙思邈所著的《备急千金要方》《千金翼方》是唐代最具代表性的医药学名著，被誉为中国医学史上第一部临床百科全书。其积累了丰富的药物学经验，完整地提出了以脏腑寒热虚实为中心的杂病分类辨治法等，与王焘所著的《外台秘要》被认为是集唐以前中医学之大成，在理论和临床方面均有新的发展。南齐龚庆宣著有《刘涓子鬼遗方》，总结了外科和皮肤科的诊治经验及方法。唐代昝殷著有《经效产宝》，论述了妇科和产科常见病证的诊治和急救方法等。南梁陶弘景《本草经集注》在《神农本草经》的基础上补充新药，收载药物730种，首创按药物的自然属性分类方法。为方便临床，提出"诸病通用药"，是继《神农本草经》之后药物的又一次整理和总结。此外，有关儿科、五官科和按摩等也都相继出现专著或有关文献资料。值得注意的是，这一时期内科的进展尤其显著，是临床医学大发展的时期。

二、宋金元时期

宋金元是中医学发展的又一重要时期，医家们在学习和总结前代医学理论和实践的基础上，结合自己的阅历和经验体会，提出了许多独到的见解，在各抒己见、百家争鸣的气氛中，中医学的理论体系和临床实践产生了突破性的进展。宋代陈言的《三因极一病证方论》提出了"三因学说"，充实和提高了中医病因学说，一直为后世病因著述所遵循。宋代钱乙所著的《小儿药证直诀》系统论述小儿生理、病理特点，丰富了儿科五脏辨证论治的内容。宋代陈自明的《妇人大全良方》引述多种医书，分调经、众疾、广嗣、胎教、候胎、妊娠、坐月、产难、产后九门，分述各病的病因、证候及治法，在中医妇产科发展史上，起到承上启下的重要作用。此书后经明代薛己校注，名《校注妇人良方》，除增删部分内容外，还逐篇附加按语及治验；之后王肯堂又以薛氏所校之书为基础，收录明代以前妇产科名家诊疗经验，著成《女科证治准绳》；后武之望又以王氏之书为基础，将女科经、带、胎、产诸病分列纲目，撰成《济阴纲目》，至清代时，由汪淇笺注、改订，成为广泛流传的妇科专著。陈自明又著《外科精要》，对外科学进行了深入研究，其中对痈疽的论治尤为突出，并从病因、病机、诊断和治疗等方面作了全面而精要的论述。

金元医家敢于打破宋以来崇尚验方、喜温言补、执于局方的僵局，奋起抨击时弊、勇于实践、创新学说，促使"医学为之一变"，对中医理论和临床的发展作出了重要贡献。刘完素《素问玄机原病式》《素问病机气宜保命集》从运气角度出发，阐述亢害承制理论，精研火热之气，探讨火热病机，认为风、湿、燥、寒诸气与火热相关，提出"六气皆能化火""五志过极皆为热甚"，临证善用寒凉药物，被称为"寒凉派"。张从正《儒门事亲》认为病由邪生，"或自外而入，或由内而生，皆邪气也"，并将邪气分为天、地、人三邪，主张"邪留则正伤""邪去则正安"，擅用汗、吐、下三法以攻邪，并指出"三法可兼众法"，被称为"攻下派"。李杲《脾胃论》提出了"内伤脾胃，百病由生"的病机学说，强调脾胃盛衰对其他脏腑的影响，并逐渐形成独创性的脾胃学说，治疗重在升发脾之阳气，被称为"补土派"。朱震亨《格致余论》认为相火妄动则耗伤真阴，认为"其所以恒于动，皆相火之为也"，提出"相火论"，并提出"阳常有余，阴常不足"论，把滋阴降火作为重要的治疗方法，同时提出"攻击宜详审，正气须保护"的观点，被称为"滋阴派"。金元四大家在理论与临床上的创新，丰富了中医学理论，促进了中医理论和临床实践的发展。张元素《医学启源》则发展了脏腑辨证体系及药物归经和升降浮沉理论，王好古《阴证略例》创立阴证学说，注重温补脾肾之阳。这些学说极大地推动了医学理论的发展，丰富了中医学术内容，对后世医家，包括国外医学界都产生了深远影响。此外，金元医家所具有的"古方今病，不相能也"的质疑与创新精神，激发了大批医家创立新说。

三、明清时期

明清时期是中医学发展的又一重要时期，这一时期名医辈出，新的学说、新的理论、新的治疗方法被不断提出，大大提高了中医对人体生理和疾病的认识水平，使中医理论体系得到进一步的发展。在明代，由于河间、丹溪学说影响深远，部分医家用药偏执于苦寒，形成了新的寒凉时弊，因而针对这一时弊，以薛己、孙一奎、赵献可、张介宾、李中梓等医家为代表，强调脾胃和肾命阳气，善用甘温之味，重视温补，温补学派崛起并逐渐发展起来。赵献可、张介宾认为命门之阴阳水火是生命活动的根蒂和原动力，对"命门学说"的发展作出了贡献。张介宾的《景岳全书》《类经图翼》提出"阳非有余""真阴不足""人体虚多实少"，主张阴阳谐和相济。李中梓的《医宗必读》在总结前人对脏腑认识的基础上，明确提出了"肾为先天本，脾为后天本"的论断。

明清时期温病学说的形成，是中医学术发展的又一突出成就。吴有性著有《温疫论》，创立了瘟疫病因学的"杂气论"和"邪伏募原"之说，创立表里分消治法，为瘟疫学说的形成奠定了基础。叶桂著《温热论》，创立温病卫气营血辨证体系。吴瑭著《温病条辨》，提出三焦辨证和清热养阴法。薛雪著《湿热病篇》，指出"湿热两分，其病轻而缓，湿热两合，其病重而速"，对湿热病的病因病机和证治进行了详细阐述。王士雄著《温热经纬》，提出"以《黄帝内经》、仲景之说为经，叶桂、薛雪等诸家之辨为纬"，集其大成，并重视六气研究。以上这些温病大家突破"温病不越伤寒"的传统观念，创立了以卫气营血、三焦辨证为核心的温病辨证论治理论和方法，使温病学在证、因、脉、治方面形成了较为成熟与完整的理论体系。

在本草研究上，李时珍的《本草纲目》中提出了当时最先进的药物分类法，系统记述了各种药物知识。此外，王清任重视解剖，改正了古代有关"内景图说"中人体解剖方面的错误，著成《医林改错》，致力于人体气血运行的研究，发展了瘀血致病的理论，倡导用活血祛瘀的治疗方法，对中医基础理论的发展作出了重要贡献。

四、近现代

鸦片战争后，西方科学技术与人文思想大量传入中国，尤其是西方医学的进入，对中医学产生了重要而深远的影响。在长期发展与不断争鸣的过程中，医学界产生了中西医汇通学派，影响较大，代表人物有唐宗海、朱沛文、恽树珏、张锡纯等。晚清医家朱沛文著《华洋脏象约纂》4卷，强调中西医汇通应以临床验证为准则。如西医论脑甚详，然中医从肾论治多有效验，尽管从生理解剖角度西医优于中医，但从治疗学角度仍应保持中医之说。清末的著名医家唐宗海，著《中西汇通医书五种》，首提"汇通"一词，认为中西医虽然产生于不同地域，各有理论体系，然究其义理多是一致的，并对血证进行详细阐发。张锡纯著《医学衷中参西录》，强调从理论到临床都应衷中参西。恽树珏认为中西医各有所长，互有优劣，可以殊途同归，强调"治医者不应以《内经》为止境"，应吸取西医之长发展中医。由于客观条件的限制，加上当时两大医学体系还不具备真正汇通的可能性，在研究方法上又缺乏切实的科学手段，故中西医汇通的成就很有限。20世纪30年代由曹炳章主编的《中国医学大成》，是集成古今中医学的巨著。

成书于20世纪70年代的教材《中医学基础》，为中医理论体系的系统化和规范化打下了基础。中华人民共和国成立以来，坚持中西医结合成为国家卫生事业大计方针，倡导用现代科学技术研究中医，使中医理论体系得到较快发展，如沈自尹院士提出"辨病与辨证相结合""微观辨证与辨证微观化""肾与神经内分泌免疫网络密切相关"；张伯礼院士提出创建基于组效关系的组分配伍研制现代中药的理论模式和相关技术体系；王永炎院士提出脑中风"毒损脑络"病机；陈可冀院士提出现代血瘀证的诊断和疗效评估标准，将血瘀证的研究从定性水平推向定量水平；石学敏院士提出脑中风"醒脑开窍"治法；国医大师王琦提出体质的基本原理，即过程论、心身构成论、环境制约论、禀赋遗传论，提出体质构成的四要素，即特征性、反应性、倾向性和遗传性，发现国人的9种基本体质类型并建立中医体质分类标准，编制中医体质量表，对中医体质理论体系作出了重要贡献。近30多年来，用现代科学技术研究中医，在藏象学说领域内，尤其是对于肺、肝、肾和脾的研究，有了较大的进展，特别是国家重点基础理论研究发展计划（"973"计划）中医理论基础研究专项于2005年实施以来，中医理论研究在脏腑、经络、病因病机、中药药性、方剂配伍等方面取得了一些新的突破。目前，这些研究还在继续进行中。

第四节　中医经典学习的意义

自古以来，凡自学成才、师承授受而成为名医者，都是在学习钻研中医经典的基础上而有所成就的。张仲景本人就是在读《内经》《难经》的基础上，结合临床实践体会，著成《伤寒杂病论》；唐代名医孙思邈也是"青衿之岁，高尚兹典，白首之年，未尝释卷"，他认为，凡欲为大医，必须熟谙《内经》《伤寒论》《针灸甲乙经》《脉经》等经典著作；金代名医刘河间 25 岁开始读《内经》，朝勤暮思，手不释卷。现代中医也一样，大凡有所成就、有所影响的名中医，都有扎实的中医经典理论功底，同时结合自己的临床实践，活学活用，不断积累与提高，除此之外没有别的捷径。

古代的官办医学教育，也离不开经典教学。唐代太医署开办医学教育比较早，即以《素问》《神农本草经》《脉经》《针灸甲乙经》等为教材，然后再分科学习，这为以后的医学教育奠定了基础。宋承唐制，也是选择经典课程作为基础教育。清代政府组织编写《医宗金鉴》作为教材，将中医经典内容编成歌诀用于教学，堪称中医教育史上第一本统编教材。

在中医经典教育方面，现代高等教育基本上延续了古代的教育思想与教育模式，只是在教材与教学方式上有所变更，使之更加科学规范、系统有序。但是，如果认为只学好《内经》《伤寒论》《金匮要略》《温病学》这些内容，就等于学好了中医经典，那是把中医经典简单化。前文所述的众多名医名著名篇都是学习中医必不可少的读本。清代医学家陈修园曾言："儒者不能舍圣贤之书而求道，医者岂能外仲景之书以治疗？""习医之人，必以研读医经为首务。"清代名医徐大椿亦指出："未有目不睹汉唐以前之书，图记时尚之药数种，而可为医者。"强调了中医经典的重要性与系统学习的必要性。

第五节　中医经典学习的方法

一、阅读原著

直接阅读历代名医原著，可以全面了解和把握其治学方法、学术思想和临床经验。

二、参考医案

医案是历代名医临证经验的具体体现，参考名医医案，分析其临床经验及特色，有利于深入了解医家学术思想、临证用药思路。

三、学以致用

学习历代名医临证经验是为了更好地指导临床实践，提高疗效，发扬光大中医学，因此要将学习与领悟到的理论与方药用到实践中去，将其内化变成自己的经验。

第二章 《黄帝内经》 ▷▷▷▷

　　《内经》是我国现存最早的医学经典著作之一，它的产生标志着中医基础理论的初步奠定。该书取材于先秦，在战国至秦汉时期，经许多医家搜集、整理、综合而成，甚至还包括了东汉乃至隋唐某些医家的修订和补充。全书分《素问》和《灵枢》两部分，各九卷，81 篇，共计 18 卷，162 篇。其内容博大精深，直到今天，其所提供的基本原理仍在中医临床实践中有很大的现实指导意义，而历代著名医家的学术理论，主要是在《内经》理论基础上发展起来的，所以被后世尊称为"医家之宗"。

第一节　阴阳

《素问·阴阳应象大论》

【原文】

　　黄帝曰：阴阳者，天地之道也[1]，万物之纲纪[2]，变化之父母[3]，生杀之本始[4]，神明之府也[5]。治病必求于本[6]。

　　故积阳为天，积阴为地。阴静阳躁[7]，阳生阴长，阳杀阴藏[8]。阳化气，阴成形[9]。寒极生热，热极生寒。寒气生浊，热气生清[10]。清气在下，则生飧泄[11]；浊气在上，则生䐜胀[12]。此阴阳反作，病之逆从也。

　　故清阳为天，浊阴为地；地气上为云，天气下为雨[13]；雨出地气，云出天气。故清阳出上窍，浊阴出下窍[14]；清阳发腠理，浊阴走五藏[15]；清阳实四支，浊阴归六府[16]。

【注释】

　　[1] 阴阳者，天地之道也：阴阳是天地万物的普遍规律。道，法则，规律。张介宾注："道者，阴阳之理也。阴阳者，一分为二也。太极动而生阳，静而生阴，天生于动，地生于静，故阴阳为天地之道。"

　　[2] 纲纪：即纲领。

　　[3] 变化之父母：言阴阳是事物变化的本源。变化，《素问·天元纪大论》曰："物生谓之化，物极谓之变。"父母，来源、根本之意。

[4] 生杀之本始：事物产生与消亡的根本原因。王冰注："万物假阳气温而生，因阴气寒而死，故知生杀本始，是阴阳之所运为也。"本始，根本、元始之意，义同上文"父母"。

[5] 神明之府：变化莫测谓之"神"；事物昭著谓之"明"；府，居舍、藏物之所，这里指万物运动变化的内在动力所在。谓万物运动变化，有的明显可见，有的隐匿难测，其内在动力皆源于阴阳。《淮南子·泰族训》："其生物也，莫见其所养而物长；其杀物也，莫见其所伤而物亡，此之谓神明。"

[6] 治病必求于本：诊治疾病当推求阴阳之本以调之。本，指阴阳。

[7] 阴静阳躁：柔静者属阴，躁动者属阳。阳性动，阴性静。躁，即动。

[8] 阳生阴长，阳杀阴藏：此为互文。指阴阳主万物的生长，又主万物的收藏。杀，消亡。

[9] 阳化气，阴成形：此言阴阳的功能。阳动而散，可推动有形之物化为无形之气；阴静而凝，可促使无形之气凝结为有形之物。

[10] 寒气生浊，热气生清：寒气阴冷凝固，故可生成浊阴；热气温热升腾，故可产生清阳。浊，指有形之质；清，指无形之气。

[11] 飧（sūn）泄：病证名，指腹泻物中带有未消化的食物，也指完谷不化的泄泻。

[12] 䐜（chēn）胀：即胸腹胀满。

[13] 地气上为云，天气下为雨：此借助云雨形成的机制说明阴中有阳，阳中有阴。马莳注曰："地虽在下，而阴中之阳者升，故其上升为云；天虽在上，而阳中之阴者降，故其下为雨。"

[14] 清阳出上窍，浊阴出下窍：谓饮食所化之精微及吸入的自然之气，上升布散至头面七窍，以成视觉、嗅觉、味觉、听觉等功能；糟粕和废水，重浊沉降，由前后二阴排出。上窍，指眼、耳、口、鼻。下窍，指前后二阴。

[15] 清阳发腠理，浊阴走五藏：属清阳的卫气发散至皮肤肌肉腠理，属浊阴之精血津液灌注濡养五脏。藏，通"脏"。

[16] 清阳实四支，浊阴归六府：谓饮食物化生的精气，充养于四肢，其代谢后的糟粕，由六腑排出。支，通"肢"。府，通"腑"。

【语译】

黄帝说：阴阳是自然界的普遍规律，是分析一切事物的纲领，是万物变化的本原，是万物产生和消亡的根本原因，也是世间万物变化的内在动力。治病必须从阴阳这个根本上去加以考虑。

阳气积聚形成天，阴气凝集形成地。阳主躁动，阴主柔静，阳主生发，阴主长养，阳主肃杀，阴主闭藏，阳能化气，阴能成形。寒到极点转化为热，热到极点转化为寒。寒气能产生浊阴，热气能产生清阳。清阳下陷不升产生飧泄，浊阴上逆不降形成䐜胀。这是阴阳气机升降反常，疾病随之而来的病理机制。

清阳形成天，浊阴形成地；地面水分蒸腾上升形成云，天空云气凝聚下降成为雨；

雨是地气上升为云再下降的结果，云是天气下降为雨再蒸腾的结果。所以视觉、听觉、味觉、嗅觉、发声及呼吸之气从上窍而出，糟粕二便从下窍而出；卫气向皮肤腠理发散，精血津液内注于五脏；阳气充实于四肢，饮食水谷归属于六腑。

【按语】

1. 阴阳的总纲　用"纲纪""父母"强调了阴阳的重要性，用"天地""万物"强调了阴阳的普遍性。阴阳理论既然能说明自然万物的变化规律，人也是自然万物之一，自然也能说明人体的生命、疾病规律，指导临床治疗。

2. 论述了阴阳的基本概念与阴阳学说的基本内容　首先指出世界上的一切事物都可以分阴阳，都在不断地运动、变化、新生和消亡，而事物之所以能运动变化发展，其根源在于事物本身存在着相互对立统一的阴阳两个方面。因为事物内在阴阳的不断变化才有事物外在变化的产生，所以阴阳是事物变化的内在动力，是万物产生的根源，将阴阳作为万物产生、发展、变化的起源是真正的唯物主义观点。

通过天地、静躁、寒热、云雨等自然现象的相互对立、相互依存、相互转化的关系，提出阴阳学说的基本内容是对立制约、互根互用、消长平衡和相互转化。天地阴阳升降的问题，讲的是阴中有阳，阳中有阴的问题。天为阳，虽然主上升，但升中有降；地虽然是浊阴，主降，但降中有升。否则天地之间决裂，就没有万事万物的产生。所以升中有降，降中有升，这样才有阴阳交泰，阴阳相合，才有云雨，才能化生万物。通过自然界云雨形成机制、云雨相互转化的关系，说明阴阳互根互用。阴阳是自然界事物运动变化的总规律，也是人体生命的法则和规律。阴性静、重浊而下降，阳性动、清轻而上升；阳主化气，阴主成形；阴阳两者相依相召、互根互用、互藏互化；阴阳之气相交，决定自然万物的发生、发展及消亡，是形成自然气象、气候、物候变化的根本原因。

文中三对"清阳"和"浊阴"，所指不同，说明阴阳所应之象不是固定不变的，阴阳只是两个相对的范畴。这里也是用阴阳来说明人的生理。

3. 论述了治疗疾病以阴阳为本　人依赖自然而生存，人的生命活动遵循自然阴阳运动的基本规律，因此疾病发生的根本原因就在于"阴阳反作"，治疗必须抓住阴阳这个根本。虽然后世医家对疾病之本的认识有各种各样不同的看法，有人认为脾胃为本，有人认为肾为本，有人认为病因为本，还有人认为病机为本，无非都是从正邪与疾病关系的某一方面、某一角度的侧重点来看，这样有利于针对不同的病情把握治疗的重点，但从广泛、全面的意义上讲，疾病的产生，不论是邪盛还是正虚，不外阴阳失调。诊断的目的在于弄清是"阴"病还是"阳"病，治疗则平调阴阳，就如张介宾所说"医道虽繁，而可以一言毕之者，曰阴阳而已"，所以一定要推求阴阳这一本质，这样认识和治疗疾病就不会出现大的偏差。

【原文】

阴味出下窍，阳气出上窍[1]。味厚者为阴，薄为阴之阳[2]。气厚者为阳，薄为阳之阴[3]。味厚则泄，薄则通。气薄则发泄，厚则发热[4]。壮火之气衰，少火之气壮[5]。壮火食气，气食少火[6]。壮火散气，少火生气[7]。气味辛甘发散为阳，酸苦涌泄为阴。阴胜则阳病，阳胜则阴病[8]。阳胜则热，阴胜则寒。重寒则热，重热则寒。

故曰：天地者，万物之上下也；阴阳者，血气之男女也[9]；左右者，阴阳之道路也[10]；水火者，阴阳之征兆[11]也；阴阳者，万物之能始[12]也。故曰：阴在内，阳之守也；阳在外，阴之使也[13]。

【注释】

[1] 阴味出下窍，阳气出上窍：药物饮食之味属于阴，多沉降而走下窍；药物饮食之气属阳，多升散而达上窍。

[2] 味厚者为阴，薄为阴之阳：味有厚薄，厚者为纯阴，薄者为阴中之阳。

[3] 气厚者为阳，薄为阳之阴：气有厚薄，厚者为纯阳，薄者为阳中之阴。

[4] 味厚则泄，薄则通；气薄则发泄，厚则发热：味之厚者为纯阴，所以用之则泄泻其物于下，如大黄气大寒，味厚，为阴中之阴，主于泄泻；味之薄者为阴中之阳，所以用之则流通不至于泄泻也，如木通、泽泻，为阴中之阳，主于通利。气之薄者为阳中之阴，所以用之则发其汗于上，如麻黄为气之薄者，阳者，升也，故能发表出汗；气之厚者为纯阳，所以用之则助阳发热，如用附子则温阳助阳。

[5] 壮火之气衰，少火之气壮：即过亢的阳气使元气虚衰，正常阳气使元气盛壮。壮火之壮作亢烈讲，气壮之壮作旺盛讲；火，指阳气；气，指元气。之，致也，使也。

[6] 壮火食气，气食少火：过亢的阳气消蚀元气，元气促进正常阳气的充盛。前"食"通"蚀"，销蚀；后"食"通"饲"，饲养、供养。

[7] 壮火散气，少火生气：前者与"壮火食气"义同，后句为"气食少火"的反馈，正常阳气生养人体元气。

[8] 阴胜则阳病，阳胜则阴病：阴气偏胜，阳气就会受损而病；阳气偏胜，阴气也会受伤而病。此承上文指过用酸苦涌泄等阴药，则损伤机体阳气；过用辛甘发散等阳药，则耗损机体阴精。胜，指太过。

[9] 血气之男女：之，与。

[10] 左右者，阴阳之道路也：古人面南观察天象，则视觉所及的日月星辰依次自左向右旋转，故认为左右为阴阳升降之道路。左为阳，主升，右为阴，主降。

[11] 征兆：征，征象。兆，兆验。张介宾注："阴阳不可见，水火即其征而可见者也。"

[12] 能始：即本始、本原，言阴阳是万物生成变化的力量根源。能，胎之借字，亦始之义。

[13] 阴在内……阴之使也：言阴为阳镇守于中，阳为阴役使于外。张介宾注："守者守于中，使者使于外。"

【语译】

药物饮食之味属阴，多沉降而走下窍。药物饮食之气属阳，多升散而达上窍。味厚的属于纯阴，味薄的为阴中之阳；气厚的属于纯阳，气薄的为阳中之阴。味厚的有泄下作用，味薄的具有通利作用；气薄的有发散功能，气厚的能助阳生热。过亢的火使元气虚衰，正常、温和的火使元气旺盛；过亢之火消蚀元气，元气可饲养正常的阳气；过亢之火耗散元气，温和之火化生元气。气味辛甘及有发散功能的药物属阳，气味酸苦及有通泻作用的药物属阴。阴气偏胜，阳气就会受损而病；阳气偏胜，阴气也会受伤而病。阳偏亢表现为热证，阴偏亢表现为寒证。寒到极点就会出现热象，热到极点就会出现寒象。

所以说，天地在万物的上下；阴阳对人而言，则分男女，对人体而言，则为气血；左右是阴阳升降的道路；水火是阴阳的征象；阴阳是万物生成变化的本始。所以说阴居于内，是为阳之镇守，阳活动于外，是为阴之役使。

【按语】

1. 论述药食气味厚薄及其性能 药物饮食气与味的阴阳属性不同，其性能也不同，药物饮食不仅有气味之别，还有厚薄之分。气为阳，气厚者为阳中之阳，气薄者为阳中之阴；味为阴，味厚者为阴中之阴，味薄者为阴中之阳。因此，凡是药物饮食，气厚者有助阳发热的作用，气薄者有发汗解表的功能；味厚者有泄泻的作用，味薄者有通利小便的功能。此外，药物饮食的五味也分阴阳。辛能散能行，甘入脾而灌溉四旁，所以辛甘有发散作用为阳。酸主收敛，又依赖春之木性而上涌，苦主泻下，火炎上作苦，所以酸苦有涌泻作用属阴。这是用阴阳的道理，对药物饮食气味厚薄及其作用进行了阐释，后世根据药物的气味厚薄，发展为四气五味、升降浮沉等理论，成为本草学分类的理论依据和学术渊源。

2. 论及壮火、少火的概念及其对人体的影响 历代医家有不同解释，代表性的解释主要有两种：一种以药食气味立论，如明代马莳曰："气味太厚者，火之壮也。用壮火之品，则吾人之气不能当之而反衰矣，如用乌附之类，而吾人之气不能胜之，故发热。气味之温者，火之少也。用少火之品，则吾人之气渐尔生旺，而益壮矣，如用参归之类，而气血渐旺者是也。"药食气味峻烈者为壮火之品，如乌头、附子之类，非阳气大亏者不用，否则易耗伤人体正气，即"壮火食气""壮火散气"；药食气味温和者为少火之品，能平和地温补人体正气，如人参、当归之类，即"气食少火""少火生气"。

另一种以"火为阳气"立论，如明代张介宾曰："火，天地之阳气也。天非此火，不能生物；人非此火，不能有生。故万物之生，皆由阳气。但阳和之火则生物，亢烈之火反害物，故火太过则气反衰，火平和则气乃壮。壮火散气，故云食气，犹言火食此气也；少火生气，故云食火，犹言气食此火也。此虽承气味而言，然造化之道，少则壮，壮则衰，自是如此，不特专言气味者。"即少火是人体平和的阳气，具有温煦作用，是生理之火；壮火是阳气亢旺过度而化的亢烈火邪，损伤阴精，消蚀阳气，是病理之火。

李杲所言"相火元气之贼"，朱震亨所言"气有余便是火"等，都是对"少火""壮火"理论作出的进一步发挥。观《内经》经文之上下文义，马莳注较符合经旨，然张介宾注丰富了中医病理学内容，学术意义更为深远。

3. 讨论阴阳偏胜病变

（1）阴阳偏胜的一般病变　阴胜则阳病，阴胜则寒。姚止庵曰："寒极则火衰。"阴寒偏盛，阳气受损，出现畏寒之征（寒象）。如《伤寒论》少阴寒化证见脉微细，但欲寐，下利清谷，四肢厥冷，即为阴寒盛而阳气虚之证，治疗时宜逐寒回阳，以消阴翳，阴翳既消，则阳气自复，用四逆汤之类。

阳胜则阴病，阳胜则热。姚止庵曰："热盛则水涸。"阳热偏盛，必使阴液受损，出现发热之征（热象）。如《伤寒论》阳明病，不论经证、腑证都是阳热盛，在大热、大汗、大渴的情况下，阴液必受损，治疗时不是滋阴，而是清热泻实以救阴液，用白虎汤、承气汤之类。

（2）阴阳偏胜的复杂病变　"重寒则热，重热则寒"，在此指病理变化，临床可见两种情况：①寒热真假：姚止庵："重寒之热非真热，重热之寒非真寒。"重寒则热指真寒假热，阴盛格阳，戴阳证。重热则寒指真热假寒，阳盛格阴，热厥证。张仲景亦持此论，如《伤寒论》317条"少阴病，下利清谷，里寒外热，手足厥逆，脉微欲绝，身反不恶寒，其人面色赤……通脉四逆汤主之"（姜、附、甘草，大辛热）；《伤寒论》350条"伤寒，脉滑而厥者，里有热，白虎汤主之"，即热深厥亦深，脉必沉滑。②寒热转化：马莳："寒久则热生，如今冬感于寒，是重寒也，而至春为温，至夏为热……热久则寒生，如今病热极者而发生寒栗之类。"即重寒则向热转化，重热则向寒转化，热证转变为寒证，寒证转变为热证。如某些传染病、急性热病等，在持续高热的情况，可发生中毒性（感染性）休克，表现为体温骤降、面色苍白、四肢厥冷、脉微欲绝，一旦出现阴寒危象，须立即回阳救逆，纠正休克，这是热证转变为寒证。而寒饮阻肺的咳喘患者，可外感寒邪，阳气闭郁而化热，出现咳喘气急、咳黄稠痰、发热口渴、舌红苔黄、脉数等热象，这是寒证转变为热证。

这两种情况临床均可出现，但第一种类型，证本质未变，只是出现寒热假象；第二种类型，寒热证候的本质已发生改变，须严格区分。

4. 重申阴阳的概念、应用及相互关系　通过天地、上下、血气、男女、左右、水火、内守外使等实例，重申阴阳的概念、应用及相互关系，与开篇"阴阳者，天地之道也"相呼应。本节经文阐发了阴阳之间既对立制约，又互根互用的关系，即阴精主守藏于内，但却是阳气产生的物质基础；阳气运行于外，也是阴精的功能表现。阴阳之间的互化互用关系，是生命活动的规律之一，可用以说明人体的生理关系，分析病机变化，并指导临床治疗。

第二节 藏象

一、《素问·六节藏象论》

【原文】

帝曰：藏象何如？岐伯曰：心者，生之本，神之变[1]也，其华在面，其充在血脉，为阳中之太阳[2]，通于夏气。肺者，气之本，魄之处[3]也，其华在毛，其充在皮，为阳中之太阴[4]，通于秋气。肾者，主蛰[5]，封藏之本，精之处也，其华在发，其充在骨，为阴中之少阴[6]，通于冬气。肝者，罢极之本[7]，魂之居[8]也，其华在爪，其充在筋，以生血气，其味酸，其色苍[9]，此为阴中之少阳，通于春气。脾、胃、大肠、小肠、三焦、膀胱者，仓廪之本，营之居[10]也，名曰器[11]，能化糟粕，转味而入出[12]者也，其华在唇四白[13]，其充在肌，其味甘[14]，其色黄，此至阴之类[15]，通于土气[16]。凡十一脏，取决于胆也[17]。

【注释】

［1］神之变：神明的变化所在。《黄帝内经太素》作"神之处"，对照下文"魄之处""精之处"，则"处"字即居处之义。

［2］阳中之太阳：此以五脏合四时而言。阳中，春夏属阳的季令之中。太阳，心合于夏，夏为太阳。

［3］魄之处：魄的所居之处。魄，是人体精神意识活动的一部分。《灵枢·本神》说"并精而出入者谓之魄""肺藏气，气舍魄"。

［4］阳中之太阴：阳中，应作"阴中"，见本篇按语。太阴，《黄帝内经太素新校正》引《针灸甲乙经》《黄帝内经太素》均作"少阴"，《五行大义》亦作"少阴"，宜从。

［5］蛰：是指冬眠伏藏之虫。这里寓伏藏、闭藏之义。《说文解字》："藏也，从虫、执声。"

［6］少阴：林亿校引全元起本及《针灸甲乙经》《黄帝内经太素》均作"太阴"，《五行大义》亦作"太阴"，宜从。

［7］罢极之本：罢，当为"能"，能，同"耐"。极，《说文解字》"燕人谓劳曰极"。罢极，耐受劳困之意。李今庸《读古医书随笔》说："罢极的罢当为'能'字而读为'耐'，其'极'字则训为'疲困'。所谓'能极'就是耐受疲劳。人之运动，在于筋力，肝主筋，而司人体运动，故肝为'能极之本'。"

［8］魂之居：魂的所居之处。魂，是精神活动因素之一。《灵枢·本神》云："随神往来者谓之魂""肝藏血，血舍魂。"

［9］以生血气，其味酸，其色苍：此句与前文体例不合，属衍文。丹波元简说："以生血气……宜依上文例，删此四字。"《黄帝内经太素新校正》云："此六字（指'其

味酸，其色苍"）及下文'其味甘，其色黄'六字，并当去之。"

［10］营之居：王冰注："营起于中焦，中焦为脾胃之位，故云营之居也。"

［11］名曰器：吴崑注："盛贮水谷，犹夫器物，故名曰器。"

［12］转味而入出：王冰注："然水谷滋味入于脾胃，脾胃糟粕转化其味，出于三焦膀胱，故曰转味而入出者也。"

［13］唇四白：张介宾注："四白，唇之四际白肉也。"

［14］其味甘，其色黄：属衍文。

［15］至阴之类：至阴，太阴脾的代称。这里是把胃、大肠、小肠、三焦、膀胱等腑归属为至阴一类。张介宾说："此虽若指脾为言，而实总结六腑者，皆仓廪之本，无非统于脾气也。"

［16］通于土气：指脾通于长夏之气。对本条原文，高士宗《素问直解》作"脾者，仓廪之本，营之居也，其华在唇四白，其充在肌，其味甘其色黄，此至阴之类，通于土气。胃、大肠、小肠、三焦、膀胱，名曰器，能化糟粕，转味而入出者也"。

［17］凡十一脏，取决于胆也："十一脏"当为"土脏"之误，疑为传抄时将"土"字割裂为"十一"两个字而致误。决，决渎，疏通之义。

【语译】

黄帝问道：人的脏腑及其功能活动的外在征象是什么呢？岐伯回答：心脏，是人生命的根本，神明变化的所在之处。它的精华表现在人的面部，所充养的组织在血脉，合于夏，称为阳中之太阳，与自然界四时中的夏气相通应。肺，是气的根本，为魄的所居之处，它的荣华表现在毫毛，所充养的组织在皮肤，合于秋，称为阴中之少阴，与自然界四时中的秋气相通应。肾主闭藏，是封藏精气的根本，为精气的所居之处，肾的荣华表现在头发，所充养的组织在骨髓，合于冬，称为阴中之太阴，与自然界四时中的冬气相通应。肝主筋，司运动，是人体耐受疲劳的根本，为魂的所居之处，肝的荣华表现在爪甲，所充养的组织是筋膜，合于春，称为阳中之少阳，与自然界四时中的春气相通应。脾、胃、大肠、小肠、三焦、膀胱等，这些脏腑是饮食水谷受纳运化的根本，是营气的生存之处，它们好像容器一样，称为器，能受纳水谷，运化精微，一方面分化和排泄糟粕，另一方面转输五味中的精微入养五脏，既主五味精华的摄入，又主水谷糟粕的输出。脾的荣华表现在口唇四周，它所充养的组织在肌肉。这些脏腑主饮食水谷等浊阴之物的受纳转化，故属于至阴一类的脏腑，与自然界的长夏土气相通应。凡此属土的脏腑，主水谷的受纳转化，然而又必须依赖于胆的决渎疏通功能。

【按语】

本段经文论五脏之本及其与外象的关系。

1.原文明确了五脏与四时相合，是以四时分阴阳太少 一年四时分阴阳，则春夏为阳，秋冬为阴。然春夏之阳与秋冬之阴又各有太少之别，所以又将春夏分为少阳和太阳；秋冬分为少阴与太阴。《春秋繁露·官制象天》云："春者少阳之选也，夏者太阳之选也，秋者少阴之选也，冬者太阴之选也。"盖春季阳气始生，故春为阳中之少阳；夏季阳气隆盛，故夏为阳中之太阳；秋季阴气始生，则秋为阴中之少阴；冬季阴气隆盛，故冬为阴中之太阴。如张志聪所说："岁半以上为阳，而主少阳、太阳；岁半以下为阴，而主少阴、太阴。"本篇原文是以五脏合五时而言太少阴阳：肝，通于春气，故为阳中之少阳；心，通于夏气，故为阳中之太阳；肺，通于秋气，故为阴中之少阴；肾，通于冬气，故为阴中之太阴。脾合长夏，长夏即至阴，至阴者，阴气将至也，故谓脾为阴中之至阴也。

2. 提出以人体部位及人身经脉配阴阳太少 一以人体部位而分阴阳太少。《灵枢·阴阳系日月》云："腰以上者为阳，腰以下者为阴，其于五藏也，心为阳中之太阳，肺为阳中之少阴，肝为阴中之少阳，脾为阴中之至阴，肾为阴中之太阴。"腰以上为阳，指胸中为阳；腰以下为阴，指腹中为阴。心肺居于胸中，故心肺均属"阳"；肝脾肾居于腹中，故肝脾肾均称"阴"。以阳中两脏分太少，其中心属火脏，为阳中之太阳；肺属金脏，为阳中之少阴。以阴中三脏分太少，其中肝寄相火，为阴中之少阳；肾属水脏，为阴中之太阴；脾主湿土，土者至阴也，为阴中之至阴。《灵枢·九针十二原》《素问·金匮真言论》之所述同此。

二以人身经脉而配阴阳太少。《灵枢·经脉》对人体十二经脉作了明确规定，即"肺手太阴之脉""大肠手阳明之脉""胃足阳明之脉""脾足太阴之脉""心手少阴之脉""小肠手太阳之脉""膀胱足太阳之脉""肾足少阴之脉""心主手厥阴心包络之脉""三焦手少阳之脉""胆足少阳之脉""肝足厥阴之脉"。其中就五脏的经脉而言，肝为厥阴，心为少阴，脾为太阴，肺为太阴，肾为少阴。《素问·热论》及仲景《伤寒论》都是按此划分的，又"至阴"一词，亦有二义，上述《灵枢》《素问》诸篇之中，均言脾为至阴，以脾主长夏，寓阴气将至之义也。但《素问·水热穴论》又称"肾者，至阴也"，以肾属水脏，水者，至阴也。《素问·解精微论》云："积水者，至阴也；至阴者，肾之精也。"可见，"至阴"又为极阴之义。

3. 根据阴阳之气的多少而定阴阳太少的基本原则 《素问·天元纪大论》云："阴阳之气，各有多少，故曰三阴三阳也。"《素问·至真要大论》又云："愿闻阴阳之三也何谓？岐伯曰：气有多少，异用也。"王冰注曰："太阴为正阴，太阳为正阳，次少者为少阴，次少者为少阳，又次为阳明，又次为厥阴。"其或以四时而言，或以部位而论，或以经脉为序，皆不可彼此混淆，明于此则不惑矣。古人认识藏象，突破了解剖学概念的局限，从整体思想出发，把人体外部的生理现象及器官组织与内部脏腑的功能活动密切联系起来，把自然界的阴阳变化与人的脏腑功能活动密切联系起来，从而形成了以五脏为核心的一个完整的生理、病理理论体系，这便是《内经》藏象学说的整体观。

二、《素问·灵兰秘典论》

【原文】

心者，君主之官也，神明[1]出焉。肺者，相傅之官，治节出焉[2]。肝者，将军之官^[3]，谋虑出焉。胆者，中正之官，决断出焉^[4]。膻中者，臣使之官，喜乐出焉^[5]。脾胃者，仓廪之官，五味出焉^[6]。大肠者，传道^[7]之官，变化出焉。小肠者，受盛^[8]之官，化物出焉^[9]。肾者，作强之官，伎巧出焉^[10]。三焦者，决渎^[11]之官，水道出焉。膀胱者，州都之官^[12]，津液藏焉，气化则能出矣^[13]。凡此十二官者，不得相失^[14]也。故主明则下安，以此养生则寿，殁世不殆^[15]，以为天下则大昌。主不明则十二官危，使道^[16]闭塞而不通，形乃大伤，以此养生则殃，以为天下者，其宗大危^[17]，戒之戒之。

【注释】

[1] 神明：心居于五脏之中心，主血脉，故心为一身之君主，脏腑百脉唯其是命，聪明智慧，莫不由之，故曰神明出焉。《类经》认为神明指精神意识，聪明智慧。《素问集注》云："血者，神气也，心藏神，主血脉，故十二脏腑经脉皆以心为主。"两说相互补充。

[2] 肺者，相傅之官，治节出焉：肺主气，朝百脉，能调节全身荣卫气血运行，营养四肢百骸，使人体升降有序，故曰主治节。张介宾云："肺与心同居于膈上，位高近君，犹之宰傅，故曰相傅之官。肺主气，气调则营卫脏腑无所不治，故曰治节出焉。""相"，佐助；傅，同"辅"，辅佐之意。"相傅"，封建王朝的官名，如相国、宰相、太傅、少傅等。

[3] 将军之官：张介宾曰："肝属风木，性动而急，故为将军之官。将军，刚武善战，主司护卫，有勇有谋，方可全功。"又恽铁樵《群经见智录》云："肝主怒，拟其似者，故曰将军。怒则不复有谋虑，是肝之病也。从病之失职，以测不病之时的本能，故谋虑归诸肝。"

[4] 胆者，中正之官，决断出焉：中正之官是掌管对某一地区人物品行评定的负责人，比喻胆在人体脏腑中具有正直刚毅、不偏不倚的特性。王冰曰："刚正果决，故官为中正。直而不疑，故决断出焉。"

[5] 膻中者，臣使之官，喜乐出焉：膻中此处指心包络，为心之外围，不但可代心受邪，还可行君相之令，故命为使臣。而心在志为喜，故喜乐可从心包络出。

[6] 脾胃者，仓廪之官，五味出焉：脾司运化，胃主受纳，为水谷之海，故为仓廪之官。五谷精微由脾胃化生，故云五味出焉。《礼记·月令》曰："谷藏为仓，米藏为廪。"这里的仓廪统称藏粮食的场所。又《素问吴注》云："脾胃和则知五味，脾胃不和则诸物失味。"此指病理而言。

[7] 传道：转送运输，此指大肠传化饮食糟粕。王冰曰："传道，谓传不洁之道。"

[8] 受盛（chéng）：指接受、容纳之意。

[9] 化物出焉：化物，指小肠将饮食物分清别浊、变化物质的功能。张介宾曰："小肠居胃之下，受盛胃中水谷而分清浊。水液由此而渗于前，糟粕由此而归于后，脾气化而上升，小肠化而下降，故曰化物出焉。"

[10] 肾者，作强之官，伎巧出焉：肾主骨生髓，脑为髓海，髓充则骨强，智多生

巧。作强，指作用强力。伎，同"技"，伎巧，即技巧。

［11］决渎：疏通水道。决，疏通。渎，沟渠、水道。

［12］州都之官：州都，水液聚集之处。张介宾曰："膀胱位居最下，三焦水液所归，是同都会之地，故曰州都之官。"《水经注》云："水泽所聚谓之都。"

［13］气化则能出矣：张介宾曰："津液之入者为水，水之化者由气，有化而入，而后有出，是谓气化则能出矣。"

［14］相失：指相互之间失去协调配合的作用。

［15］殁（mò）世不殆：始终没有危险。殁，通"没"。殁世，终身之义。殆，危险，此指疾苦、疾患。

［16］使道：脏腑相使之道，即十二脏腑相互联系的通道。张介宾曰："心不明则神无所主，而脏腑相使之道闭塞不通。"又王冰曰："谓神气行使之道也。"

［17］其宗大危：统治地位有倾覆之危。宗，指宗族、宗庙、社稷、国家，这里指国家的统治地位。

【语译】

心是君主之官，人的精神意识思维活动由此发出。肺是宰相之官，治理调节作用由此发出。肝是将军之官，谋略策划由此作出。胆是中正之官，决定判断由此作出。心包是行君主之令之官，心的喜乐情感由此传出。脾胃是主管粮仓之官，饮食五味化生的精微由此而出。大肠是传道之官，主管传道食物和糟粕。小肠是受盛之官，主管食物的消化，分清别浊。肾是作强之官，功能多，作用强大，才思技巧由此发出。三焦是决渎之官，主管开启、通行水道。膀胱是州都之官，贮藏津液，依靠肾阳的蒸腾气化作用，尿液才能排出。以上十二脏腑，各司其职，相互配合，不能失调。心神明智，心的功能正常，则下属脏腑功能也顺畅协调，用此道理来养生就能长寿，一生不会发生危险，以此来治理国家，天下就昌盛安定。若心神不明，功能失调，则十二脏腑功能就会紊乱，脏腑联系的通道闭塞不通，形体就会受到很大的伤害，以此道理养生就会夭亡，以此治理国家，社稷就会有颠覆的危险，必须警惕再警惕！

【按语】

1. 阐明十二脏腑的主要生理功能及联系 原文以古代官制作比喻，将人体十二脏腑比作社稷之十二官职，形象地论述了十二脏腑的主要生理功能特点及其"相使"和"贵贱"的关系，并强调了心为诸脏主宰的观点。"凡此十二官者，不得相失也"这一观点在《内经》中反映最明确，各脏腑之间在功能上是相互配合，相互为用，既分工又合作，如果十二脏之间失去其相互协调的关系，则"使道闭塞而不通，形乃大伤，以此养生则殃"。这一理论体现了藏象学说的整体观，是藏象学说的基本内容，也是中医基本理论的核心。"十二官"是人体内十二个重要的脏器，它们在人的生命活动中发挥的作用和所处的地位虽不同，但它们的功能必须协调统一，即"不得相失"，强调内环境的重要性及生命活动的整体性。"十二脏之相使"的整体观，对中医理论和临床治疗技术的提高，有着重要的指导作用，是中医学理论体系的重要学术观点之一。

2. 心在十二脏中的主宰作用 经文突出了心为五脏六腑之主宰的观点。心为"君主之官"，有"主明则下安""主不明则十二官危"之论。在对脏腑功能活动的调节、控制过程中，心作为一身之主起着主导或指挥作用。各个脏腑在心的统领下，生理功能正常协调，人体才能抵御疾病，达到健康长寿的目的；心的功能失常则十二脏腑功能紊乱，造成形体受伤而得病。心作为君主的作用主要体现在心主血脉、心主神明两个方面。"主明则下安"的论点，对认识生理、病理、防病保健及临床实践都具有指导意义。

3. 说明水液代谢必须依赖阳气的蒸化 本篇之"膀胱者，州都之官，津液藏焉，气化则能出"，说明膀胱所藏之水液，必须依赖阳气的蒸化，才能排出而为尿液。正如《类经·藏象类》云："津液之入者为水，水之化者由气，有化有人，而后有出，是谓气化则能出矣……元气足则气化有常，水道自利，所以气为水母。知气化能出之旨，则治水之道，思过半也。"又《医经精义》云："人但知膀胱主溺，而不知水入膀胱，化气上行，则为津液，其所剩余质乃小出而为溺。经文所谓气化则能出者，谓出津液，而非出溺。"此注非常值得参考。其实藏象学说中所谓的脏腑，实际上是指五个功能系统。因此本篇所谓"膀胱"既包括现代解剖学之膀胱，又指人体水液代谢过程中的一个特定系统，故经文但称"津液藏焉"而非"溺藏焉"。从中医临床应用五苓散、肾气丸治疗"小便不利""膀胱蓄水"的实践来看，其中有的病证确属于解剖学之膀胱，而更多的病证并非小腹胀满，应用现代检查手段，也确知膀胱内并非充满尿液，但应用温阳化气、通利膀胱的方法，可以使得水液从尿道排出。这一事实可以说明经文所提膀胱并不仅仅是解剖学之膀胱。同时本节所论各脏各腑，虽然包含有解剖学的内容，但更重要的是强调了五个功能系统，突出了"气化"和"使道"，这是"藏象"和"脏腑"在概念上的区别所在。

4. 五脏六腑之别称 除了本文所论"十二官"外，古代尚有脾为"谏议"，肾为"列女"等称。另外，《明堂五脏论》对脏腑生理及其证候的论述颇有研究价值，其关于脏腑别称的载述亦值得探讨。

第三节 病因病机

一、《素问·生气通天论》

【原文】

凡阴阳之要，阳密乃固[1]，两者不和，若春无秋，若冬无夏，因而和之，是谓圣度[2]。故阳强不能密，阴气乃绝[3]，阴平阳秘，精神乃治[4]，阴阳离决，精气乃绝[5]。

【注释】

[1] 阳密乃固：阳气致密于外，阴精才能固守于内。

[2] 圣度：即最高的养生及治疗法度。

[3] 阳强（jiàng）不能密，阴气乃绝：阳强指阳气过亢，浮散失密，不能发挥其正常的卫外、固护阴精的作用，使阴精外泄或者耗伤，以致尽竭。强，不顺、不柔。张介宾曰："强，亢也。孤阳独用，不能固密。则阴气耗而竭绝矣。"

[4] 阴平阳秘，精神乃治：阴气静守，阳气固密，精和神协调康平。张介宾注："平，即静也。秘，即固也。"

[5] 阴阳离决，精气乃绝：阴阳分离决绝，则孤阳不生，独阴不长，精气无以滋生而竭绝。

【语译】

大凡阴阳的关键，在于阳气的致密，阳气致密阴气才能固守，二者不协调，就如同只有春天没有秋天，只有冬天没有夏天一样，使阴阳调和就是最好的养生及治疗法度。所以阳气亢盛而不致密，阴气就会衰竭；阴气平和，阳气固密，精气神明才能正常；如果阴阳双方分离，精气就会耗竭。

【按语】

1. 阳气在阴阳协调关系中占主导作用　犹如自然万物的生长源自阳光的温煦一样，人体的阳气也是生命活动的动力，在维持阴阳协调关系时占主导地位，故张介宾说："夫阳主生，阴主杀……凡万物之生由乎阳，万物之死亦由乎阳，非阳能死物也，阳来则生，阳去则死矣……人是小乾坤，得阳则生，失阳则死……可见天之大宝，只此一丸红日；人之大宝，只此一息真阳。"原文也是从生理病理的角度论述了阳气的主导作用。"阴平阳秘，精神乃治"说明阴阳协调人体就健康，"阴阳之要，阳密乃固"说明阴阳协调的关键在于阳气的固密，从生理角度强调了阳气的主导地位。"两者不和，阴阳离决"说明阴阳失调，人体就发病，甚至死亡。"阳强不能密，阴气乃绝"说明阳气亢张不能发挥固密作用，阴精就会耗竭，从病理角度强调了阳气的主导地位。

2. "阴平阳秘"是生命最佳状态　生命本源于天地阴阳的运动变化，人的生命活动与自然界阴阳之气息息相通，形成了与自然界阴阳消长变化一致的生命规律。人与万物一样，都是阴阳和合而生的产物，故曰"生之本，本于阴阳"。就生命自身而言，虽然阴阳二气的作用、分布、性能不一，但二者的功能活动必须协调统一，这是维持正常生命活动的根本，故曰"阴平阳秘，精神乃治。""阴平阳秘"是《内经》对人体最佳生命活动状态的高度概括，即阴阳在保持各自功用和特性的情况下所达到的整体协调状态，是阴阳达到平和的有序化和稳定化状态。故原文提出"因而和之，是谓圣度"，指出养生和治疗的最好法度在于协调阴阳。

3. 阴阳之间的多重关系　一方面，阴阳之间相互促进，阴精化气充阳，使阳的卫外功能得以巩固；阳气固护阴精，使阴的藏精功能得以维持；另一方面，阴阳之间相互制约，阴制约阳，防止阳气升散太过而难以"为固"；阳制约阴，防止阴精收敛过度而不能"起亟"。如此，阴阳之间互根互制，阴精守中能用，阳气卫而能固，这就是"阴平阳秘"的状态。

二、《素问·举痛论》

【原文】

余知百病生于气^[1]也。怒则气上，喜则气缓，悲则气消，恐则气下，寒则气收，炅^[2]则气泄，惊则气乱，劳则气耗，思则气结。

【注释】

[1] 百病生于气：张介宾曰："气之在人，和则为正气，不和则为邪气，凡表里虚实，逆顺缓急，无不因气而至，故百病皆生于气。"气，此指气机之失常。

[2] 炅（jiǒng）：热之意。

【语译】

我知道许多疾病都是由于气机失调而发生的。如大怒则气上逆，暴喜则气涣散，悲哀则气消散，恐惧则气下陷，遇寒则气收敛，受热则气外泄，受惊则气逆乱，过劳则气耗散，思虑则气郁结。

【按语】

1. 提出"百病生于气"的观点　气在这里虽也可成为直接致病因素，但主要言病机，可理解为气的升降出入失常。《素问·调经论》云："人之所有者，血与气也。"气为血帅，血为气母，气行则血行，气滞则血滞，故疾病的发生，首先影响到"气"，然后累及血。气主要功能是卫外及温养，故最先受到影响。《内经》认为人体的脏腑经络等组织器官，皆是气运动的场所，而脏腑组织经络的一切功能活动，无一不是气运行的体现。所以疾病的发生，大多是不同致病因素影响到气机的正常运行而导致的。

2. 九气致病的病机及病证　多种病因可导致气机失调，发生疾病，本文列举了九个，据其性质可分为三类，即情志、外邪与劳倦。情志所伤伤脏气，外邪所伤伤阳气，劳倦所伤伤元气。如因情志因素引起的有怒则气上，喜则气缓，悲则气消，恐则气下，惊则气乱，思则气结。《素问·阴阳应象大论》云："人有五脏化五气，以生喜怒悲忧恐。"故情志太过，损伤相应脏气，使脏气逆乱而产生各种病证。因外邪引起的有寒则气收、炅则气泄之分。寒性收引，使腠理闭塞，阳气收聚，不得宣通；热性升散，炎热之气则使腠理开泄，营卫之气过于通行，汗液大量排泄，气随津泄，这都造成了阳气的病变。劳累过度则气喘汗出，喘息则内在肺气耗越；汗出则卫气外越而耗散，所以说

"劳则气耗"。这些内容表明，不同因素致病各有其病机特点和临床特征，这对临床诊疗具有指导作用。

在九气为病中，情志因素占了六种，突出了情志因素的重要性，同时也提示情志因素致病，其基本病机是气机失调，为情志疾病的诊治提供了思路。如《金匮要略》用半夏厚朴汤治疗"吐之不出，吞之不下"之"梅核气"，用奔豚汤治疗"从少腹起，上冲咽喉，发作欲死，复还止，皆从惊恐得之"的奔豚病，皆从调理气机入手。

三、《素问·至真要大论》

【原文】

诸风掉眩，皆属于肝[1]；诸寒收引[2]，皆属于肾；诸气膹郁[3]，皆属于肺；诸湿肿满[4]，皆属于脾；诸热瞀瘛[5]，皆属于火；诸痛痒疮[6]，皆属于心；诸厥固泄[7]，皆属于下；诸痿喘呕，皆属于上；诸禁鼓栗[8]，如丧神守[9]，皆属于火；诸痉[10]项强[11]，皆属于湿；诸逆[12]冲上[13]，皆属于火；诸腹胀大[14]，皆属于热；诸躁狂越[15]，皆属于火；诸暴强直[16]，皆属于风；诸病有声，鼓之如鼓[17]，皆属于热；诸病胕肿[18]，疼酸惊骇[19]，皆属于火；诸转反戾[20]，水液[21]浑浊，皆属于热；诸病水液，澄澈清冷[22]，皆属于寒；诸呕吐酸，暴注下迫[23]，皆属于热。

【注释】

[1] 诸风掉眩，皆属于肝：谓众多肢体动摇、头目眩晕之风类病证，其病机多属于肝。诸，众也，不定的多数。掉，摇也，此指肢体动摇，如肌肉痉挛、震颤之类症状。皆，作"大多"解。

[2] 收引：指肢体蜷缩、屈曲不利的症状。收，收缩。引，牵引、拘急。

[3] 膹（fèn）郁：指气逆喘急，胸部胀闷的症状。张介宾曰："膹通贲，喘急也。郁，痞闷也。"

[4] 肿满：即肌肤肿胀，腹部胀满。

[5] 瞀瘛（mào chì）：瞀，神志昏糊。瘛，手足抽动。吴崑注："瞀，昏也。瘛，手足抽掣而动也。"

[6] 诸痛痒疮，皆属于心：大凡痛痒、疮疡，病位多在心。痒，《说文解字》云"疡也"，可参。又，高世栻曰："火，旧本讹心，今改。诸痛痒疮，皆属于手少阳三焦之火。"

[7] 厥固泄：厥，指手足逆冷或手足心发热的厥证。固，指二便固闭不通及闭经、精少无精等病证。泄，指二便泻利不禁及崩漏、遗精、滑精等病证。

[8] 禁鼓栗：禁，通"噤"，口噤不开。鼓栗，鼓颔战栗，形容恶寒甚。

[9] 如丧神守：犹如失去神明之主持，不能控制自身的动作。吴崑曰："神能御形，谓之神守。禁鼓栗则神不能御形，故如丧失其神矣。"

[10] 痉：劲急强直之意。痉证即身体强直，甚则角弓反张。

［11］项强：指颈项强直不能转侧，为痉的症状之一。

［12］逆：反动为逆。本当向下，因病反而向上者曰逆。如肺气上逆、胃气上逆、肝气上逆等。临证如咳、呕、呃逆、嗳气、呕血等。

［13］冲上：向上冲，病势凶猛，发病突然。

［14］胀腹大：指腹部膨满胀大之症。

［15］躁狂越：躁，躁动不安，烦躁。狂，神志狂乱。越，即行为超越常度，如弃衣而走，登高而歌者。躁与狂越可分为两症，狂越必兼躁，但躁则未必兼狂越。

［16］暴强直：暴，猝然。强直，筋脉拘挛，身体强直不能屈伸。

［17］病有声，鼓之如鼓：病有声，指肠鸣、嗳气之类发出声响的病证。鼓之如鼓，腹胀敲之如鼓响。

［18］胕肿：有人认为指浮肿，而因火邪所致身体浮肿，实属少见。此有二解：①作"跗"，足也，见《集韵》同"跗"，可引申为局部肿；②同腐，腐肿，即痈肿。

［19］疼酸惊骇：形容疼痛酸楚，甚至惊骇不安之状。

［20］转反戾：即痉证的三个表现。《医经精义》："转，左右扭转。反，角弓反张"。《说文解字》"戾，曲也，从犬出户下，其身曲戾"，均为筋脉挛急的表现。又称转筋，张介宾注："转反戾，转筋拘挛也。"

［21］水液：指由体内排出的痰、涕、唾及小便等各种液体。

［22］澄澈清冷：形容水液清稀透明而寒凉。

［23］暴注下迫：暴注，急剧的腹泻。下迫，下利窘迫，即里急后重。

【语译】

各种因外风而致的形体动摇、头目眩晕的病证，大多与肝有关。各种因寒而致的形体蜷缩、筋脉骨节拘急的病证，大多与肾有关。各种气机不利而见呼吸喘促、胸膈痞闷的病证，大多与肺有关。各种因湿而致的肢体浮肿、腹胸胀满的病证，大多与脾有关。各种高热神昏、四肢抽搐的病证，大多与火有关。各种疼痛瘙痒的疮疡疖肿疾患，大多与心有关。各种厥逆、二便不通或二便失禁的病证，大多和下焦肝肾有关。各种痿证、喘证及呕吐证，病变大多在上中二焦。各种口噤不开、鼓颌战栗、神志不安的病证，大多与火有关。各种痉证、颈项强直之证，大多与湿有关。各种气逆上冲的病证，大多与火有关。各种腹满胀大的病证，大多与热有关。各种躁动不安、神志狂乱、行为超越常度的病证，大多与火有关。各种突然肢体强直的病证，大多与风有关。各种肠鸣腹胀、腹部叩之如鼓的病证，大多与热有关。各种痈肿而见疼痛酸楚，甚至惊骇不安之状，大多和火有关。各种肢体扭曲、角弓反张、排泄物色黄混浊的，大多与热有关。各种排泄水液清稀寒冷的病证，大多与寒有关。各种呕吐酸腐、急暴泄泻或里急后重的病证，大多与热有关。

【按语】

1. 辩证地看待病机十九条 病机十九条示范性地以病机分类病证，示人以方法。只罗列了 30 种左右病证，并未包罗万象。是举例说明分析病机的方法，这个方法即审证求因，辨证论治。此部分内容是根据运气学说总结而来的，具有局限性，学习时须辩证看待，不能绝对，亦不可求全。

2. 病机十九条为病机辨析提供了示范　病机十九条是古人根据临床实践经验，将临床复杂的证候表现，用病机作纲要进行分类归纳出来的。以五脏、上下、六气为纲，审证求因，举例以示方法，为几千年中医临床所运用。通过归纳五脏病机 5 条、上下病机 2 条及六气病机 12 条，为临床病机分析建立了一个执简驭繁的模式。分析病机的方法，在本节中可以概括为三步。

（1）确定病变部位　根据患者发病的各种症状表现，首先确定病变所在部位。如"诸风掉眩，皆属于肝""诸寒收引，皆属于肾"为五脏定位，是后世"脏腑辨证"的先导。此外还有上下定位。定位方法给后世以启迪，如张仲景的六经辨证、叶桂创立的卫气营血辨证、吴瑭创立的三焦辨证，莫不落实到病变部位。

（2）确定证候性质　分析病机，不仅要定位，还要定性，在病机十九条中，是以六淫性质定性，辨别病变属寒、属热、属风、属湿等。如"诸病水液，澄澈清冷，皆属于寒"，其中水液包括涕、泪、汗、尿及咳嗽、呕吐、大便等排泄的液体，因寒为阴邪，最易伤阳，无论是外感寒邪，还是脏腑阳气不足，均可出现排出的水液"澄澈清冷"。如风寒外感则鼻流清涕、胃寒则呕吐清水、肾寒则小便清长、子宫感寒则白带清稀等。定性是分析病机的关键一环，后世八纲辨证，从阴阳、虚实、寒热等方面定性，是在《内经》基础上的发挥。

（3）区别异同　疾病的症状与病机性质有异同关系，症状相同可能病性相同，也可能不同，病机相同可能出现相同症状，也可能表现为不同症状。这就要求从相同的症状表现中，推求其不同的病机。如"诸热瞀瘛，皆属于火""诸转反戾，水液浑浊，皆属于热""诸暴强直，皆属于风""诸痉项强，皆属于湿""诸寒收引，皆属于肾"，同为筋膜挛急的病变（即痉证）而有火、热、风、湿、寒的不同，临床要根据其证候特点及兼症舌脉等进行辨别（如属火者，伴高热神昏，属风的多猝然发作，属湿的可病情缠绵，属热的水液浑浊等），然后分别施治，所谓同病异治。同时也应该认识到同一病机可以出现在不同疾病，如属火的五条："诸热瞀瘛，皆属于火""诸禁鼓栗，如丧神守，皆属于火""诸逆冲上，皆属于火""诸躁狂越，皆属于火""诸病胕肿，疼酸惊骇，皆属于火"，虽表现各异，但病机均为火，均以清泻火热为治，所谓异病同治。

四、《灵枢·百病始生》

【原文】

岐伯曰：风雨寒热[1]，不得虚，邪不能独伤人。卒然逢疾风暴雨而不病者，盖无虚[2]，故邪不能独伤人，此必因虚邪之风[3]，与其身形，两虚相得，乃客其形[4]，两实相逢，众人肉坚[5]。其中于虚邪也，因于天时，与其身形，参以虚实[6]，大病乃成。

【注释】

[1] 风雨寒热：泛指外感六淫病邪。

[2] 虚：指人体正气虚弱。

[3] 虚邪之风：即指气候异常，又称虚邪贼风，为一切外来致病因素的统称。

[4] 两虚相得，乃客其形：两虚，即人体的正虚和自然界的虚风（异常气候）。得，合之意。客，此作侵入解。

[5] 两实相逢，众人肉坚：两实，指实风（正常气候）与实形（正气不虚）。肉坚，肌肉壮实，此指健康无病。

[6] 参以虚实：虚，指正虚，实，指邪实。杨上善曰："参，合也，虚者，形虚也；实者，邪气盛实也。两者相合，故大病成也。"

【语译】

岐伯说：风雨寒热为正常气候变化，如果不是遇到体质虚弱之人，是不会单独伤害人体的。有些人突然遇到疾风暴雨而不生病，就是由于正气不虚，所以邪气也不能单独伤害人体。如果发病就必定是因为外有虚邪贼风，加上正气虚弱，两虚相互结合，邪气才能入侵而发病。如果气候正常，人体正气不虚，体质健壮，皮肉坚固，一般人不会发病。那些感受虚邪的是由于四时之气不正，加之身形虚弱，正虚邪实相合，就会产生严重疾病。

【按语】

1.**"两虚相得"的发病观** 发病是机体正气不足以抗拒病邪侵害而导致疾病发生的过程。《内经》认为发病机制主要取决于正气与邪气斗争的胜负结果。"两实相逢，众人肉坚"，为正气充足，邪气不犯，故机体不发病；若"两虚相得，乃客其形"，则为正气不足以抗拒病邪侵袭而发病。《内经》在正邪双方的分析中，特别强调正气在发病中的作用，"风雨寒热，不得虚，邪不能独伤人"及"卒然逢疾风暴雨而不病者，盖无虚，故邪不能独伤人"均说明邪气在发病过程中只是一个条件，而正气不足则是发病与否的决定因素。一般情况下，外在的病邪必须通过内在的正虚而致病，这一观点与《素问·上古天真论》提出的"精神内守，病安从来"、《素问·生气通天论》提出的"清静则肉腠闭拒，虽有大风苛毒，弗之能害"、《素问·评热病论》的"邪之所凑，其气必虚"、《素问·刺法论》的"正气存内，邪不可干"的观点相同，均突出了正气在发病中的主导作用，这种以内因为主的发病观，为临床确立扶正祛邪治疗原则奠定了理论基础。

2.**辩证看待"盖无虚，故邪不能独伤人"** 需要注意的是对于"盖无虚，故邪不能独伤人"的理解不可拘泥，不可认为只要"正气存内"就一定能"邪不可干"。即使正气很强，若不懂避邪，在不断抗邪的过程中也会耗损正气，所以外避邪气，内养正气是永不过时的养生观。《内经》在重视正气的同时，也十分强调躲避邪气，如《素问·上古天真论》提出的"虚邪贼风，避之有时"及《素问·刺法论》所提倡的"避其毒气"。而《素问·刺法论》言"五疫之至，皆相染易，无问大小，病状相似"，也论述了某些烈性传染性疾病不论正气强弱都会感病。因此，要正确认识《内经》发病观，全面把握正气与邪气在发病中的意义，切不可断章取义。

第四节 病证

一、《素问·咳论》

【原文】

岐伯对曰：五藏六府皆令人咳，非独肺也。帝曰：愿闻其状。岐伯曰：皮毛者，肺之合也，皮毛先受邪气，邪气以从其合也。其寒饮食入胃，从肺脉上至于肺，则肺寒，肺寒则外内合邪[1]，因而客之，则为肺咳。五藏各以其时受病[2]，非其时，各传以与之[3]。人与天地相参，故五藏各以治时[4]，感于寒则受病，微则为咳，甚者为泄、为痛[5]。

【注释】

[1] 外内合邪：指外感邪气与内伤寒凉饮食二者相合。

[2] 五藏各以其时受病：指五脏分别在其所主之时令受邪而发病。

[3] 非其时，各传以与之：指非肺所主之时令，则可由它脏受邪之后传与肺而发生咳嗽。

[4] 治时：指五脏所主旺时令，如肝主春季、心主夏季等。

[5] 微则为咳，甚者为泄为痛：张介宾曰："邪微者，浅在表，故为咳，甚者深而入里，故为泄为痛。"微，指病情轻浅，局限于肺；甚，指病情发展，涉及其他脏腑，其中兼经脉所过疼痛者为五脏咳，兼经脉疼痛且吐泄者为六腑咳。

【语译】

岐伯回答说：五脏六腑都能使人咳嗽，并不仅仅是肺。黄帝说：想听听其中的情况。岐伯说：肺外合于皮毛，风寒之邪伤人，皮毛首先受邪，然后因相合的关系内传于肺，寒从饮食进入胃中，寒气通过手太阴肺经进入肺中，从而引起肺寒，这样外感风寒与内伤冷饮，内外合邪，稽留于肺中，就会发生咳嗽。至于五脏之咳，五脏各在其所主的时令受邪而致咳嗽，虽然并不是肺所主的时令，但可因各脏的病变传变于肺而致咳。人与自然息息相关，故五脏各在其所主的时令感受邪气而发病，轻微的就发生咳嗽，病较甚的就兼见泄泻，或腹痛。

【按语】

1. 咳的病因、病机 关于咳证，经文认为常见的病因有以下两个方面：一是由外感风寒之邪，从皮毛及肺；二是由寒凉饮食伤胃，从胃及肺，"外内合邪"客于肺而发病。可见，寒邪所伤是致咳的常见原因。在内外因的共同作用下，肺失清肃，宣降失司，导致气机上逆而发为咳是其基本病机。

2. 咳与四时五脏的关系 咳嗽虽是肺之本病，但经文认为咳嗽不仅与肺有关，还提出了"五脏六腑皆令人咳，非独肺也"的观点，认为五脏六腑在不同季节感受时令邪气，均可引起相应脏气受损，从而波及肺而咳。这一论述从整体观的角度说明，虽然咳嗽是肺脏的病理反映，但五脏六腑的病变皆可影响肺之宣降而致咳，同时也体现了《内经》四时五脏阴阳的发病观。

3. 五脏六腑皆令人咳 从病因病机角度阐明人为一有机整体，咳嗽虽为肺之本病，但其他脏腑失调，病情发展到一定程度也可以影响肺气的宣降而发生咳嗽。肺朝百脉，五脏六腑经脉朝会于肺，肺与五脏六腑关系密切，因此，咳嗽日久可能波及他脏，其他脏腑发生病变也可波及肺，影响肺的宣发肃降功能，导致肺气上逆发生咳嗽。如肝火犯肺、寒水射肺、脾湿犯肺、心肺气虚等均可致肺气上逆，发生咳嗽。在临床治疗咳嗽病证时，不能只是见咳止咳，一定要运用整体观来辨证论治，根据四诊结果综合分析，判断咳嗽的病机、所属脏腑，抓住根本及关键，有的放矢，才能效如桴鼓。该观点对后世辨治咳嗽产生了深远的影响。

二、《素问·痹论》

【原文】

黄帝问曰：痹之安生？岐伯对曰：风、寒、湿三气杂至[1]，合而为痹也。其风气胜者，为行痹[2]，寒气胜者，为痛痹[3]，湿气胜者，为著痹[4]也。

帝曰：其有五者何也？岐伯曰：以冬遇此者为骨痹，以春遇此者为筋痹，以夏遇此者为脉痹，以至阴遇此者为肌痹，以秋遇此者为皮痹[5]。

帝曰：内舍[6]五藏六府，何气使然？岐伯曰：五藏皆有合，病久而不去者，内舍于其合[7]也。

【注释】

[1] 杂至：指夹杂而至。可与下句合而为痹的"合"字结合理解。

[2] 行痹：指以感受风邪为主的痹证，临床以肢节酸痛、游走无定处为特点，亦称风痹。

[3] 痛痹：指以感受寒邪为主的痹证，临床以疼痛剧烈、痛处固定为特点，亦称寒痹。

[4] 著痹：指以感受湿邪为主的痹证，临床以痛处重滞不移，或顽麻不仁为特点，

亦称湿痹。

[5] 骨痹、筋痹、脉痹、肌痹、皮痹：合称五体痹，是根据风、寒、湿三气侵入人体的不同季节及五脏应五时、合五体的理论进行命名的五种痹病，合称五体痹。

[6] 舍：稽留、留置。张介宾曰："舍者，邪入而居之也。"

[7] 合：指与五脏相合的五体。

【语译】

黄帝问道：痹病是怎样形成的？岐伯说：痹病是风、寒、湿三种邪气错杂而至，混合侵袭人体形成的。其中风邪偏胜者叫作行痹，寒邪偏胜者叫作痛痹，湿邪偏胜者叫作著痹。

黄帝说，痹病又分为五种，这是为什么？岐伯说，在冬天感受风寒湿邪称为骨痹，在春天感邪则为筋痹，在夏天得病叫作脉痹，在长夏得病叫作肌痹，在秋天感邪叫作皮痹。

黄帝问道：邪气可以内传于五脏六腑，是什么原因呢？岐伯说：五脏与五体是内外相合的，五体病邪久留不去，就会向内传变到所合的脏腑。

【按语】

1. 痹证的原因、分类及传变 经文明确指出痹的外因为"风寒湿三气杂至"。风寒湿气夹杂侵袭人体，日久壅滞经络，闭阻气血而成痹。关于分类，一是按邪气性质偏胜和症状的不同分为三类：风善行而数变，其致痹者，痛无定处，称为行痹；寒性收引凝滞，其致痹者，疼痛剧烈，称为痛痹；湿性重浊黏滞，其致痹者，肢体沉重或皮肤顽麻不仁，称为著痹。二是在不同季节反复感受邪气，会侵袭身体不同的部位而发病，分为骨痹、筋痹、脉痹、肌痹、皮痹之五体痹。三是由五体痹久而不愈，复感邪气，则可向其内所合之脏传变，发为五脏痹。后文提道若风寒湿气中于脏腑之输穴，兼内有食饮伤及脏腑，"循俞而入，各舍其腑也"，形成六腑痹。故痹证根据发病部位不同，又可进一步分为五体痹、五脏痹和六腑痹。

2. 指导痹证的临床辨证论治 经文既概括了痹证的基本病因病机，又可作为后世辨证论治的基本纲领。后世医家在《内经》理论的指导下，针对痹证治则治法与用药等皆有所发挥，给予临证运用以较大启发。如清代林珮琴在《类证治裁》卷五中云："治行痹散风为主，兼去寒利湿，参以补血，血行风自灭也，防风汤。治痛痹温寒为主，兼疏风渗湿，参以益火，辛温解凝寒也，加减五积散。治著痹利湿为主，兼去风逐寒，参以补脾补气，土强可胜湿也，川芎茯苓汤加芪、术。其症有风湿，羌活胜湿汤、史公酒。有寒湿，薏仁汤、三痹汤……有在经，木防己汤。有入络，活络饮加桑寄生、威灵仙、钩藤、牛膝，或活络丹。治法总以补助真元，宣通脉络，加活血丹合续断丹，或人参散之类，使气血流畅，则痹自已。"可谓深得《内经》之旨。

3. 指出五体痹证的发病与季节密切相关 本文指出五痹证是由风寒湿邪在不同季节侵入与人体五脏相合的五体所致。五痹证是以病位命名的病证名称，其与三痹证之间并非全然无关，而是相互交叉、渗透的，如肌痹是根据病位命名的病证名称，而肌痹同时又依据感邪轻重与症状特点分成风痹、寒痹、湿痹或行痹、痛痹、著痹。由于"天人相应"的缘故，各个季节阴阳之气多少不等、气候冷热有异，因此在某个季节某些疾病易于发病，或是原有病情加重、恶化，如《素问·金匮真言论》指出："故春善病鼽衄，仲夏善病胸胁，长夏善病洞泄寒中，秋善病风疟，冬善病痹厥。"所以，明白了天人相应的原理，掌握了四季五时与发病的关系，在发病之前注意预防，或进行预防性治疗，就可以避免某些疾病的发生，或是防止原有病情的加重，对临床有一定的指导意义。

【原文】

荣卫之气，亦令人痹乎？岐伯曰：荣者，水谷之精气[1]也，和调于五藏，洒陈于六府[2]，乃能入于脉也。故循脉上下，贯五藏，络六府也。卫者，水谷之悍气也[3]，其气慓疾滑利[4]，不能入于脉也，故循皮肤之中，分肉之间，熏于肓膜[5]，散于胸腹，逆其气则病，从其气则愈[6]，不与风寒湿气合，故不为痹。

【注释】

[1]水谷之精气：即营气，是由水谷精微中纯净精专者所化生的。
[2]和调于五藏，洒陈于六府：为互文，即和调洒陈于五脏六腑。
[3]水谷之悍气：指卫气浮盛而迅疾。
[4]慓疾滑利：形容卫气运行急疾滑利，不受脉道约束。
[5]肓膜：指腔腹肉理之间、上下空隙之处的脂膜。
[6]逆其气则病，从其气则愈："其气"指营卫之气，即营卫之气失调逆乱就会导致疾病发生，调和营卫之气疾病就会痊愈。

【语译】

营气和卫气也能使人发生痹病吗？岐伯说：营是水谷精微中精粹的部分，调和于五脏布散于六腑，所以能运行于脉中，循着经脉上下，贯通五脏，联络六腑。卫是水谷精华的慓悍部分，它运行急速滑利，不能运行脉中，而循行于皮肤之中，腠理之间，熏蒸于肓膜，散布于胸腹。营卫二气逆乱就会发病，营卫二气调和病就会痊愈。营卫二气不与风寒湿气相合，就不会发生痹病。

【按语】

1. 论述营卫之气的生成、性质、分布与功能 原文认为营卫之气，就其生成而言，皆由水谷所化。从其性质来说，营气为水谷之精气，其性精专柔和；卫气为水谷之悍气，其性慓疾滑利。从分布与功能而言，营气能入于脉中，循脉上下，贯五脏，络六腑，和调于五脏，洒陈于六腑，有营养全身的作用，所以称为"营气"；卫气不能入于脉中，循皮肤之中，分肉之间，熏于肓膜，散于胸腹，有温煦、捍卫人体的作用，所以称为"卫气"。

2. 论述痹证的发生与营卫之气的关系 "逆其气则病，从其气则愈，不与风寒湿气合，故不为痹"，明确指出了内有营卫失调，外有"风寒湿气合"，才能引起痹证，痹证的发生与营卫之气密切相关。营卫失调是感受风寒湿热邪气而致痹的内在发病基础，是痹证发生发展之重要枢机。若人体营卫气虚或失调，腠理皮肤疏松，经脉涩滞，筋骨肌肉五脏六腑失于濡养温煦，则易受风寒湿邪侵袭而发为痹证。

3. 临床意义 一方面预防痹证，在未病之前，既要时刻保持正气的充沛，又要随时避免外邪的侵袭，对于预防痹证等病证的发生有重要的意义。另一方面为临床运用调和营卫之法治疗痹证提供了理论依据。后世医家在论治痹病时，十分重视调和营卫，张仲景在《金匮要略·中风历节病脉证并治》论述历节"疼痛如掣"时，认为其病机为"风血相搏"，应用桂枝芍药知母汤治疗历节痛，方中用桂枝、芍药、甘草、白术调和营卫，突出了治疗痹证应用调和营卫、扶助正气的原则。

三、《素问·痿论》

【原文】

黄帝问曰：五藏使人痿[1]何也？岐伯对曰：肺主身之皮毛，心主身之血脉，肝主身之筋膜[2]，脾主身之肌肉，肾主身之骨髓。故肺热叶焦[3]，则皮毛虚弱急薄[4]，著则生痿躄[5]也。

【注释】

[1]痿：即痿证，指肌肉枯萎，肢体软弱无力，不能正常随意运动的一类病证。

[2]筋膜：肌肉的肌腱部分，附着于骨节的叫筋，包于肌肉外的叫膜。

[3]叶焦：肺叶枯萎，为肺失津润之状。

[4]急薄：皮肤萎缩，肌肉消瘦。

[5]痿躄（bì）：四肢萎弱不用，泛指各种痿证。躄，瘸腿，王冰云："躄谓挛躄，足不能伸以引也。"

【语译】

黄帝问道：五脏使人产生痿证，这是什么道理？岐伯回答说：肺主一身皮毛，心主一身血脉，肝主一身筋膜，脾主一身肌肉，肾主一身骨髓。所以肺有热，津液耗伤，肺叶枯萎，皮毛也因此虚弱干枯，热邪久留就会形成四肢痿软不用的痿躄证。

【按语】

1. 痿的概念 痿，有痿弱和枯萎双重含义，包括功能痿废不用和形体枯萎不荣两个方面，临床上两者常互为因果。

2. 痿与五脏的关系 经文提出"五脏使人痿""肺热叶焦……则生痿躄也"的致痿

观点，指出五脏气热和肺热叶焦是痿证产生的重要病机。五脏外合五体，当五脏为邪热所伤时，精气津液耗伤，可致外合之皮、肉、筋、骨、脉五体失养，日久则发为痿，故痿证病位虽在四肢，但五脏病变才是产生痿证的关键所在。

3.肺热叶焦是"痿躄"的原因　在诸脏之中，又以肺为主脏。由于肺朝百脉、主治节，居五脏之上，全身内而五脏六腑，外而形体官窍、四肢百骸，全赖肺气的敷布，才能得到正常的滋养濡润。肺气热，致肺热叶焦，不能正常布散精微于肢体官窍，日久肢体失养而出现痿弱不用。由于肺气热与诸痿皆有关，故不曰"皮痿"，而称"痿躄"。

【原文】

帝曰：如夫子言可矣，论言[1]治痿者独取阳明，何也？岐伯曰：阳明者，五藏六府之海，主闰宗筋[2]，宗筋主束骨而利机关[3]也。冲脉者，经脉之海也，主渗灌溪谷[4]，与阳明合于宗筋，阴阳揔宗筋之会[5]，会于气街[6]，而阳明为之长[7]，皆属于带脉，而络于[8]督脉。故阳明虚，则宗筋纵，带脉不引[9]，故足痿不用也。

【注释】

[1]论言：《论》即《灵枢·根结》，该篇有"痿疾者，取之阳明"的记载。

[2]闰宗筋：闰，通润；宗筋，众筋也。

[3]机关：关节。

[4]溪谷：指肌肉之间的间隙，即肌肉腠理。张志聪注："溪谷者，大小分肉腠理也。"

[5]阴阳揔宗筋之会：阴经阳经会聚于前阴。阴阳，指阴经、阳经。揔，音义同总，会聚之义。宗筋，此指前阴。

[6]气街：穴名，亦名气冲，属阳明胃经，位于脐下六寸，旁开二寸，腹股沟处。经气通行之道，四通八达故云气街。

[7]阳明为之长：阳明为五脏六腑之海，经脉气血都源于阳明胃，会于阳明经之气街，在诸经主润宗筋方面，阳明经起主导作用。

[8]属于、络于：属指连属，络指系络。

[9]引：收引，引申为约束，维系。

【语译】

黄帝说：先生您说的是可取的，但是医论上说，治痿应独取阳明，这是什么道理呢？岐伯说：阳明是五脏六腑的营养来源，它能滋润宗筋，宗筋主管约束骨骼而滑利关节，冲脉是经脉之海，它能渗灌肌肉腠理，阴经阳经总会于前阴，再会合于气街，而阳明是其中的主管，它们都连属于带脉而系络于督脉。所以阳明气血虚少，宗筋就会弛纵，带脉也不能约束，所以足痿弱不用。

【按语】

1. 阐明治痿取阳明的理由　原文通过论述阳明与五脏六腑、宗筋、冲脉、带脉、督脉的关系，证明了"治痿独取阳明"的必要性。第一，痿证的主要病机是五脏气热而导致筋骨失养，痿废不用，而足阳明胃是脏腑气血之化源。第二，阳明所化气血能润养宗筋，而宗筋具有束骨利关节之功，骨节筋脉依赖阳明所化生的气血得以濡养，才能运动自如。第三，冲脉为十二经脉之海，与阳明合于宗筋，将气血渗灌溪谷。阳明虚则宗筋纵，带脉不引，故足痿不用，所以"取阳明"为治疗痿证的关键。

2. 阐明治痿的原则　需要注意的是，虽然"独取阳明"是治疗痿证的重要原则，但在临床中这并不是唯一治法，其中"独"字强调了从阳明论治痿证的重要性，但不可作"唯一"理解。后文中明确指出在治疗痿证时还要根据虚实、逆顺，以及涉及的相关脏腑经脉进行辨证论治，提出"各补其荣而通其俞，调其虚实，和其逆顺"及"筋脉骨肉，各以其时受月"的因时制宜治疗原则。

第五节　诊法

《素问·脉要精微论》

【原文】

岐伯对曰：诊法[1]常以[2]平旦[3]，阴气未动，阳气未散[4]，饮食未进，经脉未盛，络脉调匀，气血未乱，故乃可诊有过之脉[5]。切脉动静而视精明[6]，察五色，观五藏有余不足，六府强弱，形之盛衰，以此参伍[7]，决死生之分。

夫精明五色者，气之华也[8]。赤欲如白裹朱[9]，不欲如赭[10]；白欲如鹅羽，不欲如盐；青欲如苍璧[11]之泽，不欲如蓝[12]；黄欲如罗裹雄黄，不欲如黄土；黑欲如重漆色，不欲如地苍[13]。五色精微象见矣，其寿不久[14]也。夫精明者，所以视万物，别白黑，审短长。以长为短，以白为黑，如是则精衰矣。

【注释】

[1] 诊法：诊，主要指切脉。诊法，脉诊的法则。

[2] 常以：常，应当，一般。以，在。

[3] 平旦：清晨，乃人气由阴出阳的交接时刻。

[4] 阴气未动，阳气未散：此二句乃互文，即阴阳之气未扰动耗散。平旦之时，人刚醒寤，尚未被进食或劳作所扰动、耗散，人体内阴阳之气处于相对平静的自然状态，最能反映疾病的本质变化。滑寿注："平旦未劳于事，是以阴气未扰动，阳气未耗散。"

[5] 有过之脉：指有病变的脉象。过，过失、异常。马莳注："人之有病，如事之

有过误，故曰有过之脉。"

[6] 视精明：观察眼睛的神态及色泽等变化。精明，指眼睛或眼神。张介宾注："视目之精明，诊神气也。"

[7] 参伍：相互比照、相互印证之意。张介宾注："参伍之义，以三相较谓之参，以伍相类谓之伍。"

[8] 精明五色者，气之华也：人之眼睛与面色，是五脏精华之气外现之处。姚止庵注："精明以目言，五色以面言，言目之光彩精明，面之五色各正，乃元气充足，故精华发见于外也。"

[9] 白裹朱：指面色隐然红润而不露，像白丝裹着朱砂般。白，通"帛"，即白色丝织物。朱，朱砂。

[10] 赭：指赭石，其色赤而灰暗不泽。

[11] 苍璧：青色的玉石。

[12] 蓝：草名，干品呈暗蓝色，可加工成靛青，作染料。

[13] 地苍：即青黑色的土，黑而枯槁之意。张介宾注："地之苍黑，枯暗如尘。"

[14] 五色精微象见矣，其寿不久：指五脏精微之气化作色相外露，则预后不良。见，同"现"。

【语译】

诊脉的方法如何？岐伯回答说：诊脉通常在清晨，这时阴气尚未扰动，阳气尚未耗散，也没有进食，经脉尚未充盛，络脉也很平和，气血运行未被扰乱，所以比较容易查出有病的脉象。诊察脉的阴阳变化，审视两目的神气，察看面目的五色表现，来了解五脏的虚实、六腑的强弱，根据这些相参互证、综合分析，来判断病情的轻重、预后的吉凶。

两目神气和面部的颜色，都是五脏气血精华的外在表现。赤色要像白丝绸裹朱砂一样，不要像代赭石；白色要像鹅的羽毛，不能像盐；青色要像碧玉一样明润光泽，不要像蓝靛；黄要像丝绸裹着的雄黄，不能像黄土；黑要像反复漆过的器具，不要像黑炭。五脏精微之色暴露无遗，寿命肯定不久了。双目能明视万物，辨别黑白，审察短长。如果长短不分，黑白颠倒，说明五脏精气已虚衰了。

【按语】

1. 诊法常以平旦 "诊法常以平旦"，为医者诊断疾病确定了最佳时间，即应在清晨时分诊脉最为合适，但临床上不可能都只在此时诊病，故对此句经文应灵活看待，掌握其精神实质。即诊脉要在体内经脉气血平静稳定，未受周围环境干扰，未受进食、运动、情绪等影响的情况下进行，此时获得的脉象能最真实地反映病变的基本情况及脏腑经脉气血的盛衰状况，有利于对疾病做出正确的诊断。临床上测基础体温、肝肾功能等都要求在晨起空腹时，测血压要求患者休息平静后测量，都是为了减少其他因素干扰，使收集的资料较为真实地反映患者的实际情况。

2. 四诊合参 "切脉动静而视精明，察五色，观五脏有余不足，六腑强弱，形之盛衰，以此参伍，决死生之分"，指医者应充分运用望、闻、问、切四诊，通过切按脉象、望目之神采、察五色、观形体强弱、审察脏腑之盛衰等，从不同的角度全面地收集患者病况信息，并进行彼此相参互证，才能全面掌握病情，把握病势，判断疾病的预后吉凶。强调临证诊病必须四诊合参，全面审查，综合分析，从而进行正确的诊断。这是《内经》诊法学的基本原则，也是目前中医诊病中所强调的"四诊合参"的理论渊源。再如《灵枢·邪气脏腑病形》曰："见其色，知其病，命曰明；按其脉，知其病，命曰神；问其病，知其处，命曰工……色脉形肉不得相失也。"又曰："能参合而行之者，可以为上工。"故中医治病讲究望、闻、问、切四诊合参，为了准确诊断，患者需要配合医生。临床上有些疾病的病情十分复杂，常会出现脉证不符、阴盛格阳、阳盛格阴、真寒假热、真热假寒、真实假虚、真虚假实等本质和现象不一致的情况，要求临床医生需充分运用四诊合参，仔细分析，或舍脉从证，或舍证从脉，透过假象抓住疾病本质，如清代章楠《医门棒喝·四诊合参与脉症从舍论》云："望、闻、问、切，名曰四诊，医家之规矩准绳也。四诊互证，方能知其病源。"

3. 望色、察目了解五脏六腑精气盛衰 《灵枢·邪气脏腑病形》曰："十二经脉，三百六十五络，其血气皆上于面而走空窍。"所以全身气血的盛衰，可以由颜面的色泽变化显露出来。《灵枢·大惑》曰："五脏六腑之精气，皆上注于目而为之精。"此处"为之精"的"精"指眼睛的视觉功能与两目的神气，因此望精明能够了解脏腑精气的盛衰及其病变。

《内经》望诊尤详色诊，望五色的神气可以知道正气的盛衰；察看五色的不同，可以分别阴阳五行的不同属性；观察五色的分布，可以知道脏腑病位所在；视五色的善恶，可以知疾病的愈后。《内经》重视"望五色"和"视精明"，面部五色和目之精光、神气均为脏腑精气的外在表现，因此，望色和察目均可以了解脏腑精气的盈衰变化。经文根据五色与五脏的关系提出望五色以光明润泽、含蓄为善色，说明相关脏腑精气旺盛、内守，则无病，或有疾病愈后亦良好；以晦暗、枯槁外露为恶色，表示相关脏腑精气衰败、外泄，则疾病愈后不良。望目，须观察目之视觉、色觉及神采正常与否，两目有神，视物清晰，辨色准确，为精气未衰，预后良好；若两目无神，视物长短不分，黑白不辨，则为精气衰竭之征，预后不佳。

【原文】

五藏者，中之守[1]也。中盛藏满[2]，气胜伤恐者，声如从室中言，是中气之湿也。言而微，终日乃复言者，此夺气也。衣被不敛，言语善恶，不避亲疏者，此神明之乱也。仓廪不藏者，是门户不要[3]也，水泉不止者，是膀胱不藏也。得守者生，失守者死。

夫五藏者，身之强也[4]。头者，精明之府[5]，头倾视深[6]，精神将夺矣。背者，胸中之府[7]，背曲肩随，府将坏矣。腰者，肾之府，转摇不能，肾将惫矣。膝者，筋之府，屈伸不能，行则偻附[8]，筋将惫矣。骨者，髓之府[9]，不能久立，行则振掉，骨将惫矣^[10]。得强则生，失强则死^[11]。

【注释】

[1] 中之守：指五脏为精气神气藏守之所。《甲乙经》《黄帝内经太素》均作"中之府"，可参。

[2] 中盛藏满，气胜伤恐者：指中焦湿邪偏盛，腹部胀满。《黄帝内经太素》作"中盛满，气伤恐"。张琦注："气盛五字衍文。"

[3] 门户不要：指肛门失于约束。门户，指肛门。要，约束。

[4] 五藏者，身之强也：张介宾曰："此下言形气之不守，而应乎五脏也。脏气充则形体强，故五脏为身之强。"

[5] 头者，精明之府：即精气上注形成五官七窍的视听嗅味等功能。张介宾曰："五脏六腑之精气，皆上升于头，以成七窍之用，故头为精明之府。"

[6] 头倾视深：形容头低垂不能抬举，两目深陷而无神的样子。

[7] 背者，胸中之府：张志聪曰："肩背为阳，胸腹为阴。阳为腑，阴为脏。心肺居于胸中，而俞在肩背，故背为胸之府。"

[8] 偻附：屈身附物而行。偻，屈身不能直。附，依附于他物之意。

[9] 骨者，髓之府：髓藏于骨中，故骨为髓之府。

[10] 不能久立，行则振掉，骨将惫矣：马莳曰："髓为骨中之脂，今不能久立，行则振掉，正以骨将惫坏，病应有如是也。肾脏失强。"

[11] 得强则生，失强则死：五脏精气充盛则五府得强而形体强健、形态正常，不主病，即便有病也是轻病、预后好；五脏精气虚衰则五府失强而形体败坏、体态失常主病，且为重病、预后差，甚至危及生命。

【语译】

五脏是体内精气守藏之所，如果中焦气滞，脘腹胀满，说话声音重浊，如从室中发出，这是中焦之气被湿邪抑遏的缘故。如语音低微，良久方复，是精气虚衰。衣被不整，言语错乱，不分亲疏，是心神内乱。如果脾胃藏纳水谷失常，大便泄泻不禁，是肛门失去约束。小便失禁，是肾虚失守，膀胱贮藏尿液的功能失司。总之，五脏精气能藏守，就有生存的希望，不能藏守，则有死亡的可能。

五脏是身形强壮的根本。头是精气神明会聚的地方，如果头低垂无力，目深陷无光，便是精神即将衰败。背是胸中心肺之气贯注之处，如背弯曲，肩下垂，是心肺之气即将败坏。腰是肾之府，腰不能转动，是肾脏虚衰。膝为筋之府，屈伸不利，行走时屈身附物，是筋（肝）将衰败。骨为髓之府，如不能久立，行走时摇摇晃晃，是骨（肾）将衰败。总之，五脏精气充盛，身体强壮则生；脏气衰败，形体虚弱则预后不佳，将死。

【按语】

1."五脏者，中之守也" 经文通过闻音声、辨语言以推断五脏精气的得守与失守。患者声音的清浊、语音的高低、语言的正常与否及其二便情况，均能反映五脏藏精守内的状况，临床即可依此判断五脏功能盛衰、诊断疾病。如闻音声低微、言语不连续的多属虚证；发音重浊不清者，则为中焦湿阻属实证。此外，闻诊还兼及辨语言的内容，如言语错乱，善恶不避亲疏，思维混乱，狂言谵妄，即是从语声的伦次（语言是否与精神意识一致）反映患者属神明失常，这在临床上有一定的指导意义。实则谵语，为热证、实证，因为阳热扰动，精神意识与语言必然表现精神错乱、谵语妄言、语声粗壮的特点；虚则郑声，为寒证、虚证，由于正气衰、发声无力，表现为声音低微、终日复言、喃喃不休。

2."五脏者，身之强也" 五脏是身形的根本，五脏精气旺盛，身体各部分得到滋养则健康强壮。人尽管有四肢百骸各处、形神活动万千，但作为一个有机整体，包括以五脏为中心的统一协调的五大系统，形神活动所需的各种精气均由五脏所藏，五脏坚固，藏而不泻，这是身健之本。

头、背、腰、膝、骨五府代表了人体形体动态的五个重要部位：头是脏腑精气会聚、神明显现的处所；背为胸中心肺的居处；腰为肾之外府；膝为筋之府，而肝主筋，故膝与肝脏关系密切；骨为髓之府，而肾主骨，故骨与肾脏关系密切。五府与心、肺、肾、肝等脏在生理上有着密切的联系，通过对五府动静姿态的观察，即可了解五脏的功能状态。五脏功能失常、精气虚衰会导致头颅、躯干、四肢的姿态失常、运动障碍，所以，临床上即可从头颅、躯干、四肢的姿态失常或运动障碍而诊断出脏腑的病证。

第六节　论治

一、《素问·阴阳应象大论》

【原文】

病之始起也，可刺而已；其盛，可待衰而已[1]。故因其轻而扬之[2]，因其重而减之[3]，因其衰而彰之[4]。形不足者，温之以气；精不足者，补之以味[5]。其高者，因而越之[6]；其下者，引而竭之[7]；中满者，泻之于内[8]；其有邪者，渍形以为汗[9]；其在皮者，汗而发之[10]；其慓悍者，按而收之[11]；其实者，散而泻之[12]。审其阴阳，以别柔刚[13]，阳病治阴，阴病治阳[14]。定其血气，各守其乡[15]，血实宜决之[16]，气虚宜掣引之[17]。

【注释】

[1] 其盛，可待衰而已：邪气正盛之时，不宜针刺直接攻邪，应待病邪稍衰之后

针刺治之。

[2]因其轻而扬之：指病邪轻浅，可采用轻扬宣散之法祛邪外出。张介宾注："轻者浮于表，故宜扬之。扬者，散也。"

[3]因其重而减之：指病邪深重，难以速去，宜逐步攻减邪气。张介宾注："重者实于内，故宜减之。减者，泻也。"

[4]因其衰而彰之：指阴阳气血虚衰之病证，宜用补益之法。彰，显扬之意，此指补益法。张介宾注："衰者气血虚，故宜彰之。彰者，补之益之，而使气血复彰也。"

[5]形不足者，温之以气；精不足者，补之以味：指形体虚弱者，宜用气厚之品温补阳气。阴精虚损者，宜用厚味之品滋补阴精。张介宾注："以形精言，则形为阳，精为阴；以气味言，则气为阳，味为阴。阳者卫外而为固也，阴者藏精而起亟也。故形不足者，阳之衰也，非气不足以达表而温之；精不足者，阴之衰也，非味不足以实中而补之。阳性缓，故曰温；阴性静，故曰补。"

[6]其高者，因而越之：指病邪在上焦，宜用涌吐之法使邪从上出。高者，谓病邪在上焦。越之，此指涌吐法。

[7]其下者，引而竭之：指病邪在下焦，宜用疏导泻利之法使邪从下出。下者，谓病邪在下焦。引而竭之，或利其小便，或通其大便，使邪尽出而不留。吴崑注："下，脐之下也。或利其小便，或通其大便，皆是引而竭之。竭，尽也。"

[8]中满者，泻之于内：指中焦痞满，宜用消导之法，以祛除积滞。中满，谓中焦痞满。泻之于内，从内部消散病邪，指消导之法。吴崑注："此不在高，不在下，故不可越，亦不可竭，但当泻之于内，消其坚满是也。"

[9]其有邪者，渍形以为汗：指邪在表者，可用药液或熏蒸之法浸浴身体以发汗散邪。渍形，指浸浴身体。张志聪注："渍，浸也。古者用汤液浸渍取汗，以去其邪，此言邪之在表也。"

[10]其在皮者，汗而发之：指邪在皮表，当取汗而发散之。

[11]其慓悍者，按而收之：指病势急猛的病证，应审清病情，及时遏制病势之发展。慓悍，指病势急猛；按，审察；收，收敛，制伏。张介宾注："慓，急也。悍，猛利也。按，察也，此兼表里而言。凡邪气之急利者，按得其状，则可收而制之矣。"

[12]其实者，散而泻之：实证分表里，表实宜散，里实宜泻。吴崑注："表实则散，里实则泻。"

[13]柔刚：代指阴阳。柔为阴，刚为阳。张介宾注："形证有柔刚，脉色有柔刚，气味尤有柔刚。柔者属阴，刚者属阳，知柔刚之化者，知阴阳之妙用矣，故必审而知之。"

[14]阳病治阴，阴病治阳：张介宾注："阳胜者阴必病，阴胜者阳必病。如《至真要大论》曰：'诸寒之而热者取之阴，热之而寒者取之阳。'启玄子曰：'壮水之主，以制阳光；益火之源，以消阴翳。'皆阳病治阴，阴病治阳之道也。"

[15]定其血气，各守其乡：安定气血，各守其位。乡，指部位。

[16]血实宜决之：指血瘀之实证，用活血化瘀或针刺泻血之法治疗。决，泻，即

放血法。

［17］气虚宜掣引之：指气虚下陷之证，用升提补气之法。引，此指升提补气之法。张介宾注："上气虚者，升而举之；下气虚者，纳而归之；中气虚者，温而补之，是皆引之意。"

【语译】

在疾病的初起阶段，可用针刺法治愈；邪气正盛之时，不宜针刺直接攻邪，应待病邪稍衰之后针刺治之。病邪较轻浅的时候，可用宣扬发散的方法治疗；病邪较深重的时候，可用逐步攻泻的方法减轻病邪；气血虚衰的病证，用补益气血的方法使气血得到充实。形体阳气衰弱的，用温补阳气的药物治疗；阴精衰竭的，用填补真精的厚味药物治疗。病邪位于横膈以上（上焦）的，用涌吐法使邪从上而去；病邪在下焦的，用攻下法引导病邪从下部而竭尽之；胸腹胀满的，用泻法祛除邪气；邪气在表的，可用汤液浸浴或熏蒸身体取汗以祛除病邪；邪在皮肤的可用汗法使邪气发散；病势急猛的，宜及时抑制收伏病势；邪实的病证，表实用发散法，里实用攻泻法。审察疾病的阴阳属性，辨别阴证阳证，阴虚而阳亢的应当滋阴以制阳；阳虚而阴盛的应当温补阳气。安定气血，使气血循行于各自的经脉。血实证宜用逐瘀的方法治疗；气虚证宜用补气升提的方法治疗。

【按语】

原文以阴阳理论为指导，根据疾病轻重、气血阴阳表里虚实等不同表现，提出了因势利导、补虚泻实等治疗原则及具体治疗方法。

1. 因势利导原则 因势利导法则是由兵法引入的临床治疗原则，其本意是指顺应事物发展的自然趋势而加以疏利引导。文中强调了因势利导的治疗原则，具体内容主要包括三个方面：其一是根据邪正斗争盛衰之势择时治疗，如疾病的初起阶段，可用针刺法祛除邪气，使疾病痊愈；病邪来势太盛时，可以等到病势稍衰减时针刺，有利于疾病痊愈，即"病之始起也，可刺而已；其盛，可待衰而已"。其二是根据邪气性质和所在部位采用相应的导邪外出之法，使邪气从最便捷的途径排出体外。例如，病邪位于横膈以上的，用涌吐法使邪从上而去；病邪在腰部以下的，用攻下法引导病邪从下部而竭尽之，即"因其轻而扬之，因其重而减之""其下者，引而竭之"。其三是根据人体正气的生理作用趋势，顺势引导，如"气虚宜引之"。

2. 补虚泻实原则 文中强调了扶助正气、祛除邪气这一补虚泻实的治疗原则，即盛者泻之，虚者补之。根据虚实之势扶正祛邪：形体阳气衰弱者用温补阳气的药物治疗，阴精衰竭者用填补真精的厚味药物治疗；气虚证宜用补气升提的方法治疗；邪实的病证，表实者用发散法，里实者用攻泻法。

原文基于"因势利导"的治疗思路，提出了补虚泻实等治疗原则及发汗、涌吐、攻下、逐瘀、消导等相应治法，为后世汗、吐、下、和、温、清、消、补八法的形成奠定了基础，对后世中医治则治法的发展和临床实践产生了重要影响。

二、《素问·标本病传论》

【原文】

治反为逆[1]，治得为从[2]。先病而后逆者治其本[3]；先逆而后病者治其本[4]，先寒而后生病者治其本[5]，先病而后生寒者治其本[6]，先热而后生病者治其本[7]，先热而后生中满者治其标[8]，先病而后泄者治其本[9]，先泄而后生他病者治其本[10]，必且调之，乃治其他病。先病而后生中满者治其标[11]，先中满而后烦心者治其本[12]。人有客气，有同气[13]。小大不利治其标[14]，小大利治其本[15]。病发而有余，本而标之[16]，先治其本，后治其标；病发而不足，标而本之[17]，先治其标，后治其本。谨察间甚，以意调之，间者并行，甚者独行[18]。先小大不利而后生病者，治其本[19]。

【注释】

［1］治反为逆：反，即反其病象的治法，也就是逆治法，是逆其病象而治的方法，如治寒性病用热药、治热性病用寒凉药治之等，谓之逆治。若用针刺法，即在本取标、在标取本的治法。

［2］治得为从：得，即顺的意思，就是顺其病象而用药，谓之从治法。如真寒假热，顺其假象而仍用温热药治之，或真热假寒，顺其假象而用寒凉药物以治之，谓之从治。若用针刺法，即在本取本、在标取标。

［3］先病而后逆者治其本：逆，即气血逆乱。先为本，后为标。先病而后逆者，病为本，逆为标，故宜先治其病。如先病肺火热盛，后因热伤肺络，气逆血溢，咳嗽咯血者，则宜先泻肺火，火息则咯血自止；又如先患肠胃病，而后胃气上逆呕吐者，宜和胃降逆，其呕自止，此皆治本之法。

［4］先逆而后病者治其本：此则逆为本，病为标，宜先治其逆，如先因气逆咳嗽咯血而后引起胸闷肺气不舒者，则宜先治咳血，后顺肺气。或先因呕吐而后引起消化不良者，即宜先治呕吐，后和胃消食。此亦治本之法。

［5］先寒而后生病者治其本：此乃先因脾寒为本，后生泄泻为标，治宜温中健脾，寒邪去，脾运健，则泻自止。如《伤寒论》第277条："自利不渴者，属太阴，以其脏有寒故也，当温之，宜服四逆辈。"

［6］先病而后生寒者治其本：如先因脾虚泄泻，而后脾阳不振，寒从中生，肢冷畏寒等，治宜温阳健脾，而寒自除。

［7］先热而后生病者治其本：如伤寒病阳明证，症状为发热，口渴、潮热、汗出，则阳明之热为本，症状为标。治用白虎汤清阳明之热，其他症状自除。

［8］先热而后生中满者治其标：如伤寒阳明腑实证，因热盛伤津，大便秘结，气机壅滞，发为中满，则发热为本，中满为标。治宜大承气汤以除中满，则满除热愈。此为急则治标的法则。

［9］先病而后泄者治其本：解与"先寒而后病者治本"同。

［10］先泄而后生他病者治其本：如病大便泻，甚则中气下陷，而后气短不能接续，则泄泻为本，气短为标，治宜健脾益气止泻，泻止脾健，中气渐复则气短自愈。

［11］先病而后生中满者治其标：如先脾胃虚弱，而后停食不化，发生中满，则脾得虚弱为本，停食腹胀为标。治宜先消食除满，后健脾和胃，此为急则治标之法。

［12］先中满而后烦心者治其本：如先脾胃郁滞，停食不消，而生中满，引起嘈杂心烦，则中满为本，烦心为标。治宜消食导滞、理气除满，中满除则烦心自愈。

［13］人有客气，有同气：客气，新入之邪气；同气，即正气。一说同气之"同"字，当作"固"字：固气，原有之邪气。

［14］小大不利治其标：即先有他病，而后引起大小便不通利，乃先病为本，大小便不利是标。无论何病，凡有大小便不利，是为急症，故先治之。吴崑："小大二便不利，危急之候也，虽为标，亦先治之。"

［15］小大利治其本：凡患者大小便均利，应治其本病。

［16］病发而有余，本而标之：此以病势的强弱而言标本，即强为本，弱为标。有余，指邪气盛，邪气盛则实。此是以邪气为本，正气为标。如《伤寒论》麻黄汤证，是寒邪伤及太阳，发热，恶寒，无汗，头痛，为表实证，用麻黄汤发汗逐邪。若邪去正气虚时，再补正气。又如肝木横逆，必克脾土，宜先泻肝气之实，后补脾虚，这就是本而标之。

［17］病发而不足，标而本之：不足，为正气虚。正虚为标，故治疗先益正气，后治邪气，正气充盛，邪气自除。如卫气虚，表不固，自汗出，易于伤风，治疗宜固表止汗，表固则风邪自除。又如脾土虚弱，则肝木易乘，宜先补脾土，脾气盛，则不克。这就是标而本之。

［18］间者并行，甚者独行：间，是病轻浅；甚，为病深重。是说病轻浅的可以标本兼顾。如原有正气不足，复感风寒，病又轻浅，可用补正逐邪之法，标本兼治。若病深重的，治疗宜于专一。如正气不足，或邪气有余而偏甚者，治疗则专攻邪或专补正，不可兼治。高士宗："如邪正之有余不足，迭胜而相间者，则并行其治。并行者，补泻兼施，寒热互同也。如邪气有余，但正气不足，而偏甚者，则独行其治，独行者，专补专泻专寒专热也。"

［19］先小大不利而后生病者治其本：先小大不利为本，后生他病为标，故先治小大不利，后治他病，因小大不利为急症。张介宾："此一句当在前小大不利之后，必古文脱简，误入于此。"

【语译】

逆其病象而治为逆治，从其病象而治为从治。先患某一种病然后才引发气血逆乱的，要先治疗先患的本病。先出现气血逆乱然后才生病的，先治疗气血逆乱的本病。先出现寒证然后生病的，先治疗寒证本病。先患病然后出现寒证的，先治疗所患的本病。先出现热证然后生病的，先治疗热证本病。先出现热证然后发生腹中胀满的，先治疗腹中胀满的标病。先患病然后出现泄泻的，先治疗所患的本病。先泄泻然后发生其他疾病的，先治疗泄泻的本病，必须先把泄泻调理好，才治疗其他病。先患病然后发生腹中胀满的，先治疗腹中胀满的标病。先腹中胀满然后烦心的，要先治疗腹中胀满的本病。人体中有邪气，也有正气。凡是由其他疾病引起的大小便不利，要先治疗大小便不利的标病；大小便通利则治疗先患的本病。疾病发作且邪气亢盛有余，就采用本而标之的治法，先祛除病邪治疗本病，再调理气血阴阳治疗标病。疾病发作且正气虚衰不足，就采用标而本之的治法，先扶助正气治疗标病，再祛除病邪治疗本病。要谨慎详察疾病的轻重深浅，用心体会，辨别标本，仔细调理、治疗，病情较轻的可以标本同治，病情较重的应当单独治疗标病或本病。如果先出现大小便不利然后才发生其他疾病的，应当先治疗大小便不利的本病。

【按语】

1. 标本的概念及意义 "标本"这两个字都是木字部首，"标"是树梢，"本"这个字的字形就是在树木的下方作了一个指示符号，表示根部、树根，"标本"就是树梢和树根，引申为枝节和根本，也就是主和次，也引申为现象和本质，"标"是现象，"本"是本质。就疾病而言，标就是疾病的现象，也就是症状；本就是疾病的本质，也就是病因。从发病的部位来看，标就在体表，本就在内脏。从发病先后来看，原发病（先病）为本，继发病（后病）为标。这一篇讲的标病、本病，主要是针对发病的先后而言的，本病就是先发的病，标病就是后来发的病。"知标本者，万举万当，不知标本，是谓妄行"。如果知道了标本间的轻重缓急，治疗疾病就能万无一失；不知道标本间的关系，就是妄自行医了，这里强调了知标本的重要性。

2. 标本缓急的治疗原则 在论治疾病时要联系疾病发生的先后次序，明白疾病发展的过程，找准病因，病在标治标，病在本治本；再运用逆治和从治的方法对疾病进行治疗，灵活处理疾病的标本先后关系。经文详细论述了标本的具体应用，以大论小，以少论多，举例说明了治病时对标本的把握。

（1）先治本病 一般地说，标根于本，病本能除，标亦随之而解。所谓"治病必求于本"是治疗中的根本大法，亦为常规之法。

（2）急则治标 如果在疾病的发展演变过程中，标病将要危及生命，或在诸多病理矛盾中，标病成为突出的重要矛盾时，当先治标，否则恐贻误病机，危及生命。如本篇提出的"中满"及"小大不利"等标病均应先治。

（3）间者并行 即病情轻缓者，应标本兼治。

（4）甚者独行 即指疾病严重者，必须根据实际情况，标急则独治其标，本急独治其本，是谓"独行"。

（5）标本先后 文中提出的"病发有余，本而标之，先治其本，后治其标；病发不足，标而本之，先治其标，后治其本"是根据病证虚实确定标本先后治则，具体实践时还须结合虚实的轻重缓急，审证论治。

（6）灵活变化 标本缓急的治则不是一成不变的，亦非固定程式，临床必须根据病情的缓急，灵活处置。

后世医家可以根据这些临床经验及理论，在临证时举一反三，灵活处理。"治反为逆，治得为从"，体现了病有标本、治有顺逆的原则。

三、《素问·移精变气论》

【原文】

黄帝问曰：余闻古之治病，惟其移精变气[1]，可祝由[2]而已。今世治病，毒药治其内，针石治其外，或愈或不愈，何也？岐伯对曰：往古人居禽兽之间，动作以避寒，阴居以避暑，内无眷慕之累，外无伸宦之形，此恬憺[3]之世，邪不能深入也。故毒药不能治其内，针石不能治其外，故可移精祝由而已。当今之世不然，忧患缘其内，苦形伤其外，又失四时之从，逆寒暑之宜，贼风数至，虚邪朝夕，内至五藏骨髓，外伤空窍肌肤，所以小病必甚，大病必死，故祝由不能已[4]也。

【注释】

[1] 移精变气：指通过一系列调摄精神、导引形体的方法，使人体的精气神达到充沛、和谐状态，从而增进健康。王冰注："移谓移易，变谓变改，皆使邪气不伤正，精神复强而内守也。"

[2] 祝由：王冰注："祝说病由，不劳针石而已。"《黄帝内经太素新校正》云："按全元起云：祝由南方神。"张志聪注："对神之辞曰祝；由，从也。言通祝于神明，病从而可愈也。"综上，祝由大致有二义：一是全元起认为的祝由是"南方神"，亦即远古能进行特殊精神疗法的医生。二是指一种治病的行为方式。

[3] 恬憺：恬静淡泊之意。

[4] 已：治愈。

【语译】

黄帝问道，我听说古代治病，只用意念的方法，移易精神，变化脏气，疾病就可以治好了。而现在的医生治病时，不是用毒药攻伐内在的脏腑，就是用针刺、砭石治疗外在的形体，结果是有些病治好了，有些病又没有治好，这是什么道理呢？岐伯回答说：古时候的人们，思想淳朴，生活简单，巢穴居处，生存于禽兽之间，通过活动肢体，避开寒冷气候的刺激，住在阴凉的地方，避开暑邪的侵袭。没有过高的嗜欲和爱慕的追求；又没有奔走求官的欲望和行动。这是个人们完全没有思想杂念的时代，所以病邪不能深入人体。因而既不要用毒药攻伐他们的内脏，又不需用针刺、砭石治疗他的形体，只用意念的方法移易精神，变化脏气，疾病就可以痊愈了。而现在的情形就不是这样了啊！人们患得患失，劳伤神气；过度劳累，伤害形体；生活作息违背四时变化，又失去寒暑之适宜，外界的致病邪气早晚不断地伤害人体，内伤五脏骨髓，外伤肌肤孔窍，小病演变成重病，大病则导致死亡，因而用意念移易精神，变化脏气的方法就很难医好疾病了。

【按语】

1. 阐明古今"祝由"结果不同的原因　原文指出由于时代不同、生活环境不同，所以疾病的发生情况也不同。人体健康和生命是依赖于自然环境的，环境发生变化之后，引起疾病的原因也发生了变化，"移精祝由"便不再奏效了。《素问·上古天真论》曰："恬惔虚无，真气从之，精神内守，病安从来。"故上古恬惔之世，邪不能深入，临床治病主要采用"祝由"的方法来移易精气，即可达到愈病的目的。现世因非恬惔之世，若因七情内伤、外感六淫而致病，即使针药并用，也难以达到尽愈的效果。

2. 移精变气的实质　从表面字义来理解，移精变气就是移变精气。唐代王冰及清代吴崑认为精气即是精神，清代高士宗认为："精气者，人身之主宰，病则精气有亏。"郭霭春等认为精气就是思想精神。从古今医家的认识可知，理解"移精变气"的本质关键在于"精气"的概念。

《难经·八难》说："诸十二经脉者，皆系于生气之原。所谓生气之原者，谓十二经之根本也，谓肾间动气也。此五脏六腑之本，十二经脉之根，呼吸之门，三焦之原。"其中的"生气"即是"神""精气"的具体化，"生气之原"即指命门。在命门，元精化为元气，元气即为生气，元气生生不息，通过十二经脉达于全身，维系人体的生命活动。《难经》把"生气之原"定位于"肾间"。"生气""精气"是原始的生命能量，移精变气就是移动变化分布于人体的能量，使其趋于合理化，从而达到阴平阳秘，故能愈病。人身之气分布在人体不同地方有不同的称谓，在经络当中谓经络之气，在肾间谓肾气，在脏腑之中谓脏腑之气。精可化气，气可化神，存神又可炼气，故神为一身精气的主宰，也为生命活动的主宰，正如文中所说"得神者昌，失神者亡"。清代高士宗也说："祝由之移精变气，惟在得神。"

第七节　养生

一、《素问·上古天真论》

【原文】

岐伯对曰：上古之人，其知道[1]者，法于阴阳[2]，和于术数[3]，食饮有节，起居有常，不妄作劳[4]，故能形与神俱[5]，而尽终其天年[6]，度百岁乃去。今时之人不然也，以酒为浆，以妄为常，醉以入房，以欲竭其精，以耗[7]散其真，不知持满[8]，不时御神[9]，务快其心，逆于生乐[10]，起居无节，故半百而衰也。

【注释】

［1］知道者：懂得养生之道的人。

［2］法于阴阳：效法自然界的阴阳变化规律。法，效法。

［3］和于术数：恰当地运用养生方法。术数一词，在古代含义甚广，此指养生方法。

［4］劳：此指过度的劳累和房事。

［5］形与神俱：形体与精神协调一致。形，指形体；神，指精神；俱，偕也，有共存、协调之意。

［6］天年：天赋年寿，即自然寿命。《尚书》云："一曰寿，百二十岁也。"古人认为，人的自然寿命是一百岁或一百二十岁。

［7］耗：嗜好。《黄帝内经太素新校正》云："按《甲乙经》'耗'作'好'。"

［8］不知持满：王冰注："言爱精保神如持盈满之器，不慎而动，则倾竭天真。"

［9］不时御神：不善于调养精神活动。时，善也。御，统摄、治理的意思。

［10］逆于生乐：违背了养生之道而贪图一时的欢乐。

【语译】

上古时代那些懂得养生之道的人，能够效法自然界的阴阳变化规律，恰当地运用养生方法，饮食有所节制，起居作息有一定规律，不违背常规地劳作，所以能够形神健全，活到天赋的自然寿限，度过百岁才离开人世。而今人并非如此，把酒当水浆，滥饮无度，使反常的生活成为习惯，醉酒行房，恣情纵欲，使阴精竭绝，嗜好无穷，使真气耗散，不知谨慎地保持精气的充满，不善于统驭精神，违背养生之道，而专求心志的一时之快，起居作息，毫无规律，所以到半百之年就衰老了。

【按语】

1. 提出养生的基本原则和具体方法　文中讨论上古之人享尽天年的道理，并阐发了养生的方法和意义，其中提出的五种养生法则，突出了《内经》重视"精、气、神"的学术思想和养生对防病延年的重要意义。远古时代，人的寿命之所以能过百岁，是因为他们懂得养生之道，能适应自然界的阴阳变化规律，并且能掌握各种养生的方法，保持着形神和谐。

2. 阐明养生的目的　养生的目的在于抗衰防病、延年益寿。现今的人们早衰，乃因不懂养生之道，肆意违背自然规律和养生之法，从而导致体内精气耗竭。因此，认识养生的重要性，把握好养生的法则，对今天养生和保健有着极为重要的实践价值。尤其文中提出的养生目标"形与神俱"，涉及健康标准，亦反映了《内经》形神统一的学术思想，对养生学说和老年病学科的建立有重要的指导意义。

【原文】

夫上古圣人[1]之教下也，皆谓之虚邪贼风，避之有时[2]，恬惔虚无[3]，真气从之，精神内守[4]，病安从来。是以志闲[5]而少欲，心安而不惧，形劳而不倦，气从以顺，各从其欲，皆得所愿。故美其食，任其服，乐其俗[6]，高下不相慕[7]，其民故曰朴。是以嗜欲不能劳其目，淫邪不能惑其心[8]，愚智贤不肖，不惧于物[9]，故合于道。

所以能年皆度百岁，而动作不衰者，以其德全不危[10]也。

【注释】

[1]圣人：此指对养生之道有高度修养的人。

[2]虚邪贼风，避之有时：指根据不同时令气候变化的规律，及时防避虚邪贼风的侵袭。

[3]恬惔虚无：思想闲静，没有杂念。恬惔，安静淡泊。虚无，心无杂念。

[4]精神内守：精气和神气守持于内而不衰。

[5]志闲：言思想上安闲清静。志，意志，此处泛指思想活动。

[6]美其食，任其服，乐其俗：意为无论吃什么食物都觉得味道甘美，随便穿什么衣服都感到舒适，不管生活在怎样的风俗习惯之中都觉得快乐。

[7]高下不相慕：无论地位高低，都不互相倾慕。高，指地位"尊贵"。下，指地位"卑贱"。慕，倾慕，羡慕。

[8]嗜欲不能劳其目，淫邪不能惑其心：不当的欲望及淫乱邪念，不会扰乱他们的视听，动摇他们的意志。

[9]不惧于物：不为外物所惊扰。

[10]德全不危：德，指养生修道有得于心；全面符合养生之道为德全。不危，不受到衰老死亡的危害。

【语译】

古代深懂养生之道的人，在教导百姓的时候，总要讲到应及时避开虚邪贼风等致病因素，心情要清净安闲，排除杂念，以使真气顺畅，精气、神气藏守于内，这样，疾病就无从发生。因此，人们就可以心志安闲，少有欲望，情绪安定而没有焦虑，形体劳作而不至于疲倦，真气因而调顺，各人都能随其所欲而满足自己的愿望。人们无论吃什么食物都觉得甘美，随便穿什么衣服也都感到满意，喜爱所处地方的风俗习惯，愉快地生活，社会地位无论高低，都不相倾慕，所以这些人称得上朴实无华。因而任何不正当的嗜欲都不会引起他们注目，任何淫乱邪僻的事物也都不能惑乱他们的心志，无论愚笨的、聪明的、能力大的还是能力小的人都不因外界事物的变化而动心焦虑，所以符合养生之道。他们之所以能够年龄超过百岁而动作不显得衰老，正是由于领会和掌握了修身养性的方法，身体不被内外邪气危害。

【按语】

1. 养生的原则与方法 本段主要指出了养生防病的关键是外避邪气，内调精神。虚邪贼风为四时不正之气，是外界的致病因素，只有随时避免虚邪贼风的侵袭，才能保持真气调顺，使疾病无从发生。情志失调、过度的精神刺激是常见的内在致病因素，要消除这个内在的致病因素，必须做到思想上清心寡欲，乐观愉快，做到"恬惔虚无""志闲而少欲，心安而不惧""美其食，任其服，乐其俗，高下不相慕"。唯有这样，人体的真气才能调顺，精神才能充沛，疾病就不会发生。

人体寿夭的因素纷繁复杂，既涉及先天，又涉及后天；既涉及人体自身，又涉及生存环境。禀赋、气候、精神、饮食、劳逸、起居等因素皆会影响人体的寿夭。因此，中医养生学非常强调综合调摄，正如《素问·上古天真论》所云"法于阴阳，和于术数，食饮有节，起居有常，不妄作劳，故能形与神俱，而尽终其天年"，主张顺四时、和术数、节饮食、适起居、忌妄劳等综合调摄以养生。这些养生法则至今对人们养生保健仍有重要的指导意义。

2. 道家思想对《内经》养生思想的影响 《内经》接受了老庄的"无为而治""道法自然"的养生思想，进一步从医学角度提出了合乎人体生命规律的养生理论及方法。文中"美其食，任其服，乐其俗"与《老子》之"甘其食，美其服，安其居，乐其俗"如出一辙。本篇与《素问·四气调神大论》中提出的顺应四时养生及调摄精神的方法及"真人""至人""圣人"的称谓亦均源于道家养生思想，是道家养生思想的发展。

二、《素问·四气调神大论》

【原文】

夫四时阴阳者，万物之根本也。所以圣人春夏养阳，秋冬养阴[1]，以从其根，故与万物沉浮于生长之门[2]。逆其根，则伐其本，坏其真矣。故阴阳四时者，万物之终始也，死生之本也，逆之则灾害生，从之则苛[3]疾不起，是谓得道[4]。道者，圣人行之，愚者佩[5]之。从阴阳则生，逆之则死；从之则治，逆之则乱。反顺为逆，是谓内格[6]。

是故圣人不治已病治未病[7]，不治已乱治未乱[8]，此之谓也。夫病已成而后药之[9]，乱已成而后治之，譬犹渴而穿井，斗而铸锥[10]，不亦晚乎！

【注释】

[1]春夏养阳，秋冬养阴：春夏养人之生气、长气，秋冬养人之收气、藏气。高世栻注："圣人春夏养阳，使少阳之气生，太阳之气长；秋冬养阴，使太阴之气收，少阴之气藏。"

[2]与万物沉浮于生长之门：遵循自然界阴阳消长规律进行生长收藏的生命活动。沉浮，起伏变化之义。生长之门，指生长收藏的周期性变化。

[3]苛：重。

[4]得道：符合养生法则。得，此处作"合"解。

[5]佩：通"背"，违背，违逆。

[6]内格：指人体内在生理功能与自然界四时阴阳变化不相协调的异常状态。格，拒也，指人体不能适应外界变化。

[7]不治已病治未病：不是在疾病发生之后才注意调养身体，而是在疾病未发生之时就注意调养身体。治，理也，此指调理、调养之意。

[8] 不治已乱治未乱：不是在动乱发生了才去治理，而是在动乱未发生之时就注意治理整顿。

[9] 药之：用药治疗。名词作动词用。

[10] 铸锥：制造兵器。锥，此指兵器。

【语译】

四季的阴阳变化，是万物生命的根本。所以圣人在春天和夏天保养阳气以顺应生长的需要，在秋天和冬天保养阴气以顺应收藏的需要，顺从了养生之道的根本原则，因而能够与万物的生长规律保持一致。假如违反了这个根本原则，就会摧残生命本原，损害身体。所以说四时阴阳更迭是万物的终始、死生的本原，违背了四时变化就会发生灾害；顺从着四时变化就不会患大病重病，这样才叫作懂得养生之道。对于养生之道，圣人能够加以实行，愚人则时常有所违背。能顺从阴阳之道则生，违逆阴阳之道则死；顺从它人体功能就会正常，违反它就会混乱。如果不顺阴阳四时之气而违逆它，就会使机体与自然环境相格拒。

所以圣人不等病已经发作了才去治疗，而是在没有发作的时候提前预防；不等祸乱已经发生了再去治理，而要防治还没有发生的祸乱，就是这样一个道理。如果疾病已经形成再来治疗，祸乱已经发生再来治理，那犹如口渴了才去挖井取水，战事开始了才去制造兵器一样，岂不太晚了吗？

【按语】

原文以"四时阴阳者，万物之根本"为理论依据，提出"春夏养阳，秋冬养阴"这一顺应四时养生的重要原则，并列举了违反四时变化的危害，在此基础上提出了"治未病"的预防思想。

1."春夏养阳，秋冬养阴"的养生原则 "春夏养阳，秋冬养阴"是综合前文顺应四时养生的具体方法而提出的基本原则。即春夏属阳，少阳之气主春生，太阳之气主夏长，"春夏养阳"即顺应少阳、太阳之气以养生、养长；秋冬属阴，少阴之气主秋收，太阴之气主冬藏，"秋冬养阴"即秋冬顺应少阴、太阴之气以养收、养藏。如高世栻注云："夫四时之太少阴阳者，乃万物之根本也。所以圣人春夏养阳，使少阳之气生，太阳之气长；秋冬养阴，使少阴之气收，太阴之气藏。养阳养阴以从其根，故与万物浮沉于生长不息之门。"

后世医家对"春夏养阳，秋冬养阴"的养生原则多有发挥，主要观点有三：一是王冰以阴阳互制立论，注云："阳气根于阴，阴气根于阳，无阴则阳无以生，无阳则阴无以化，全阴则阳气不极，全阳则阴气不穷。春食凉，夏食寒，以养于阳；秋食温，冬食热，以养于阴。"认为春夏阳盛，宜食寒凉以制其阳；秋冬阴盛，宜食温热以抑其阴。养，即制，通过互制使人体阴阳调和。二是张介宾以阴阳互根立论，指出："夫阴根于阳，阳根于阴，阴以阳生，阳以阴长，所以圣人春夏则养阳，以为秋冬之地；秋冬则养阴，以为春夏之地，皆所以从其根也。"认为养春夏之阳是为了保护秋冬之阴，故春夏应避风凉生冷，以免伤其阳气而在秋冬罹患疟泻等病；养秋冬之阴是为了保护春夏之阳，故秋冬应忌纵欲过热，以免伤其阴气而在春夏罹患火证。三是张志聪从阴阳内外虚盛立论，指出："春夏之时，阳盛于外而虚于内；秋冬之时，阴盛于外而虚于内。故圣人春夏养阳，秋冬养阴，以从其根而培养也。"认为春夏阳盛于外而虚于内，宜养内虚之阳；秋冬阴盛于外而虚于内，宜养其内虚之阴。上述各说均从不同角度阐发了原文精神，扩大了其养生防病的应用范围，如张介宾的观点是后世"冬病夏治""夏病冬治"的理论依据，张志聪的观点诠释了"冬吃萝卜夏吃姜"民间养生谚语的机制。

学者据此进一步提出许多新观点，如春夏温补阳气、秋冬滋养阴液说，春夏调理心肝、秋冬调理肺肾说，冬病夏治、夏病冬治说等。后世所论均为养阳养阴的具体方法，而"春夏养阳，秋冬养阴"是养生指导思想，其内涵甚广，当从衣、食、住、行、精神情志等方面因人、因时、因地制宜应用，不可拘泥一法。

2. "治未病"的预防思想 文中以"渴而穿井、斗而铸锥"为比喻，说明未病先防的重要性，提出"治未病"的预防思想。"治未病"思想渊源可追溯至《易经》"君子以思患而预防之"的论述。"治未病"一词，在《内经》中直接提出者有三篇（含本篇），《素问·刺热》指出："肝热病者，左颊先赤……病虽未发，见赤色者刺之，名曰治未病。"借五脏热病诊治，提出早期诊治的观点。《灵枢·逆顺》亦说："黄帝曰：候其可刺奈何？伯高曰：上工，刺其未生者也；其次，刺其未盛者也；其次，刺其已衰者也；下工，刺其方袭者也，与其形之盛者也，与其病之与脉相逆者也。故曰：方其盛也，勿敢毁伤，刺其已衰，事必大昌。故曰：上工治未病不治已病，此之谓也。"指出医生要根据疾病发生、发展过程中病邪的盛衰变化选择针刺时机，能够在疾病未生、病邪未盛或病邪自衰时抓住时机进行预防和治疗者谓之"上工"。另外，《难经·七十七难》也提出："所谓治未病者，见肝之病，则知肝当传之与脾，故先实其脾气，无令得受肝之邪，故曰治未病焉。"说明"治未病"包括对尚未传变之病证的干预，丰富了《内经》"治未病"的思想内涵。综上所述，"治未病"，是指在疾病未生、未盛、未作、未传之时，采取一定的措施预防疾病的发生和发展的治疗思想。后世将其总结为未病先防与既病防变两方面，本节"治未病"主要指"未病先防"，与顺四时养生的观点一脉相承。

"养生"与"治未病"都是《内经》提出的关于疾病预防的概念，"养生"为健康状态下的调养，是一种综合性的强身益寿活动，一般由普通个体自行实施；"治未病"则包含有治疗的内容，与治疗相关的医疗活动要由医生或在医生的指导下完成，养生不能替代疾病的治疗。

第三章 张仲景《伤寒杂病论》 ▷▷▷▷

张机（150—219），字仲景，南阳涅阳县（今河南省邓州市穰东镇张寨村）人。东汉末年医学家，被后人尊称为"医圣"。张仲景广泛收集医方，写出了传世经典《伤寒杂病论》。此书成书于 200—205 年，全书 16 卷，后世流传分为《伤寒论》和《金匮要略》两部著作。其中《伤寒论》共 10 卷 22 篇，除去前 4 篇和后 8 篇，中间 10 篇共 398 条条文，以六经病辨证论治为核心，论述 113 方证，对临床各科均具有指导意义。《金匮要略》以病分篇，详细论述内科、外科、妇科等各科疾病的辨证论治，除去杂疗方及食物禁忌，共 22 篇 398 条条文，病证 40 多种，方剂 205 首。《伤寒杂病论》是我国第一部理、法、方、药比较完善，理论联系实际的古典临床医学著作，蕴含中医理论精华和宝贵的临床经验，开创了中医辨证论治的先河，吴谦评价其"启万世之法程，诚医门之圣书"，是中医学的奠基性经典著作。

第一节 《伤寒杂病论》原序

【原文】

论曰：余每览越人入虢之诊，望齐侯之色[1]，未尝不慨然叹其才秀也。怪当今居世之士，曾不留神医药，精究方术，上以疗君亲之疾，下以救贫贱之厄，中以保身长全，以养其生。但竞逐荣势，企踵[2]权豪，孜孜汲汲，惟名利是务；崇饰其末，忽弃其本，华其外而悴其内。皮之不存，毛将安附焉[3]？卒然遭邪风之气，婴[4]非常之疾，患及祸至，而方震栗，降志屈节，钦望巫祝，告穷归天，束手受败。赍[5]百年之寿命，持至贵之重器，委付凡医，恣其所措，咄嗟呜呼！厥身已毙，神明消灭，变为异物，幽潜重泉，徒为啼泣。痛夫！举世昏迷，莫能觉悟，不惜其命，若是轻生，彼何荣势之云哉！而进不能爱人知人，退不能爱身知己，遇灾值祸，身居厄地，蒙蒙昧昧，惷若游魂。哀乎！趋世之士，驰竞浮华，不固根本，忘躯徇物，危若冰谷[6]，至于是也。

余宗族素多，向余二百，建安[7]纪元以来，犹未十稔，其死亡者，三分有二，伤寒十居其七。感往昔之沦丧，伤横夭之莫救，乃勤求古训，博采众方，撰用《素问》《九卷》《八十一难》《阴阳大论》《胎胪药录》并《平脉辨证》，为《伤寒杂病论》合十六卷。虽未能尽愈诸病，庶可以见病知源。若能寻余所集，思过半[8]矣。

夫天布五行，以运万类；人禀五常，以有五藏；经络腑俞，阴阳会通；玄冥幽微，变化难极。自非才高识妙，岂能探其理致哉！上古有神农、黄帝、岐伯、伯高、雷公、少俞、少师、仲文，中世有长桑、扁鹊，汉有公乘阳庆及仓公，下此以往，未之闻也。观今之医，不念思求经旨，以演其所知，各承家技，终始顺旧，省疾问病，务在口给，相对斯须，便处汤药。按寸不及尺，握手不及足；人迎、趺阳，三部不参；动数发息，不满五十。短期未知决诊，九候[9]曾无仿佛；明堂阙庭[10]，尽不见察，所谓窥管而已。夫欲视死别生，实为难矣。

孔子云：生而知之[11]者上，学则亚之。多闻博识[12]，知之次也。余宿尚方术，请事斯语。

【注释】

[1] 越人入虢（guó）之诊，望齐侯之色：扁鹊为虢国太子医病及望齐桓侯面色而知病之变化的事。见于《史记·扁鹊仓公列传》。

[2] 企踵（zhǒng）：踮起脚跟仰望。

[3] 皮之不存，毛将安附焉：语出《左传·僖公十四年》："皮之不存，毛将安傅？"比喻事物失去其基础将无所依附或不能存在。

[4] 婴：缠绕。

[5] 赍（jī）：凭借，借着。

[6] 冰谷："履冰临谷"之省略。《诗经·小雅·小宛》："惴惴小心，如临于谷；战战兢兢，如履薄冰。"又《诗经·小雅·小旻》："战战兢兢，如临深渊，如履薄冰。"

[7] 建安：年号，196—220 年。

[8] 思过半：领悟了大部分。《周易·系辞下》："知者观其彖辞，则思过半矣。"

[9] 九候：前人说法不一。《素问·三部九候论》以头部两额、两颊及耳前、中部寸口、神门及合谷，下部内踝后、大趾内侧及大趾与次趾之间等九处为九候。而《难经·十八难》则以寸关尺三部脉象分浮、中、沉取之合称为九候。

[10] 明堂阙庭：明堂指鼻，阙指眉间，庭指颜面。见《灵枢·五色》。

[11] 生而知之：语出《论语·季氏》："生而知之者，上也；学而知之者，次。"

[12] 多闻博识：语出《论语述而》："多闻，择其善者而从之，多见而识之，知之次也。"

【按语】

仲景首先指出医药的重大作用，严肃批评当时士大夫轻视医药，务求名利而舍本逐末的错误倾向；接着说明自己撰写《伤寒杂病论》的原因、经过和愿望；最后谆谆规劝医生要重视医德修养，技术应精益求精，切忌故步自封，草率从事。表达了作者强烈的爱憎感情和"多闻博识"致力于医学的决心，寓意深远，发人深思。其中"勤求古训，博采众方"等语，已为历代医家治学之格言。

第二节 《伤寒论》代表条文

【原文】

太阳之为病，脉浮，头项强痛^[1]而恶寒^[2]。（1）

太阳之为病，脉浮，头项强痛[1]而恶寒[2]。（1）

【注释】

[1] 头项强（jiāng）痛：形容头项疼痛、拘紧、转动不柔顺的状态。强，不柔和，有拘紧感。

[2] 恶（wù）寒：中医症状名。指患者自觉怕冷，添衣加被，或近火取暖，仍感寒冷不能缓解的症状。此处即指怕冷。

【按语】

太阳居六经之首，统领一身营卫之气，主表。风寒之邪侵袭人体，必首犯太阳，卫气奋起抗邪，脉为气之先，气血奔集于外，故脉应之而浮。太阳经脉起于目内眦，上额，交巅，入络脑，还出别下项，太阳经脉受邪，经气运行受阻，故出现头项强痛。风寒束表，卫气被遏，不能正常温煦肌腠，故见恶寒。

以上脉证反映了外邪侵袭太阳，正邪交争于表的病理本质，是太阳病的基本特征，故列于太阳病篇之首，开宗明义，提纲挈领，后人称为太阳病提纲。

【原文】

太阳病，发热，汗出，恶风[1]，脉缓[2]者，名为中风[3]。（2）

【注释】

[1] 恶风：中医症状名。指遇风则怕冷不适，甚至战栗，避风则缓的表现。

[2] 脉缓：指脉象松弛、宽缓，与脉紧相对而言。非怠慢迟缓之意。

[3] 中（zhòng）风：中医证名，指外感风邪所引起的一种表证，与内伤杂病的中风病不同。

【按语】

本条论太阳中风证主要脉证。风寒袭表，卫阳浮盛与邪相争，故发热；卫阳不能外固，营阴不能内守而外泄，故见汗出；卫气不能温分肉，加之汗出肌腠疏松，不胜风袭，故见恶风；脉缓则与营阴失守，汗液外泄有关。"汗出"为本证辨证关键，与风性疏泄相关，故命名为太阳中风。

【原文】

太阳病，或已发热，或未发热，必恶寒，体痛，呕逆，脉阴阳俱紧[1]者，名为伤寒[2]。（3）

【注释】

[1] 脉阴阳俱紧：此处阴阳指脉的部位，即寸、尺两部。紧与缓相对，乃脉来有紧束、紧张之象。阴阳俱紧，指寸、尺两部脉都见紧象。

[2] 伤寒：证候名，有广义和狭义之分。广义的伤寒是一切外感热病的总称；狭义的伤寒是指外感风寒之邪，感而即发的疾病。此处指狭义伤寒，与中风相对而言。

【按语】

本条论太阳伤寒证主要脉证。"已发热"是风寒袭表，卫阳及时达表抗邪，正邪相争而发热；"未发热"是由于感受风寒较重，卫阳郁遏，或体质素弱，卫阳不能及时达表抗邪，故发热较迟。"必恶寒"是强调起病必定有恶寒，此乃寒邪袭表，卫阳被遏，失于温煦所致。"体痛"指周身疼痛，此因寒性凝涩，经气不通则痛。"呕逆"为寒邪束表，卫郁不宣，胃失和降而致。"脉阴阳俱紧"，即寸尺两部脉均见紧象，因寒性收引而致。诸症体现了"寒性凝滞、闭郁、收引""寒伤阳"等特征，故名为伤寒。

【原文】

太阳中风，阳浮而阴弱[1]，阳浮者，热自发，阴弱者，汗自出，啬啬[2]恶寒，淅淅[3]恶风，翕翕[4]发热，鼻鸣干呕者，桂枝汤主之。（12）

桂枝汤方

桂枝三两（去皮） 芍药三两 甘草二两（炙） 生姜三两（切） 大枣十二枚（擘）

上五味，哎咀[5]三味，以水七升，微火煮取三升，去滓，适寒温，服一升。服已须臾，啜[6]热稀粥一升余，以助药力。温覆令一时许，遍身漐漐[7]微似有汗者益佳，不可令如水流漓，病必不除。若一服汗出病差，停后服，不必尽剂。若不汗，更服依前法。又不汗，后服小促其间，半日许，令三服尽。若病重者，一日一夜服，周时观之。服一剂尽，病证犹在者，更作服。若汗不出，乃服至二三剂。禁生冷、黏滑、肉面、五辛[8]、酒酪、臭恶[9]等物。

【注释】

[1] 阳浮而阴弱：一指营卫，卫气浮盛，故称阳浮；营阴不足，故称阴弱。一指脉象，轻按则浮，故称阳浮；重按见弱，故称营弱。

[2] 啬（sè）啬：畏怯貌，形容畏缩怕冷之状。

[3] 淅（xī）淅：冷水洒身不禁其寒之状，形容怕风。

［4］翕（xī）翕发热：形容发热轻而温和。翕，和顺之意。

［5］㕮咀（fǔjǔ）：古代制剂法，古代无铁器，将药用口咬细。在此指将药物碎成小块。

［6］啜（chuò）：原义为尝、饮、喝。此指小口快喝。

［7］漐漐：小雨不辍也。形容微汗，皮肤潮润。

［8］五辛：据《本草纲目》为大蒜、小蒜、韭、胡荽、芸薹。

［9］臭恶：指有特殊气味或不良气味的食品。

【按语】

本条较全面地论述了太阳中风证的证候、病机、治法及方药。

风寒侵袭肌表，卫气奋起抗邪，正邪相争则见发热，风邪袭表，其性开泄，卫气受邪，失于固密，营阴不能内守，泄漏于外，则见汗出，汗出则营阴更伤。卫气为风寒所袭，失其"温分肉"之职，加之汗出肌疏，故见恶风、恶寒。肺合皮毛，其气上通于鼻，外邪束表，肺气不利，故见鼻鸣，即鼻塞而呼吸不畅之谓；外邪束表，胃气上逆，则见干呕。

本证病机为风寒袭表，营卫不和。治以桂枝汤解肌祛风、调和营卫。桂枝辛温，功善解肌祛风、温卫助阳，为方中主药，白芍酸苦微寒、敛阴和营。二者等量相配，一辛一酸，一散一收，一开一合，于发汗中寓敛汗养阴之意、和营中有调卫散邪之功，祛邪而不伤正。生姜助桂枝调卫散邪，并能和胃止呕；大枣助芍药以和营，并能健脾生津；姜、枣合用，亦有调和营卫之功。炙甘草调和诸药，与桂枝、生姜相伍，辛甘化阳，可增强温阳散邪之力；与芍药、大枣相配，酸甘化阴，能增强益阴扶正之功。本方因发汗力弱，故需借助药后调护如喝热粥、温覆才更好地发汗。若汗出后热退，需及时停药，药后不汗，可增加给药次数，还要注意饮食忌口。太阳证发汗解表时需要掌握度，"遍身漐漐微似有汗者益佳，不可令如水流漓，病必不除"可作为发汗解表的通则。

【原文】

太阳病，头痛发热，身疼腰痛，骨节疼痛，恶风无汗而喘者，麻黄汤主之。（35）

麻黄汤方

麻黄三两（去节）　桂枝二两（去皮）　甘草一两（炙）　杏仁七十个（去皮尖）

上四味，以水九升，先煮麻黄，减二升，去上沫，内诸药，煮取二升半，去滓，温服八合。覆取微似汗，不须啜粥，余如桂枝法将息。

【按语】

本条论太阳伤寒证的证治。风寒外束肌表，卫阳不得伸展，营阴郁滞不畅而见头痛、身疼腰痛、骨节疼痛。卫阳被遏，正邪交争，可见恶寒、发热。寒邪闭郁而无汗。肺主气，外合皮毛，皮毛闭塞，肺气不宣而喘。其病机：风寒袭表，卫闭营郁。治以麻黄汤辛温发汗，宣肺平喘。方中麻黄为君，辛苦性温，发汗解表、宣肺平喘；桂枝为臣，辛甘性温，解肌祛风，助麻黄发汗；杏仁为佐，宣降肺气，助麻黄平喘；甘草调和诸药为使。

【原文】

发汗后，不可更行[1]桂枝汤，汗出而喘，无大热者，可与麻黄杏仁甘草石膏汤。（63）

麻黄杏仁甘草石膏汤方

麻黄四两（去节） 杏仁五十个（去皮尖） 甘草二两（炙） 石膏半斤（碎，绵裹）

上四味，以水七升，煮麻黄，减二升，去上沫，内诸药，煮取二升，去滓，温服一升。

【注释】

[1]更行：即再一次用。更，再一次；行，使用。

【按语】

此条论邪热壅肺作喘的证治。太阳表证，由于汗不得法，出现汗出而喘、发热的症状，此为表邪入里化热，邪热壅肺之证。里热壅盛，迫津外泄而汗出；邪热壅肺，肺失宣肃，故见喘逆。据证当有发热、汗出、口渴、不恶寒、舌红苔黄、脉数等里热证。治以麻黄杏仁甘草石膏汤清热宣肺、降气平喘。方中麻黄宣肺止咳平喘，石膏辛凉宣透肺热，麻黄与石膏相伍，寒热互制，宣肺平喘而不温燥，清泄内热而不凉滞，使内壅之热能外透肌表；杏仁宣肺降气，助麻黄宣肺之力；甘草甘缓和中，调和诸药。诸药合用，共奏清宣肺热之效。

【原文】

太阳病，桂枝证，医反下之，利遂不止，脉促[1]者，表未解也；喘而汗出者，葛根黄芩黄连汤主之。（34）

葛根黄芩黄连汤方

葛根半斤 甘草二两（炙） 黄芩三两 黄连三两

上四味，以水八升，先煮葛根，减二升，内诸药，煮取二升，去滓，分温再服。

【注释】

[1]脉促：指脉急促有力。

【按语】

本条论协热下利兼表邪不解的证治。太阳病桂枝汤证，但医生却用了攻下的方法，误下后表邪入里化热，下注迫肠，故见下利不止；脉象急促，表明胃肠虽伤，但正气仍能抗邪，表邪未能全部下陷，故曰"表未解"；肺与大肠相表里，肠热壅盛，上蒸于肺，肺失清肃，上逆而喘；里热迫津外泄而为汗出。治以葛根黄芩黄连汤清肠止利，兼解表。方中葛根既可辛凉解肌，透肌表之邪，其轻清升发，又可升阳而止利；黄芩、黄连苦寒清热，厚肠胃而止利；甘草甘缓和中、调和诸药。

【原文】

发汗过多，其人叉手自冒心[1]，心下悸，欲得按者，桂枝甘草汤主之。（64）

桂枝四两（去皮）　甘草二两（炙）

上二味，以水三升，煮取一升，去滓，顿服。

【注释】

[1]叉手自冒心：指患者两手交叉按压于心胸部位。冒，覆盖，按压之意。

【按语】

本条论心阳虚心悸的证治。心主血脉，汗为心之液，若发汗过多，必伤阳气，心阳不足，心神无主，故心下悸动。本证尚可见胸闷、气短、乏力等心阳虚损、胸阳不振的表现。治以桂枝甘草汤温通心阳。方中桂枝味辛性温，入心通阳，炙甘草甘温，补益心气，两药相伍，辛温通阳，甘温补心。心气强，阳气通，鼓动有力，则悸动自除。

【原文】

伤寒若吐若下后，心下逆满[1]，气上冲胸，起则头眩，脉沉紧，发汗则动经[2]，身为振振摇者[3]，茯苓桂枝白术甘草汤主之。（67）

茯苓四两　桂枝三两（去皮）　白术　甘草各二两（炙）

上四味，以水六升，煮取三升，去滓，分温三服。

【注释】

[1]心下逆满：指胃脘部因气上逆而感觉胀闷不舒。

[2]动经：伤动经脉。

[3]振振摇：动摇不定。

【按语】

本条论脾虚水停的证治。太阳伤寒，本当发汗，但误用吐、下之法，损伤脾胃，脾虚运化无力，水饮内停，逆而上冲，故见心下逆满，气上冲胸；水饮上蒙，故起则头眩。脉沉紧为内有水饮之征。文中"茯苓桂枝白术甘草汤主之"当接在脉沉紧之后，属倒装文法。治以茯苓桂枝白术甘草汤温化水饮、健运中焦。方中茯苓健脾益气、淡渗利水；桂枝温阳化气、降逆平冲，与茯苓相配，通阳化气以行水；白术、甘草补脾益中、培土强元；且茯苓、白术相配，又能增加健脾利水之力。

【原文】

伤寒二三日，心中悸而烦者，小建中汤主之。（102）

小建中汤方

桂枝三两（去皮）　芍药六两　大枣十二枚（擘）　甘草二两（炙）　生姜三两（切）胶饴一升

上六味，以水七升，煮取三升，去滓，内饴，更上微火消解。温服一升，日三服。呕家不可用建中汤，以甜故也。

【按语】

本条论伤寒里虚，心中悸而烦的证治。外感初期，当有发热恶寒等表证，但却见心悸而烦，是里气先虚，气血不足所致。脾胃虚弱，气血生化无源，心失所养，心无所主则悸，神失所养则烦。治以小建中汤建立中气、调补气血。本方为桂枝汤倍芍药加饴糖而成，方中重用饴糖，甘温补中；伍以甘草、大枣则补益脾胃，培育生化之源；桂枝温阳气、祛寒邪；倍芍药以养阴和营，芍药、甘草相配又能酸甘化阴以缓急止痛。诸药配伍，共成建立中气、补益气血、调和阴阳、缓急止痛之剂。

【原文】

太阳病发汗，汗出不解，其人仍发热，心下悸，头眩，身瞤动，振振欲擗地[1]者，真武汤主之。（82）

茯苓　芍药　生姜各三两（切）　白术二两　附子一枚（炮，去皮，破八片）

上五味，以水八升，煮取三升，去滓，温服七合，日三服。

【注释】

[1] 振振欲擗（pǐ）地：肢体颤动，站立不稳欲跌倒于地上。擗通仆，仆倒之意。

【按语】

本条论肾阳虚水泛的证治。太阳病发汗不当，非但表证未能解除，且可伤及少阴之阳。少阴阳气不足，不能化气行水，水气泛滥周身，则诸症自现。水气凌心则心下悸；水气上犯于头，清阳被蒙则头眩；阳虚失于温养，水气浸渍四肢经脉，故见身瞤动，振振欲擗地。治以真武汤温肾扶阳、化气利水。方中附子温补肾阳，振奋下焦阳气而化气行水；茯苓、白术健脾益气、利水燥湿；生姜走而不守，能宣散水气；芍药既可利小便，滋阴敛营，又可防附、姜温燥太过之性，共成温阳利水之剂。

【原文】

伤寒，脉结代[1]，心动悸[2]，炙甘草汤主之。（177）

炙甘草汤方

甘草四两（炙）　生姜三两（切）　人参二两　生地黄一斤　桂枝三两（去皮）阿胶二两　麦门冬半升（去心）　麻仁半升　大枣三十枚（擘）

上九味，以清酒七升，水八升，先煮八味，取三升，去滓，内胶烊消尽，温服一升，日三服。一名复脉汤。

【注释】

[1] 脉结代：是结脉和代脉的并称。两种脉均具有"缓而时止"的特点。

[2] 心动悸：形容心跳动得很厉害。

【按语】

本条论心阴阳两虚的证治。既言伤寒，当有恶寒、发热等在表症状。今既无在表症状，脉又不浮而见结代，并有心动悸不宁，提示表证已罢，证属里虚。心主血脉，赖阳气之温煦、阴血之滋养。心阴阳气血不足，心神失养则见心动悸；心阳虚鼓动无力，心阴虚脉道不充，则有结代之脉。治以炙甘草汤益气通阳复脉、滋阴补血养心。方中重用炙甘草益气补中，以充气血生化之源，而培复脉之根本；人参、大枣补中益气，以滋化源，配生地黄、阿胶、麦冬、麻仁养心血、滋心阴而充血脉；桂枝、生姜振奋心阳，桂、甘相伍又能辛甘化阳，温通心脉。加清酒可疏通经络而利血脉。共成滋阴养血、通阳复脉之功。

【原文】

太阳病，发汗后，大汗出，胃中干[1]，烦躁不得眠，欲得饮水者，少少与饮之，令胃气和则愈。若脉浮，小便不利，微热消渴[2]者，五苓散主之。（71）

五苓散方

猪苓十八铢（去皮）　泽泻一两六铢　白术十八铢　茯苓十八铢　桂枝半两（去皮）

上五味，捣为散。以白饮[3]和服方寸匕，日三服。多饮暖水，汗出愈。如法将息。

【注释】

[1] 胃中干：胃中津液不足。

[2] 消渴：指口渴而饮水不解的症状，不是病名。

[3] 白饮：白米汤。

【按语】

此条论太阳蓄水证的证治。太阳病当发汗，但若汗不得法，汗出过多，可致津液耗伤。口渴则烦躁不得眠，阴津不足则欲饮水而自救。此时，只需频频地给予少量汤水以滋胃阴，待阴津恢复，胃气调和，病可自愈。若太阳表邪循经入太阳之腑膀胱，膀胱气化不利则形成蓄水证。因表邪未解，故见脉浮或浮数、微微发热；膀胱气化不行，水道不调，则见小便不利；水停气滞，气不化津，津液不能敷布上承，故见口渴。但此口渴非阴津不足所致，故饮不解渴。治以通阳化气利水为主，兼以解表，方用五苓散。本方以猪苓、茯苓为主，药共五味，共为散剂，故名五苓散。方中茯苓、猪苓、泽泻渗湿利水，白术健脾利湿，桂枝通阳化气，兼以解表，共奏化气行水、通里达表之功。

【原文】

伤寒五六日，呕而发热者，柴胡汤证具，而以他药下之，柴胡证仍在者，复与柴胡汤。此虽已下之，不为逆，必蒸蒸而振[1]，却发热汗出而解。若心下满而硬痛者，此为结胸也。大陷胸汤主之。但满而不痛者，此为痞。柴胡不中与之，宜半夏泻心汤。（149）

半夏泻心汤方

半夏半升（洗）　黄芩　干姜　人参　甘草（炙）各三两　黄连一两　大枣十二枚（擘）

上七味，以水一斗，煮取六升，去滓，再煎取三升，温服一升，日三服。

【注释】

［1］蒸蒸而振：蒸蒸，兴盛貌，此指自觉有热自内向外蒸腾；振，周身振颤，即寒战。

【按语】

本条为少阳证、大结胸证及寒热错杂痞证的辨证论治。少阳证应以柴胡汤和解，误下之后，可以发生三种转归：其一，柴胡证仍在。证不变则治亦不变，故复与柴胡汤。服药之后，受挫之正气得药力之助，奋起抗邪外出，可出现"蒸蒸而振，却发热汗出而解"的战汗。其二，形成结胸证。若其人素有水饮内停，误下之后，少阳邪热内陷，与水饮结于心下胸膈，则成心下满而硬痛的结胸证，治以大陷胸汤泄热逐水破结。其三，变为痞证。若误下少阳邪热内陷，加之脾胃受伤，气机升降失常，气机痞塞于中，则见心下痞。中虚升降失常，还可见呕吐、下利。治以和中降逆消痞，方用半夏泻心汤。方中半夏、干姜辛开而温，散脾气之寒，以开其结；黄连、黄芩苦泄而寒，降胃气之热，以泄其满；人参、大枣、甘草甘温调补，补中气、调脾胃、复升降，以补其虚。全方寒温并用，辛开苦降，攻补同施，阴阳并调，是为和解之方。

【原文】

阳明之为病，胃家实是也。（180）

【按语】

本条论阳明病提纲，概括了阳明病的病机特点：胃肠燥热亢盛。胃家是指整体胃肠系统而言，阳明病有气分大热与腑实燥结之分，若无形邪热弥漫，以身大热、口大渴、大汗出、不恶寒反恶热为主要表现，称为阳明热证；若阳明燥热与肠中糟粕相结，形成燥屎阻滞于肠道，以潮热、谵语、腹部胀满疼痛拒按、不大便、脉沉实有力为主要表现，称作阳明实证。无论热证、实证，均符合胃肠燥热亢盛的特征。

【原文】

伤寒若吐若下后，七八日不解，热结在里，表里俱热，时时恶风，大渴，舌上干燥而烦，欲饮水数升者，白虎加人参汤主之。（168）

白虎加人参汤方

知母六两　石膏（碎）一斤　甘草（炙）二两　人参二两　粳米六合

上五味，以水一斗，煮米熟汤成，去滓，温服一升，日三服。此方立夏后、立秋前乃可服，立秋后不可服。正月、二月、三月尚凛冷，亦不可与服之，与之则呕利而腹痛。诸亡血虚家亦不可与，得之则腹痛利者，但可温之，当愈。

【按语】

本条论阳明热盛，津气两伤的证治。外感病因吐、下误治，迁延不解，耗伤津液，表邪入里化热，阳明胃热炽盛，里热外蒸，邪热弥漫周身，充斥内外，"表里俱热"，热盛津伤，故口大渴；热盛迫津外泄，气随津泄，津气两伤，腠理开泄，不胜风袭，时时恶风。治以辛寒清热、益气生津，方用白虎加人参汤。本方为在白虎汤基础上加人参以益气生津。

【原文】

若脉浮发热，渴欲饮水，小便不利者，猪苓汤主之。（223）

猪苓（去皮）　茯苓　泽泻　阿胶　滑石（碎）各一两

上五味，以水四升，先煮四味，取二升，去滓，内阿胶烊消，温服七合，日三服。

【按语】

本条论阳明热证误下后热未清而津液受伤，水气不利的证治。脉浮、发热为阳明余热犹存而外蒸的表现；小便不利则是水热互结下焦，气化不利之征；热存津伤又加上水气不利，所以渴欲饮水。治以猪苓汤清热养阴利水。方中猪苓、茯苓、泽泻甘淡渗湿以利水；阿胶甘平育阴养血以润燥；滑石甘寒清热去湿通窍以利小便，合为育阴润燥、清热利水之剂。

【原文】

太阳病，若吐若下若发汗后，微烦，小便数，大便因硬者，与小承气汤和之愈。（250）

小承气汤方

大黄四两　厚朴二两（炙，去皮）　枳实三枚（大者，炙）

上三味，以水四升，煮取一升二合，去滓，分温二服。初服汤当更衣，不尔者尽饮之。若更衣者，勿服之。

【按语】

本条论小承气汤证的证治。太阳病，误治伤津，表邪入里，邪从燥化，转属阳明。阳明热盛，津液偏渗于膀胱故小便数，津液不能还流胃肠，故大便硬。其病机为热实内结，腑气不通。以小承气汤泄热通便、消滞除满。方中大黄苦寒泄热去实、推陈致新；厚朴苦辛温，行气除满；枳实苦辛微寒，理气消痞。

【原文】

少阳之为病，口苦，咽干，目眩也。（263）

【按语】

本条论少阳病提纲。少阳主疏泄，内寄相火而具生发之气。病邪侵及少阳以致枢机不利，郁而化火，胆火上炎，灼伤津液，走窜空窍，故见口苦、咽干；足少阳胆经起于目锐眦，且胆与肝相表里，肝开窍于目，胆火循经上扰清窍，则目眩。

"口苦，咽干，目眩"反映了少阳病枢机不利、胆火上炎的基本病理特点，以此为少阳病的提纲证，具有重要的临床指导意义。

【原文】

伤寒五六日，中风，往来寒热[1]，胸胁苦满[2]，嘿嘿[3]不欲饮食，心烦喜呕，或胸中烦而不呕，或渴，或腹中痛，或胁下痞硬，或心下悸、小便不利，或不渴、身有微热，或咳者，小柴胡汤主之。（96）

柴胡半斤　黄芩三两　人参三两　半夏半升（洗）　甘草（炙）　生姜各三两（切）　大枣十二枚（擘）

上七味，以水一斗二升，煮取六升，去滓，再煎取三升，温服一升，日三服。若胸中烦而不呕者，去半夏、人参，加栝楼实一枚；若渴，去半夏，加人参，合前成四两半、栝楼根四两；若腹中痛者，去黄芩，加芍药三两；若胁下痞硬，去大枣，加牡蛎四两；若心下悸、小便不利者，去黄芩，加茯苓四两；若不渴，外有微热者，去人参，加桂枝三两，温覆微汗愈；若咳者，去人参、大枣、生姜，加五味子半升、干姜二两。

【注释】

［1］往来寒热：即恶寒与发热交替出现，发无定时。
［2］胸胁苦满：即患者苦于胸胁满闷。苦，此处作动词用。
［3］嘿嘿：指患者神情默默。嘿同默。

【按语】

外感经过几日后，太阳证罢，而见往来寒热等症，为邪入少阳。少阳位居半表半里，邪犯少阳，枢机不利，正邪分争，正胜则热，邪胜则寒，故恶寒与发热交替出现。胸胁为少阳经循行部位，邪在少阳，故见胸胁苦满。少阳之气疏泄生发，邪及少阳，胆郁肝滞，则见神情默默；若郁久化热，上扰神明则心烦。胆火内郁，影响脾胃，则不欲饮食、喜呕。

本证病机：邪犯少阳，枢机不利。治以小柴胡汤和解少阳、助正达邪。方中柴胡味苦性平，气质轻清，能疏解透达少阳郁滞，为本方主药，故用量独重；黄芩苦寒，能清少阳胆腑之邪热而除胸腹烦满；柴、芩相配，疏解、清泄半表半里之邪。半夏配生姜辛开之中寓有降胃气之功，能调理脾胃、降逆止呕。人参、炙甘草、大枣甘温益气和中、扶正祛邪，对于少阳病正气已略有不足者最为相宜。全方寒温并用，升降协调，攻补兼施，共奏疏利三焦、调达上下、宣通内外、和调气机之功。且方用去滓再煎之法，是取其气味醇和之意，亦可增其和解之性。

【原文】

太阴之为病，腹满而吐，食不下，自利益甚[1]，时腹自痛。若下之，必胸下结硬[2]。（273）

【注释】

［1］自利益甚：即患者下利日益严重。"利"通"痢"，意思是"腹泻"。
［2］胸下结硬：胸下即胃脘部，指胃脘部有痞结胀硬感。

【按语】

本条论太阴病提纲证。太阴脾阳虚弱则失于温煦运化，寒湿内阻，气机壅滞，故见腹部胀满，脾与胃同居中焦，升降相因，今脾阳虚弱，清阳不升，寒湿下趋则自发泄利；胃气不降，浊阴上逆则呕吐；脾虚失于运化，则胃不受纳，故食少纳差而食不下。若失于治疗，中阳虚弱日益加重，其泄利诸症亦必日甚一日，故云"自利益甚"。时腹自痛，乃腹中隐隐作痛，时发时止，此为太阴脾阳亏虚，失于温养所致。证属脾阳虚弱，寒湿内盛，当以温中散寒、健脾燥湿。如误认为是实邪阻滞而用攻下之法，必更伤脾阳，使寒湿壅滞更甚，则见胸下痞结胀硬等变证。

本条诸症反映了脾阳虚弱、寒湿内盛、升降失常的太阴病本质，为太阴病主要脉证特征，故为太阴病提纲。

【原文】

自利不渴者，属太阴，以其藏有寒[1]故也。当温之，宜服四逆辈[2]。（277）

【注释】

[1] 藏有寒：指太阴脾脏阳虚有寒。藏，同脏。

[2] 四逆辈：指四逆汤、理中汤一类的温里散寒剂，包括理中汤（丸）、四逆汤等。辈，同一类的意思。

【按语】

本条论太阴病的主证、病机、治法、方药。主证为自利不渴。其病机为脾阳虚弱，寒湿内盛。脾阳虚弱，失于温运，寒湿内生而下趋，必然自利；寒湿内盛，困滞于中焦，证属阴寒而无热，且病位未及于肾，所以虽下利而口淡不渴，这是太阴寒湿下利的审证要点。"自利不渴"不仅可与里热下利之口渴鉴别，而且亦与少阴病"自利而渴"有别。治法"当温之"，即温中散寒、健脾燥湿之意，可选用"四逆辈"。四逆辈包括理中汤、四逆汤等诸温里散寒剂，太阴脾和少阴肾为后天、先天之本，生理上火土相生，肾阳温煦脾土以助运化；病理上互相影响，太阴脾阳虚弱进一步发展则脾肾阳虚。仲景言"四逆辈"者，是举其类而不拘其方，提示临床应视病情轻重而灵活选方，隐含见微知著、防微杜渐之意。

【原文】

少阴之为病，脉微细，但欲寐[1]也。（281）

【注释】

[1] 但欲寐：指患者精神萎靡不振，而呈似睡非睡的状态。

【按语】

本条论少阴病提纲。邪入少阴，心肾虚衰，阴阳气血俱不足。阳气虚衰，鼓动无力则脉势微弱、按之似有似无。精亏血少，不能充盈脉道则脉形细小、状如丝线。心虚心神失养则神志恍惚，肾虚精亏则身体疲惫。本条脉证体现了少阴病以心肾阴阳两虚为病理特征。

【原文】

少阴病，脉沉者，急温之，宜四逆汤。（323）

甘草二两（炙） 干姜一两半 附子一枚（生用，去皮，破八片）

上三味，以水三升，煮取一升二合，去滓，分温再服。强人可大附子一枚，干姜三两。

【按语】

本条论少阴阳虚阴盛证证治。仅言脉沉，即急温之而用四逆汤，属举脉略症法，该脉沉应是沉而微。临床还可见到畏寒肢冷、下利清谷等症。治以四逆汤回阳救逆。方中以大辛大热的附子为君药，补少阴命门真阳，通达内外十二经脉，生用尤能破阴逐寒、回阳救逆；干姜辛热为臣，助附子回阳救逆，并温中阳除里寒，兼降逆和胃；炙甘草补中益气，助君臣之用，解毒缓姜附辛烈之性，且调和诸药，故为佐使。三药相合，共奏温补脾肾、回阳散寒之功。用之可使阳回阴退，四肢厥逆诸症自除，故以"四逆"命名。

【原文】

少阴病，得之二三日以上，心中烦，不得卧，黄连阿胶汤主之。（303）

黄连阿胶汤方

黄连四两 黄芩二两 芍药二两 鸡子黄二枚 阿胶三两。

上五味，以水六升，先煮三物，取二升，去滓，内胶烊尽，小冷，内鸡子黄，搅令相得。温服七合，日三服。

【按语】

本条论少阴阴虚火旺失眠的证治。肾水下亏，水火失济，以致心火亢盛于上，神不安舍，故患者心中烦乱不得安卧。临床尚可伴见咽干口燥、手足心烦热、舌红绛少苔或黄苔、脉沉细数等症。治以黄连阿胶汤滋阴降火、交通心肾。方中黄连、阿胶为君药，故以之名方。黄连苦寒入心经，清降上亢之心火，使火降神安则心烦自止；阿胶甘平，入肾经，滋补肾水。共奏滋阴降火之功。辅以黄芩，助黄连之用；鸡子黄、芍药，助阿胶之功。五味相合，具有清泻心火、滋补肾水、交通心肾、除烦安神之效。

【原文】

厥阴之为病，消渴，气上撞心[1]，心中疼热[2]，饥而不欲食，食则吐蛔。下之利不止。（326）

【注释】

[1] 气上撞心：心，此处指胃脘部。谓患者自觉有气向胃脘冲逆。

[2] 心中疼热：自觉胃脘部灼热疼痛。

【按语】

本条论厥阴病提纲。厥阴肝为风木之脏，内寄相火，主司疏泄，与脾土的关系十分密切。邪入厥阴，木郁化火，肝火犯胃则口渴，胃脘灼热疼痛；横逆犯脾，脾失健运，则纳少不欲进食；勉强进食也难以运化，反致胃气上逆而呕吐；若其人肠中素有蛔虫寄生，下寒上热，蛔虫喜温避寒，复闻食臭，上窜入胃中，故往往可见到食则吐蛔的现象。若误用下法，会更加伤及脾阳而导致泄利不止。

本条体现了厥阴肝木乘土，寒热错杂的特点。

【原文】

伤寒，脉微而厥，至七八日肤冷，其人躁无暂安时者，此为藏厥[1]，非蛔厥[2]也。蛔厥者，其人当吐蛔；今病者静，而复时烦者，此为藏寒[3]，蛔上入其膈，故烦，须臾[4]复止；得食而呕，又烦者，蛔闻食臭[5]出，其人常自吐蛔。蛔厥者，乌梅丸主之。又主久利。(338)

乌梅三百枚　细辛六两　干姜十两　黄连十六两　当归四两　附子六两（炮，去皮）　蜀椒四两（出汗）　桂枝六两（去皮）　人参六两　黄柏六两

上十味，异捣筛，合治之，以苦酒渍乌梅一宿，去核，蒸之五斗米下，饭熟捣成泥，和药令相得，内臼中，与蜜杵二千下，丸如梧桐子大。先食饮服十丸，日三服，稍加至二十丸。禁生冷、滑物、臭食等。

【注释】

[1]藏厥：指因五脏真阳虚衰而致的手足厥冷。藏同脏。
[2]蛔厥：因蛔虫内扰，疼痛剧烈，气机逆乱而致的手足厥冷。
[3]藏寒：指脾脏虚寒，亦即肠寒。
[4]须臾：很短的时间，即一会儿。
[5]食臭：指食物的气味。臭，泛指气味。

【按语】

本条辨脏厥、蛔厥的区别及蛔厥的论治。通过辨脏厥和蛔厥的脉证异同，突出说明蛔厥的病机和证候特点。所谓"脏厥"，是指五脏真阳虚衰而致的厥证。阳气衰微，鼓动无力，故脉微，当呈似有似无、按之欲绝之状；阳衰温煦不及，则四肢厥逆，其程度较重，且持续加深，如手足冷过肘膝，甚至全身皆凉，患者躁扰不宁，如循衣摸床、撮空理线等。其病情危重，病势险恶，预后多不良。

蛔厥有阵发性发作加剧的特点。患者在疾病缓解期可安静如常人，在发作期则烦扰不安；产生的机制是脾虚肠寒，胃中有热，蛔虫有喜温恶寒之性，蛔虫避寒就温而上窜作祟；蛔虫窜扰则疾病发作、病情加剧，蛔虫安静则疾病缓解、病情减轻。"得食而呕，又烦者，蛔闻食臭出"，进一步提示蛔厥之阵发性发作与进食有关，往往因进食而诱发。

蛔厥之病机为上热下寒，蛔虫内扰。其治法为清上温下、安蛔止痛。方用乌梅丸。方中重用乌梅为君药，其性味酸平，用醋浸泡，则酸涩之性更强，敛肝阴而制木火之横逆上炎，取其安蛔止痛、涩肠止泻之效；蜀椒、细辛、干姜、附子、桂枝性味辛热，辛以疏肝用，畅气机而伏蛔，热则温脏而暖下寒；黄连、黄柏大苦大寒，苦以降泄而下蛔，寒则清热以泻炎上之火；人参培土而御肝木之乘，当归养血而滋肝体，皆为臣佐；辅以蜂蜜甘平，既合人参、当归扶助正气，又调和诸药而为使。全方寒温并用，辛开苦降，补泄兼施，安蛔涩肠，不仅是治疗蛔厥证的主方，也是治疗寒热错杂久泄久利的要方。

第三节　《金匮要略》代表条文

【原文】

夫人禀五常[1]，因风气而生长，风气[2]虽能生万物，亦能害万物，如水能浮舟，亦能覆舟。若五脏元真[3]通畅，人即安和。客气邪风[4]，中人多死。千般疢难[5]，不越三条：一者，经络受邪，入藏府，为内所因也；二者，四肢九窍，血脉相传，壅塞不通，为外皮肤所中也；三者，房室、金刃、虫兽所伤，以此详之，病由都尽。

若人能养慎，不令邪风干忤[6]经络，适中经络，未流传脏腑，即医治之，四肢才觉重滞，即导引、吐纳[7]、针灸、膏摩[8]，勿令九窍[9]闭塞；更能无犯王法[10]、禽兽灾伤，房室勿令竭乏，服食节其冷热苦酸辛甘，不遗形体有衰，病则无由入其腠理。腠者，是三焦通会元真之处，为血气所注；理者，是皮肤脏腑之文理[11]也。（《金匮要略·脏腑经络先后病脉证》）

【注释】

［1］五常：即五行。
［2］风气：指自然界之气候。
［3］元真：指元气或真气。
［4］客气邪风：泛指外来的致病因素。
［5］疢（chèn）难：指疾病。
［6］干忤（wǔ）：指侵犯。干，《说文解字》谓"犯也"；忤：违逆，抵触。
［7］导引、吐纳：导引指自我按摩。吐纳为一种调整呼吸的方法。两者均为古代体育疗法，起养生却病的作用。
［8］膏摩：用药膏熨摩体表的一种外治法。
［9］九窍：眼、耳、鼻、口七窍，加上前后二阴，即为九窍。
［10］无犯王法：不要触犯国家法令，免受刑伤之患。无，通"勿"，不要。王法，指国家法令。
［11］文理：文，通"纹"。《医宗金鉴》曰："理者，皮肤脏腑，内外井然，不乱之

条理也。"

【按语】

本条从人与自然的关系论述了发病原因、疾病分类、防病措施及早期治疗。

人与自然关系密切。一方面，自然界提供人类赖以生存的基本条件。另一方面，自然界亦存在可使人发病的致病因素。仲景以"水能浮舟，亦能覆舟"，生动地说明了这种关系。人体正气具有抗病能力。若五脏元气充盛，气血流畅，脏腑、经络等功能协调，人体就不易受邪发病；若元气不足，脏腑功能失调，则客气邪风等各种致病因素易侵犯人体导致疾病发生，甚至使人死亡。

临床疾病虽然多种多样，但分析其发病原因、传变、病位等，不外乎三种情况：一是经络受邪，传入脏腑，这是因为体内正气不足，以致邪气乘虚入内，为内因；二是病在四肢、九窍、血脉相传，壅塞不通，这是外部体表受邪所致，为外因；三是房室、金刃、虫兽等致病因素损伤人体，为不内外因。

为了预防疾病的发生，未病前当内养正气，外慎邪气。其具体措施：节制房事，勿令肾精竭乏；注意饮食有节，避免偏嗜；避免外邪、虫兽、外伤等致病因素的伤害。这样，机体正气充盛，病邪就不易伤人致病。若不慎发病，则应及早治疗。如经络刚受邪，就及时施治，以防病入脏腑；四肢才觉重滞，就采用导引、吐纳等法祛邪外出，勿使邪气深入，导致九窍闭塞。

【原文】

问曰：上工[1]治未病[2]，何也？师曰：夫治未病者，见肝之病，知肝传脾，当先实脾[3]，四季脾王[4]不受邪，即勿补之。中工[5]不晓相传，见肝之病，不解实脾，惟治肝也。

夫肝之病，补用酸，助用焦苦，益用甘味之药调之。酸入肝，焦苦入心，甘入脾。脾能伤肾，肾气微弱，则水不行；水不行，则心火气盛，则伤肺；肺被伤，则金气不行；金气不行，则肝气盛，则肝自愈。此治肝补脾之要妙也。肝虚则用此法，实则不在用之。

经曰：虚虚实实，补不足，损有余，是其义也。余脏准此。(《金匮要略·脏腑经络先后病脉证》)

【注释】

[1] 上工：高明的医生。

[2] 治未病：指治未病的脏腑。

[3] 实脾：即调补脾脏之意。

[4] 四季脾王：此处可理解为一年四季脾气都健旺之意。王，通"旺"。四季之末，即农历三、六、九、十二月之末十八天，为脾土当令之时。

[5] 中工：技术一般的医生。

【按语】

本条从人体内部脏腑相关的整体观念出发，论述杂病的治疗法则。首先说明脏腑之间，有互相联系、互相制约的作用，一脏有病，可以影响他脏。治疗时必须照顾整体，治其未病之脏腑，以防止疾病的传变。如见肝之病，应该认识到肝病最易传脾，在治肝的同时，要注意调补脾脏，就是治其未病。其目的在于使脾脏正气充实，防止肝病蔓延。如果脾脏本气旺盛，则可不必实脾。这说明任何治病方法，必须灵活运用，而不是一成不变的。反之，见肝之病，不解实脾，唯治其肝，这是缺乏整体观的治疗方法，不能得到满意的效果。

其次，指出治病当分虚实，仍举肝病为例来说明肝病，补用酸，助用焦苦，益用甘味之药调之，这是治肝虚的方法。酸入肝，肝虚当补之以本味，所以补用酸；焦苦入心，心为肝之子，子能令母实，所以助用焦苦；甘味之药能够调和中气，《难经·十四难》谓"损其肝缓其中"，所以益用甘味之药。至于肝实病证，便须泻肝顾脾，上法就不适用。

最后引用经文，对于虚实的治法作出结论：不能虚证用泻法，实证用补法，使虚者更虚，实者愈实。必须虚者补之，实者泻之，补其不足，损其有余，才是正治。肝病如此，其他诸脏可以类推，所以说"余脏准此"。

对于第二段"酸入肝……肝自愈"的论述，后世医家有不同见解。如尤怡等人认为是后人谬添注脚；而徐彬、吴谦等则持肯定态度，以五行相制疗法解之。两种意见的分歧点在于对"伤"的理解，前者将"伤"理解为损害；后者则将"伤"理解为制约。中医学运用五行生克制化说明脏腑间的相互关系，仲景本段所论意在说明治病时除治已病之脏外，还应利用脏腑间相互联系的规律进行调节，以达到治愈疾病的目的。这一治法充分体现了中医的整体观。从临床上看，治肝虚用滋水涵木法，治肝实用抑木扶土法等，都是根据五行学说进行调节的例子。当然，脏腑病变的互相影响不能完全以五行乘侮来说明，因此学习本条应重点领会其整体调节的精神实质，而不应完全拘泥于五行学说。

【原文】

湿家身烦疼，可与麻黄加术汤发其汗为宜，慎不可以火攻^[1]之。

麻黄加术汤方

麻黄三两（去节） 桂枝二两（去皮） 甘草二两（炙） 杏仁七十个（去皮尖） 白术四两

上五味，以水九升，先煮麻黄，减二升，去上沫，内诸药，煮取二升半，去滓，温取八合，覆取微似汗。（《金匮要略·痉湿暍病脉证治》）

【注释】

[1] 火攻：指烧针、艾灸、熨、熏之类外治法。

【按语】

本条论述寒湿在表的证治与治疗禁忌。身烦疼，为湿留肌肉所致。本证必夹风寒之邪，出现发热、恶寒、无汗等表证。表证当从汗解，而湿邪又不宜过汗，故用麻黄加术汤。麻黄得术，虽发汗而不致过汗；术得麻黄，能并行表里之湿，故能取微似汗而解。

【原文】

风湿，脉浮，身重，汗出，恶风者，防己黄芪汤主之。

防己一两　甘草半两（炒）　白术七钱半　黄芪一两一分（去芦）

上锉麻豆大，每抄五钱匕，生姜四片，大枣一枚，水盏半，煎八分，去滓温服，良久再服。喘者加麻黄半两；胃中不和者加芍药三分；气上冲者加桂枝三分；下有陈寒者加细辛三分。服后当如虫行皮中，从腰下如冰，后坐被上，又以一被绕腰以下，温令微汗，瘥。（《金匮要略·痉湿暍病脉证治》）

【按语】

本条论述风湿兼气虚的证治。患者素体气虚，感受风湿，气虚不固则汗出，风湿侵袭则见脉浮、身重、恶风。由于证属风湿兼气虚，故不可用麻黄发汗，而用防己黄芪汤益气固表、祛风化湿。防己祛风除湿，黄芪、白术、甘草与姜、枣相伍调和营卫、益气固表。

【原文】

邪在于络，肌肤不仁；邪在于经，即重不胜[1]；邪入于府，即不识人；邪入于藏，舌即难言，口吐涎。（《金匮要略·中风历节病脉证并治》）

【注释】

[1]重不胜：肢体重滞不易举动。

【按语】

病邪中人，常有轻重。如病变较轻，邪中于络脉，则营气不能运行于肌表，故肌肤麻痹不仁；如病变较重，邪中于经脉，则血气不能运行于肢体，故肢体沉重；如病邪更重，则邪气深入脏腑，影响脏腑功能，故出现不识人、不能言语、口吐涎等严重症状。

【原文】

诸肢节疼痛，身体魁羸[1]，脚肿如脱[2]，头眩短气，温温[3]欲吐，桂枝芍药知母汤主之。

桂枝芍药知母汤方

桂枝四两　芍药三两　甘草二两　麻黄二两　生姜五两　白术五两　知母四两　防风四两　附子二两（炮）

上九味，以水七升，煮取二升，温服七合，日三服。（《金匮要略·中风历节病脉证并治》）

【注释】

[1] 身体魁羸：形容关节肿大，身体瘦弱。

[2] 脚肿如脱：两脚肿胀，且麻木不仁，似与身体脱离。

[3] 温温：作"蕴蕴"解，指心中郁郁不舒。

【按语】

本条论述风湿历节的证治。风湿流注于筋脉关节，气血运行不畅，故肢节疼痛肿大，痛久不解，正气日衰，邪气日盛，故身体逐渐消瘦。风邪上犯，则头昏目眩；湿阻中焦，则气短呕恶；湿无出路，流注下肢，则脚肿如脱。病因风寒湿外袭，渐次化热伤阴，故治以桂枝芍药知母汤祛风除湿、温经散寒、滋阴清热。方中以桂枝麻黄祛风通阳，附子温经止痛，白术、防风祛风除湿，知母、芍药清热养阴，生姜、甘草和胃调中。

【原文】

病历节不可屈伸，疼痛，乌头汤主之。

乌头汤方

麻黄　芍药　黄芪各三两　甘草三两（炙）　川乌五枚（㕮咀，以蜜二升，煎取一升，即出乌头）

上五味，㕮咀四味，以水三升，煮取一升，去滓，内蜜煎中更煎之，服七合。不知，尽服之。（《金匮要略·中风历节病脉证并治》）

【按语】

本条论述寒湿历节的证治。寒湿留于关节，经脉痹阻不通，气血运行不畅，故关节剧烈疼痛，不能屈伸。治以乌头汤温经祛寒、除湿止痛。方中麻黄发汗宣痹，乌头祛寒止痛，芍药、甘草缓急舒筋，同时用黄芪益气固卫，既助麻黄、乌头以温经止痛，又可防麻黄过于发散；白蜜甘缓，能解乌头毒。诸药配伍能使寒湿之邪微汗而解，病邪去而正气不伤。

【原文】

血痹，阴阳俱微[1]，寸口关上微，尺中小紧，外证身体不仁，如风痹状，黄芪桂枝五物汤主之。

黄芪桂枝五物汤方

黄芪三两　芍药三两　桂枝三两　生姜六两　大枣十二枚

上五味，以水六升，煮取二升，温服七合，日三服。（一方有人参）（《金匮要略·血痹虚劳病脉证并治》）

【注释】

［1］阴阳俱微：指营卫气血不足。

【按语】

本条论述血痹的证治。阴阳俱微，是营卫气血不足；寸口关上微，尺中小紧，是阳气不足，阴血涩滞的反应。血痹的症状，主要是以局部肌肉麻木为特征，如受邪较重的，亦可有酸痛感，所以说"如风痹状"。治以黄芪桂枝五物汤益气通阳、和营行痹。黄芪桂枝五物汤即桂枝汤去甘草，倍生姜，加黄芪组成。方中黄芪甘温益气，桂枝以通阳行痹，芍药和营理血，生姜、大枣调和营卫。

【原文】

夫男子平人^[1]，脉大为劳，极虚亦为劳。（《金匮要略·血痹虚劳病脉证并治》）

【注释】

［1］平人：这里不是指健康人，是指从外形来看，好像无病，其实是内脏气血已经虚损，即《难经》所说的"脉病形不病者"。

【按语】

本条论述虚劳病总的脉象，脉大是大而无力，为有形于外，不足于内的现象，阴虚阳浮者多见此脉；极虚，是轻按则软，重按极无力，是精气内损的脉象。脉大与极虚，虽形态不同，但都是虚劳病的脉象，所以说"脉大为劳，极虚亦为劳"。概括虚劳病总的两类脉象，作为论述虚劳脉象的开端。

【原文】

夫失精家^[1]，少腹弦急，阴头寒，目眩发落，脉极虚芤迟，为清谷、亡血、失精。脉得诸芤动微紧，男子失精，女子梦交^[2]，桂枝加龙骨牡蛎汤主之。

桂枝加龙骨牡蛎汤方（《小品》云：虚弱浮热汗出者，除桂，加白薇、附子各三分，故曰二加龙骨汤）

桂枝　芍药　生姜各三两　甘草二两　大枣十二枚　龙骨　牡蛎各三两

上七味，以水七升，煮取三升，分温三服。（《金匮要略·血痹虚劳病脉证并治》）

【注释】

[1] 失精家：经常梦遗、滑精的人。
[2] 梦交：夜梦性交。

【按语】

本条论述虚劳失精的证治。久患失精的患者，阴精损耗难复，精血不能上荣头目，则目眩发落。遗精日久阴损及阳，肾阳亏虚不能温煦，故少腹弦急，外阴部寒冷。极虚芤迟和芤动微紧属同类脉象，均为阴阳两虚所致。阳失去阴的涵养，则浮而不敛；阴失去阳的固摄，则走而不守。阴阳不和，治用桂枝加龙骨牡蛎汤调和阴阳、潜阳固涩。桂枝加龙骨牡蛎汤由桂枝汤加龙骨、牡蛎组成，外证得桂枝汤可调和营卫以固表，内证得之则交通阴阳而守中，加龙骨、牡蛎则具有潜镇固涩之力。

【原文】

虚劳腰痛，少腹拘急，小便不利者，八味肾气丸主之。
肾气丸方
干地黄八两　薯蓣四两　山茱萸四两　泽泻三两　茯苓三两　牡丹皮三两　桂枝一两　附子一两（炮）
上八味，末之，炼蜜和丸梧子大，酒下十五丸，加至二十五丸，日再服。(《金匮要略·血痹虚劳病脉证并治》)

【按语】

本条论述肾阳不足的虚劳证治。腰为肾之外府，肾阳虚则腰痛，肾气不足，则膀胱气化不利，故少腹拘急、小便不利。用八味肾气丸助阳之弱以化水，滋阴之虚以生气，使肾气振奋，则诸症自愈。方中以干地黄为主药，滋阴补肾、益髓填精；山茱萸补肝、敛精气；山药健脾益肾精；茯苓健脾益气；泽泻利湿泄浊，与茯苓相伍，渗湿利尿；牡丹皮降相火；炮附子、桂枝温补肾阳、鼓舞肾气，意不在补火，而在"微微生火，以生肾气"。

【原文】

虚劳虚烦不得眠，酸枣仁汤主之。
酸枣仁汤方
酸枣仁二升　甘草一两　知母二两　茯苓二两　穹穷二两（《深师》有生姜二两）
上五味，以水八升，煮酸枣仁，得六升，内诸药，煮取三升，分温三服。(《金匮要略·血痹虚劳病脉证并治》)

【按语】

本条论述虚劳心烦失眠的证治。本证由肝阴不足、心血亏虚所导致，肝阴不足则生内热，心血不足则心神不安，所以虚烦失眠。治以酸枣仁汤养阴清热、宁心安神。方中用酸枣仁以养肝阴，茯苓以宁心安神，知母以清虚热，川芎以理血疏肝，甘草清热缓急、调和诸药。

【原文】

火逆上气，咽喉不利，止逆下气者，麦门冬汤主之。

麦门冬汤方

麦门冬七升　半夏一升　人参二两　甘草二两　粳米三合　大枣十二枚

上六味，以水一斗二升，煮取六升，温服一升，日三夜一服。（《金匮要略·肺痿肺痈咳嗽上气病脉证治》）

【按语】

本条论述虚热肺痿的证治。热在上焦，肺胃津液耗损，虚火上炎，肺胃之气俱逆，故见咳喘；更因肺胃津伤，津不上承，故咳而咽喉干燥不利、咳痰不爽。此外当有口干欲得凉润、舌红少苔、脉象虚数等症。治以麦门冬汤清养肺胃、止逆下气。方中重用麦门冬为主，润肺养胃，并清虚火；半夏下气化痰，用量很轻，且与大量清润药物配伍，则不嫌其燥；人参、甘草、大枣、粳米养胃益气，使胃得养而气能生津。津液充沛，则虚火自敛，咳逆上气等症亦可随之消失。

【原文】

咳而上气，喉中水鸡[1]声，射干麻黄汤主之。

射干麻黄汤

射干十三枚（一云三两）　麻黄四两　生姜四两　细辛　紫菀　款冬花各三两　五味子半斤　大枣七枚　半夏大者（洗）八枚（一法半升）

上九味，以水一斗二升，先煮麻黄两沸，去上沫，内诸药，煮取三升，分温三服。（《金匮要略·肺痿肺痈咳嗽上气病脉证治》）

【注释】

[1] 水鸡：即田鸡，水鸡声，是形容喉间痰鸣声连连不绝，好像田鸡的叫声，即痰声辘辘之意。

【按语】

本条论述寒饮郁肺的证治。由于寒饮郁肺，痰阻气道，气触其痰，症见咳喘、喉中痰鸣如水鸡声。治当散寒宣肺、降逆化痰，方用射干麻黄汤。方中射干开痰结，麻黄宣肺，生姜、细辛散寒行水，款冬花、紫菀、半夏降气化痰；五味子收敛肺气，与麻、辛、姜、夏诸辛散之品同用，使散中有收，不致耗散正气，更助以大枣安中、调和诸药，使邪去而正不伤，为寒饮咳喘常用的有效方剂。

【原文】

师曰：夫脉当取太过不及[1]，阳微阴弦[2]，即胸痹而痛，所以然者，责其极虚[3]也。今阳虚知在上焦，所以胸痹心痛者，以其阴弦故也。(《金匮要略·胸痹心痛短气病脉证治》)

【注释】

[1]太过不及：指脉象的改变，盛过于正常的为太过，不足于正常的为不及。太过是邪盛，不及是正虚。

[2]阳微阴弦：前人认为关前为阳，关后为阴。阳微：指寸脉微；阴弦，指尺脉弦。

[3]极虚：“极”字不能理解为虚之极，当指部位即上焦而言。正虚之处，即是容邪之处，故原文说“所以然者，责其极虚也”。

【按语】

本条从脉象上论述胸痹心痛的病机。诊脉而得阳微阴弦之象，阳微为不及，是上焦阳气不足，胸阳不振之象；阴弦为太过，是下焦阴盛，痰饮内停之征。阳虚邪盛，即可发生胸痹、心痛之病。究其原因，是由于上焦阳气不足，阴邪乘虚而居于阳位，导致胸中闭塞，阳气不通使然。仅有胸阳之虚，而无阴邪之盛，或仅有阴邪之盛，而无胸阳之虚，都不致发生本病。

【原文】

胸痹之病，喘息咳唾，胸背痛，短气，寸口脉沉而迟，关上小紧数[1]，栝楼薤白白酒汤主之。

栝楼薤白白酒汤方

栝蒌实一枚（捣）　薤白半斤　白酒七升

上三味，同煮，取二升，分温再服。(《金匮要略·胸痹心痛短气病脉证治》)

【注释】

[1]关上小紧数：指关脉稍紧弦。为阴弦的互词。

【按语】

本条论述胸痹典型证候的辨治。胸痹之病，由于胸阳不振，痰饮上乘，肺气失其肃降，故喘息咳唾；阳虚邪痹，气机不通，故胸背痛而短气。寸脉主上焦，寸脉沉取而迟，是胸阳不振，最易导致痰饮停留。关上脉主中焦，小紧并举，是指脉体细小而紧急，为内有痰饮积聚之征。但不论寸口脉沉迟，或关上脉细而紧，皆是阳气不足、阴邪停聚之象，治以栝楼薤白白酒汤通阳散结、行气祛痰。方中栝楼开胸中痰结，薤白辛温通阳、豁痰下气，白酒轻扬以行药势，共奏通阳散结、豁痰下气之功，使痹阻得通、胸阳得宣，则诸症自解。

【原文】

病痰饮者，当以温药和之。(《金匮要略·痰饮病脉证并治》)

【按语】

本条论述痰饮病的治疗大法。这里所指的痰饮为广义痰饮（痰饮的理解有广义、狭义之分：广义上可理解为诸饮的总称；狭义则专指四饮之一，即饮邪留于肠胃的病证）。痰饮病的形成，多因肺脾肾三脏阳气虚弱，气化不利，水液停聚而成。饮为阴邪，遇寒则聚，遇阳则行，得温则化。同时，阴邪最易伤人阳气，阳被伤则寒饮难于运行。所以，治疗痰饮需借助于"温药"以振奋阳气、开发腠理、通调水道。阳气振奋，既可温化饮邪，又可绝痰饮滋生之源。开发腠理、通调水道是疏通祛邪之道，使饮邪能从表从下分消而去。"和之"是指温药不可太过，亦非燥之、补之。专补碍邪，过燥伤正，故应以和为原则，寓调和人体阳气，实为治本之法。

【原文】

师曰：诸有水者，腰以下肿，当利小便；腰以上肿，当发汗乃愈。(《金匮要略·水气病脉证并治》)

【按语】

本条指出水肿病治疗的一般原则。凡治水肿病，腰以下肿者，其病在下在里属阴，当用利小便的方法，使潴留于下部在里之水，从小便排出；腰以上肿者，其病在上在表属阳，当用发汗的方法，使潴留于上部在表之水，从汗液排出。

【原文】

谷疸之为病，寒热不食，食即头眩，心胸不安，久久发黄为谷疸，茵陈蒿汤主之。
茵陈蒿汤方
茵陈蒿六两　栀子十四枚　大黄二两

上三味，以水一斗，先煮茵陈，减六升，内二味，煮取三升，去滓，分温三服，小便当利，尿如皂角汁状，色正赤，一宿腹减，黄从小便去也。(《金匮要略·黄疸病脉证并治》)

【按语】

本条论述湿热谷疸的证治。本证最先表现的是寒热不食，这种寒热，与一般表证不同，是湿热交蒸，营卫之源壅塞不利所致。湿热内蕴，影响脾胃健运功能，所以食欲减退。此时如强与进食，则脾胃不能消化，反助湿热，湿热不能下行反而上冲，所以食即头眩、心胸不安。由于湿热郁阻气机而小便不利，小便不利则湿热无法排泄，持续日久，就必然会发生谷疸。可见本证发病是湿热蕴结所致，故用茵陈蒿汤清泄湿热为主。方中茵陈蒿、栀子清湿热，大黄下积滞，使湿热从大小便排出。

【原文】

黄疸病，茵陈五苓散主之。
茵陈五苓散方
茵陈蒿末十分　五苓散五分
上二物和，先食饮方寸匕，日三服。(《金匮要略·黄疸病脉证并治》)

【按语】

黄疸病多由湿热引起，其治法多以清热利湿为主。茵陈五苓散中茵陈清热利湿，以五苓散淡渗利湿，用于黄疸湿盛型。

【原文】

诸黄，腹痛而呕者，宜柴胡汤。(《金匮要略·黄疸病脉证并治》)

【按语】

本条论述黄疸兼证的治法。在黄疸的病程中，如见腹痛而呕的，是肝木乘土的现象，可用小柴胡汤疏肝泄胆、健运脾胃、调理气机以止痛呕。

【原文】

呕而发热者，小柴胡汤主之。(《金匮要略·呕吐哕下利病脉证治》)

【按语】

本条论述少阳邪热迫胃致呕的治法。呕而发热，是邪在少阳；少阳邪热迫胃，胃气上逆则呕，临床可伴有口苦咽干、胸胁苦满等症。欲止其呕，必解其少阳邪热，故用小柴胡汤疏解清热、和胃降逆。方中柴胡为君，配以适量黄芩，和解清热；半夏、生姜降逆止呕；人参、甘草、大枣补虚安中。诸药合用，枢机得利，热除呕止。

【原文】

妇人怀妊，腹中疠[1]痛，当归芍药散主之。

当归芍药散方

当归三两　芍药一斤　茯苓四两　白术四两　泽泻半斤　芎䓖半斤（一作三两）

上六味，杵为散，取方寸匕，酒和，日三服。（《金匮要略·妇人妊娠病脉证并治》）

【注释】

［1］疠（jiǎo）痛：腹中急痛，或隐隐作痛。

【按语】

本条论述妊娠肝脾失调腹痛的证治。据原方测证，可知此妊娠腹痛是由肝脾失调、气血郁滞湿阻所致。肝藏血，主疏泄，脾主运化水湿，妊娠时血聚胞宫养胎，肝血相对不足，则肝失调畅而气郁血滞，木不疏土，脾虚失运则湿生。治用当归芍药散养血调肝、渗湿健脾。方中重用芍药补养肝血、缓急止痛，当归助芍药补养肝血，川芎行血中滞气，三药共以调肝；泽泻用量亦较重，意在渗利湿浊，白术、茯苓健脾除湿，三者合以治脾。肝血足则气条达，脾运健则湿邪除。

【原文】

师曰：妇人有漏下[1]者，有半产[2]后因续下血都不绝者，有妊娠下血者，假令妊娠腹中痛，为胞阻[3]，胶艾汤主之。

胶艾汤方

芎䓖　阿胶　甘草各二两　艾叶　当归各三两　芍药四两　干地黄四两

上七味，以水五升，清酒三升，合煮取三升，去滓，内胶，令消尽，温服一升，日三服。不差更作。（《金匮要略·妇人妊娠病脉证并治》）

【注释】

［1］漏下：妇女经血非时而下，淋沥不断如漏。

［2］半产：即小产。

［3］胞阻：指妊娠下血伴腹痛的病证。

【按语】

本条论述妇人三种下血的证治：一是月经淋沥不断的漏下；二是半产以后下血不止；三是妊娠胞阻下血者。"胞阻"谓妇人怀孕期间，仍下血并伴有腹痛，是血液下漏，不能入胞以养胎儿，阻碍其正常发育的病证，所以又称"胞漏"或"漏胞"。这三种妇人下血，病机皆属冲任脉虚，阴血不能内守所致，均当调补冲任、固经止血，可用胶艾汤。方中地、芍、归、芎以养血和血，阿胶养阴止血，艾叶温经暖胞，甘草调和诸药，清酒以行药势，合而用之，可以和血止血，亦可以暖宫调经，本方为妇科中常用的有效方剂。

【原文】

妇人妊娠，宜常服当归散主之。

当归散方

当归　黄芩　芍药　芎䓖各一斤　白术半斤

上五味，杵为散，酒饮服方寸匕，日再服。妊娠常服即易产，胎无疾苦，产后百病悉主之。(《金匮要略·妇人妊娠病脉证并治》)

【按语】

本条论述血虚湿热胎动不安的治法。肝主藏血，血以养胎；脾主健运，化水谷而输精微。假如妊娠之后，因耗血多而血虚，血虚易生内热；脾不健而失运，则饮食不化精微而为湿留。血虚兼湿热内阻，以致影响胎儿，治用当归散养血健脾、清热除湿。方中当归、川芎、芍药养血调肝，白术健脾利湿，黄芩坚阴清热，合而用之，使血复湿热去，以奏安胎之效。后人常以白术、黄芩二味，作为安胎要药，其法即源于此。但仅宜于脾弱湿热不化之证，非泛治之方。

【原文】

产后腹痛，烦满不得卧，枳实芍药散主之。

枳实芍药散方

枳实（烧令黑，勿太过）　芍药等分

上二味，杵为散，服方寸匕，日三服，并主痈脓，以麦粥下之。(《金匮要略·妇人产后病脉证治》)

【按语】

妇人产后腹痛兼烦满、拒按，属气血郁滞之实证。治以行气散结、和血止痛，方用枳实芍药散。方中枳实理气散结除满，烧黑入血分，芍药活血止痛，大麦粥和胃安中，使破气之品不耗气伤中，三药合用，使气血得畅，则腹痛烦满诸症可除。

【原文】

妇人咽中如有炙脔[1]，半夏厚朴汤主之。

半夏厚朴汤方

半夏一升　厚朴三两　茯苓四两　生姜五两　干苏叶二两

上五味，以水七升，煮取四升，分温四服，日三夜一服。(《金匮要略·妇人杂病脉

证并治》)

【注释】

[1] 炙脔（luán）：肉切成块名脔，炙脔即烤肉块。《备急千金要方》谓"咽中帖帖，如有炙肉，吐之不出，吞之不下"。

【按语】

本条论述妇人咽中痰凝气滞的证治。本病的发生，多因七情郁结，痰凝气滞，上逆于咽喉之间，故自觉咽中梗阻，有异物感，咯之不出，吞之不下，但饮食无碍。治用半夏厚朴汤开结化痰以降逆气。方中半夏、生姜辛以散结、苦以降逆，配以茯苓利饮化痰，苏叶芳香宣气解郁，合用使之气顺痰消，则咽中炙脔之感可除。

【原文】

妇人脏躁，喜悲伤欲哭，象如神灵所作，数欠伸，甘麦大枣汤主之。
甘草小麦大枣汤方
甘草三两　小麦一升　大枣十枚
上三味，以水六升，煮取三升，温分三服。亦补脾气。(《金匮要略·妇人杂病脉证并治》)

【按语】

本条论述脏躁的证治。临床可见悲伤欲哭、精神失常、周身疲惫、数欠伸等心脾受损症状。本病初起多由情志不舒或思虑过度，肝郁化火所致，久则伤阴耗液，心脾两虚。治以甘麦大枣汤补益心脾、宁心安神。方中小麦养心安神，甘草、大枣甘润调中而缓急。

第四章　孙思邈《备急千金要方》▷▷▷▷

　　孙思邈（581—682），自号孙真人，京兆华原（今陕西铜川耀州区）人，唐代著名医学家。他搜集民间验方、秘方，总结临床经验及前代医学理论而著《备急千金要方》《千金翼方》，为医学和药物学作出重要贡献，被尊称为"药王"。《备急千金要方》约成书于唐高宗永徽三年（652），三十卷，分为各科证治233门，方5300余首。卷一为医学总论，卷二至卷三十，列有妇产、婴孺、七窍、脚气、诸风、伤寒、脏腑杂病、痈疽、解毒备急、食治、养性、脉法、针灸等，并参照《中藏经》脏腑病脉证体系，充实并完善了以阴阳虚实寒热为纲的脏腑证治体系，可谓集唐以前医学各科之大成。书中辑录了《内经》和扁鹊、仲景、华佗、王叔和、巢元方等名家方论，汇集前代医家经方及流传民间的效验良方，并参以己验，创制新方。宋代林亿有"上极文字之初，下迄有隋之世，或经或方，无不采摭，集诸家之秘要，去众说之所未至……厚德过于千金，遗法传于百代"之赞叹，洵非虚誉。《千金翼方》，三十卷，分临床各科189门，合方、论、法2900余条，是孙思邈晚年羽翼《备急千金要方》的力作。其中，"药录纂要"和"本草"，共收载药物800余种，详细记述200余种药物的采集、炮制，又补充养生内容，新增临证心得，尤其是辑录张仲景《伤寒论》原著的内容，反映了孙思邈晚年益发老到的理论和临床经验，是研究魏晋隋唐医药发展的重要文献，颇为后世医家所推崇。孙思邈一生钻研医理，对中医学术有独到的见解，为中医理论与临床发展作出了重要贡献。孙思邈不仅医术精湛，更是医德高尚，强调医乃仁术，提出"人命至重，贵于千金"，他的"大医精诚"论是当今医者学习的楷模。

第一节　《备急千金要方·大医精诚》

【原文】

　　凡大医[1]治病，必当安神定志，无欲无求，先发大慈恻隐之心，誓愿普救含灵[2]之苦。若有疾厄来求救者，不得问其贵贱贫富，长幼妍媸[3]，怨亲善友，华夷[4]愚智，普同一等，皆如至亲之想。亦不得瞻前顾后，自虑吉凶，护惜身命。见彼苦恼，若己有之，深心凄怆，勿避崄巇[5]，昼夜寒暑，饥渴疲劳，一心赴救，无作功夫[6]形迹[7]之心。如此可为苍生[8]大医，反此则是含灵巨贼。自古名贤治病，多用生命以济危急，虽曰贱畜贵人，至于爱命，人畜一也，损彼益己，物情同患，况于人乎？夫杀生求生，去生更远。吾今此方，所以不用生命[9]为药者，良由此也。其虻虫、水蛭之属，市有先死者，则市[10]而用之，不在此例。只如鸡卵一物，以其混沌未分，必[11]有大段[12]要急之处，不得已隐忍而用之，能不用者，斯为大哲[13]，亦所不及也。其[14]有患疮痍下痢，臭秽不可瞻视，人所恶见者，但发惭愧、凄怜、忧恤之意，不得起一念蒂芥[15]之心，是吾之志也。

【注释】

［1］大医：道德高尚医术精湛的医生。

［2］含灵：内蕴灵性，指具有灵性的人类。

［3］长幼妍媸：即老少美丑。"长"指辈分大的人，指成人；"幼"指年纪小未长成，小孩儿；"妍"指美丽；"媸"指相貌丑。

［4］华夷：华指汉族，夷是古代对少数民族的称呼。

［5］崄巇（xiǎn xī）：在此比喻艰难危险。

［6］功夫：同工夫；指时间。

［7］形迹：此处有推托、不予治疗之义。

［8］苍生：指百姓。

［9］生命：活物。

［10］市：名词活用动词，买。

［11］必：如果。

［12］大段：重要。

［13］大哲：超常之人。

［14］其：假如。

［15］蒂芥：即芥蒂，比喻极小的不快。

【按语】

本篇是中医学典籍中论述医德的一篇极重要文献，为习医者所必读。我国不少中医院校将它作为医学誓言，并用它作为准则来严格要求从医者。每个医生都应秉承大医精诚之心，全心全意为患者服务。

1. 论述成为杰出医家应该具备的两个条件　成为一个杰出医家应该具备"精"和"诚"两个条件。"精"即要求医生要有精湛的医术。医者"不得道听途说"，即要求学医之人在追求精通医理的过程中，不能随意轻信盲从，必须深入钻研，力求弄通弄懂，对所学知识谨慎思考和辨析。孙思邈极力反对那种读了三年医书，便说"天下无病可治"的妄自尊大、无所作为的医者。学医之人一定要广泛、深入地研究医学的源流，精心、勤奋、不知疲倦地学习，熟谙医理，掌握各种治疗技术，对患者的病情作出精准的判断和分析，给予正确的治疗及方药。

"诚"即要求医生要有高尚的品德修养。医者面对患者的痛苦，应有一颗感同身受的心，进而发愿立誓"普救含灵之苦"。强调医者自身在言行方面应慎于言辞，不随意开玩笑，不大声喧哗，不谈论他人，在人命关天的大事上不能"率尔自逞俊快"，不追求名誉，更不能依仗自己的技术谋取钱财。

2. 对医生品德的要求 第一，作为一个医者，为患者诊病时"必当安神定志，无欲无求，先发大慈恻隐之心，誓愿普救含灵之苦"。医者要怀着慈悲之心，决心解除人类疾病的痛苦。学医治病必须专心坚定地追求医理，不为私欲私利所动，秉持恻隐之情。第二，对待患者不能分贫富、贵贱、老幼、男女、智愚，也不能因个人恩怨而有差别待遇，应一视同仁，把所有患者都当作"至亲"来看待。这里的"视病犹亲"就是传统医患关系至高的理想准则，医生与患者犹如一家人一样，互相信任，同苦共担，全力对抗疾病。第三，抛却名利，救人至上。在救治患者的时候，不能瞻前顾后，只考虑自身的利益得失，爱惜自己的身家性命，而应将患者的烦恼视同自己的烦恼，深含悲悯之心。患者来请，不要避忌艰险、昼夜、寒暑、饥渴、疲劳，应全心全意地救护患者，也不能产生推托和摆架子的想法，这样才能称作百姓的好医生。第四，心怀至善，物尽其用。自古以来，便有医家治病临证用活物来救治危急的患者，虽然人们以畜生为贱，以人为贵，但孙思邈认为人畜的生命是平等的，若杀害畜生的生命来保全人的生命，这样距离医生救生的愿望就更远了。故孙思邈的《备急千金要方》中的方子不用活物做药。至于虻虫、水蛭这一类药，市场上有已经死了的，就买来使用，不在此例。第五，关爱患者，不忌恶臭。原文中提出对患疮疡、泻痢，"臭秽不可瞻视"，别人都不愿看的患者，作为医者需从内心"发惭愧凄怜抚恤"之心，并且不能产生一丝不快的念头，这集中体现了对于医者忠于职守的职业要求。

孙思邈将治病救人作为医生的最高境界和宗旨，所有个人利益都只能服从这一最高宗旨。他要求医生以救死扶伤为己任，不能贪财好利，对于处理好当今医患关系，也有很好的借鉴意义。

【原文】

夫大医之体[1]，欲得澄神[2]内视[3]，望之俨然[4]，宽裕汪汪[5]，不皎不昧[6]，省病诊疾，至意深心，详察形候，纤毫勿失，处判针药，无得参差[7]。虽曰病宜速救，要须临事不惑[8]，唯当审谛覃思[9]，不得于性命之上，率尔[10]自逞俊快[11]，邀射名誉，甚不仁矣。又到病家，纵绮罗满目，勿左右顾眄；丝竹凑耳，无得似有所娱；珍羞迭荐[12]，食如无味；醽醁[13]兼陈，看有若无。所以尔[14]者，夫一人向隅，满堂不乐，而况病人苦楚，不离斯须，而医者安然欢娱，傲然自得，兹乃人神之所共耻，至人[15]之所不为，斯盖医之本意也。

夫为医之法，不得多语调笑，谈谑喧哗，道说是非，议论人物，炫耀声名，訾毁诸医，自矜己德。偶然治差[16]一病，则昂头戴面，而有自许之貌，谓天下无双，此医人之膏肓也。老君曰：人行阳德，人自报之；人行阴德，鬼神报之。人行阳恶，人自报之；人行阴恶，鬼神害之。寻此二途，阴阳报施，岂诬也哉？所以医人不得恃己所长，专心经略财物，但作救苦之心，于冥运道中，自感多福者耳。又不得以彼富贵，处以珍贵之药，令彼难求，自炫功能，谅非忠恕之道[17]，志存救济，故亦曲碎论之，学者不可耻言之鄙俚[18]也。

【注释】

［1］体：风度。

［2］澄神：纯净思想。

［3］内视：谓不视外物，排除杂念。

［4］俨然：庄重貌。

［5］宽裕汪汪：气度宽宏。汪汪：水宽广貌，比喻心胸宽广。

［6］不皎不昧：不卑不亢。皎，明亮，引申为傲慢。昧，昏暗，引申为自卑。

［7］参差：差错。

［8］惑：慌张。

［9］审谛覃思：审谛即仔细观察，覃思意即深思熟虑。

［10］率尔：草率。

［11］俊快：洒脱迅捷。

［12］迭荐：不断地送上。

［13］醽醁（líng lù）：美酒名。

［14］尔：这样，近指代词。

［15］至人：高尚的人，此指大医。

［16］差：同“瘥”，治愈。

［17］忠恕之道：儒家的伦理学说。

［18］不可耻言之鄙俚：即不可以言之鄙俚为耻；耻：意动用法；鄙俚：粗俗。

【按语】

此段文字论述了对医者行为的具体要求。

首先，要澄神内视。人有求利的欲望很正常，但是不能见利忘义，如果面对孤苦无助的患者仍然利欲熏心，谈何宅心仁厚？医者没有杂念和贪欲，才能聚精会神地为患者诊治疾病，才能心胸宽广、不卑不亢，有庄重严肃的形象。倡导医者须恪守道德底线，断绝追求名利的思想，专心于济世救人的崇高事业。

其次，有对患者极其负责的责任心。没有私利之心，一心一意为患者解除疾苦，在诊病的时候专心致志，详细审察患者的形体证候，丝毫不要有过失，这样临证处方用药才不会出差错。

再次，虽然说对疾病应当迅速救治，但更为重要的是临证不惑乱，要周详仔细，深入思考，若在人命关天的大事上，轻率地炫耀自己才能出众、动作快捷，从而获取名誉，这样做是不可取的！

最后，强调“又到病家，纵绮罗满目……看有若无”，这种即使在华丽陈设、琴瑟萧管、美酒佳肴的环境下，面对患者也应无高兴娱乐的心情，表明医者应该自觉提高个人素质及修养，时时保持正念。

孙思邈的医学道德思想，正是对唐以前中国医家道德的一次系统总结，也是对自己一生实践的记录，紧密结合临床实际，使伦理渗透于医理之中。

第二节 《备急千金要方·养性序》

【原文】

夫养性者，欲所习以成性，性自为善，不习无不利也。性既自善，内外百病自然不生，祸乱灾害亦无由作，此养性之大经[1]也。善养性者则治未病之病，是其义也。故养性者，不但饵药餐霞[2]，其在兼于百行，百行周备，虽绝药饵足以遐年[3]。德行不充，纵服玉液金丹未能延寿。故老子曰：善摄生者，陆行不遇虎兕[4]，此则道德之祜[5]也，岂假[6]服饵而祈遐年哉！圣人所以制药饵者，以救过行之人也。故愚者抱病历年而不修一行，缠疴[7]没齿，终无悔心。此其所以岐和长逝[8]，彭跗永归[9]，良有以也。

嵇康[10]曰：养生有五难，名利不去为一难，喜怒不除为二难，声色不去为三难，滋味不绝为四难，神虑精散为五难。五者必存，虽心希难老，口诵至言，咀嚼英华，呼吸太阳，不能不回其操，不夭其年也。五者无于胸中，则信顺日跻[11]，道德日全，不祈善而有福，不求寿而自延，此养生之大旨也。然或有服膺仁义，无甚泰[12]之累者，抑亦其亚欤！

【注释】

[1]经：常规；法则。

[2]餐霞：餐食日霞。指修仙学道。《汉书·司马相如传》载："呼吸沆瀣兮餐朝霞。"颜师古注引应劭曰："《列仙传》陵阳子言春（食）朝霞，朝霞者，日始欲出赤黄气也。夏食沆瀣，沆瀣，北方夜半气也。并天地玄黄之气为六气。"

[3]遐年：长寿、高龄。

[4]兕（sì）：古代犀牛一类的兽名。皮厚，可以制甲。

[5]祜（hù）：是福的意思。

[6]假：借，借助、凭借、利用之意。

[7]疴：疾病。

[8]岐和长逝：岐伯和光同尘与世无争而死去。

[9]彭跗永归：彭祖与老聃一起回归。

[10]嵇康：字叔夜（224—263），谯郡铚（今安徽省宿县）人，三国时期曹魏思想家、音乐家、文学家。长而好老庄之学，性好服食，著《养生篇》三卷，已佚。今有《嵇康集》辑本传世。

[11]跻：到达。

[12]甚泰：指做事超过一定限度。《老子·二十九章》载："是以圣人去甚、去奢、去泰。"

【按语】

孙思邈非常重视养性，重视其对益寿延年的影响。养性，即思想意识、性格、品德等方面的修养，是养生的具体体现。古代许多名人都认识到修德养性对益寿延年的重要性，认为养性是"养生之本"。如老子曰"去贪心，少私念""祸莫大于不知足，咎莫大于欲得"。指出在物欲上贪得无厌的人，会导致神不守舍，进而致使心理平衡失调而影响身体的健康。孔子认为"仁者寿""德润身""大德得其寿"，肯定了养性的重要性。嵇康《养生论》提出"泊然无感，体气和平""智止于恬，性足于和也"。可见，古人在养生方面主张淡泊物欲，先修德行，将养生和德行相互结合。

孙思邈在《备急千金要方》中提出修养心性对于人体预防疾病、延年益寿、延缓衰老都有重要的作用。《备急千金要方·养性序》曰"善养性者，则治未病之病，是其义也""圣人消未起之患，治未病之疾"。从理论上阐述了"养性"在养生中的重要性，还提出养生之大旨："道德日全，不祈善而有福，不求寿而自延也。"修养高尚的心性德行，能够使疾病消于未发之时，治疗疾病于未害之前，也是养生延年的关键、前提，不必盼望长寿也能够使生命自然延续，此乃养生之宗旨。孙思邈还提出"夫养性者，乃欲所习以成性，性自为善，不习无不利也。性既自善，内外百病自然不生，祸乱灾害亦无由作，此乃养性之大经也"。即在日常生活中形成修身养性的习惯，使其修养到至善，能够防止疾病的发生，并能避其祸乱灾害。

孙思邈赞同嵇康所提出的养生有五难："名利不去为一难，喜怒不除为二难，声色不去为三难，滋味不绝为四难，神虑精散为五难。五者必存，虽心希难老，口诵至言，咀嚼英华，呼吸太阳，不能不回其操，不夭其年也。"由此可见，养生之道，不仅要身体调养，而且克服外界各种欲望的干扰，修德行善，使其心神、情志安定，使养性、养生融为一体，内心仁厚以修德，外在炼形以修体，相辅相成，才能德高寿长。

第三节 《备急千金要方·道林养性》

【原文】

真人曰：虽常服饵[1]而不知养性之术，亦难以长生也。养性之道，常欲小劳，但莫大疲及强所不能堪耳。且流水不腐，户枢不蠹[2]，以其运动故也。养性之道，莫久行久立，久坐久卧，久视久听。盖以久视伤血，久卧伤气，久立伤骨，久坐伤肉，久行伤筋也。仍[3]莫强食，莫强酒，莫强举重，莫忧思，莫大怒，莫悲愁，莫大惧，莫跳踉[4]，莫多言，莫大笑。勿汲汲[5]于所欲，勿悁悁[6]念恨，皆损寿命。若能不犯者，则得长生也。故善摄生者，常少思、少念、少欲、少事、少语、少笑、少愁、少乐、少喜、少怒、少好、少恶。行此十二少者，养性之都契[7]也。多思则神殆，多念则志散，多欲则志昏，多事则形劳，多语则气乏，多笑则脏伤，多愁则心慑，多乐则意溢，多喜则忘错昏乱，多怒则百脉不定，多好则专迷不理，多恶则憔悴无欢。此十二多不除，则营卫失度，血气妄行，丧生之本也。唯无多无少者，得几于道矣。是知勿外缘[8]者，真人初学之法也。若能如此者，可居瘟疫之中无忧疑矣。既屏外缘，会须守五神（肝心脾肺肾），从四正（言行坐立）。言最不得浮思妄念，心想欲事，恶邪大起。故孔子曰：思无邪。常当习黄帝内视法[9]，存想思念，令见五脏如悬磬，五色了了分明勿辍也。仍于每旦初起面向午，展两手于膝上，心眼观气，上入顶下达涌泉，旦旦如此，名曰迎气。常以鼻引气，口吐气，小微吐之，不得开口，复欲得出气少，入气多。每欲食，送气入腹，每欲食气为主人也。

【注释】

[1] 饵：药物。

[2] 蠹（dù）：蛀蚀。

[3] 仍：因而。

[4] 跳踉（liáng）：跳跃。《字汇·足部》："踉，跳踉，勇跃貌。"

[5] 汲汲：急速的样子。

[6] 悄怀：忧闷的样子。

[7] 都契：要义，要领。

[8] 外缘：佛教语。谓眼、耳、舌等感觉，缘起于色、声、味等外物。遂泛指使人与外界发生关系的各种因素。《宋书·谢灵运传》："幽栖穷岩，外缘两绝。"唐代白居易《朝归书寄元八》诗："自此聊以适，外缘不能干。"

[9] 内视法：气功功法之一。即意视身体某个部位的功法。《云发七签·内丹》载："故圣人三日内视专注心。"

【按语】

本篇采自梁陶弘景《养性延命录》，孙思邈根据自己的体会又加以补充。篇中首先强调"养性之道，常欲小劳，但莫大疲及强所不能堪耳"，并认为"十二少"为养生之都契，提出去"五久""十二多"，做到"十莫"，采用黄帝内视法进行锻炼，平定气血、养性守神。

1. 常欲小劳　主张"养性之道，常欲小劳"，即要时常劳动、运动，但又不要"过劳"。养性之道要去"五久"，因为"久视伤血，久卧伤气，久立伤骨，久坐伤肉，久行伤筋"。可见，孙思邈把按摩、导引、摇动肢节、气功等全身运动作为养生的重要内容。

2. 抑情节欲　认为情欲过度是罹疾早衰的重要原因之一，因此宜抑情节欲。养性尤其要做到"十二少"：少思，少念，少欲，少事，少语，少笑，少愁，少乐，少喜，少怒，少好，少恶。如他说："故善摄生者，常少思、少念、少欲、少事、少语、少笑、少愁、少乐、少喜、少怒、少好、少恶，行此十二少者，养性之都契也。"这是因为"多思则神殆，多念则志散，多欲则志昏，多事则形劳，多语则气乏，多笑则脏伤，多愁则心慑，多乐则意溢，多喜则忘错昏乱，多怒则百脉不定，多好则专迷不理，多恶则憔悴无欢。此十二多不除，则营卫失度，血气妄行，丧生之本也"。要"屏外缘"，即摒弃外界各种色、声、味等的诱惑，内守五神（肝心脾肺肾），从四正（言行坐立）。这些养生理念基本都与现代健康观念相吻合。

【原文】

凡心有所爱，不用深爱；心有所憎，不用深憎，并皆损性伤神；亦不可深赞，亦不可深毁。常须运心于物平等，如觉偏颇，寻[1]改正之。居贫勿谓常贫，居富莫谓常富，居贫富之中，常须守道，勿以贫富易志改性。识达道理，似不能言，有大功德，勿自矜伐[2]。美药勿离手，善言勿离口，乱想勿经心。常以深心至诚，恭敬于物，慎勿诈善，以悦于人。终身为善，为人所嫌，勿得起恨。事君尽礼，人以为谄[3]，当以道自平其心。道之所在，其德不孤。勿言行善不得善报，以自怨仇[4]。居处勿令心有不足，若有不足，则自抑之，勿令得起。人知止足，天遗其禄[5]。所至之处，勿得多求，多求则心自疲而志苦。

【注释】

［1］寻：随即。
［2］矜伐：恃才夸功；夸耀。
［3］谄：曲意迎合。
［4］怨仇：怨恨、仇恨。
［5］禄：福禄。

【按语】

孙思邈认为修性亦要修心，使心静，他提出了很多具体的方法来减少欲望。

1. 正确对待爱和恨　凡是心里有喜爱的东西，不要过分喜爱；心里有憎恶的东西，不要过于憎恨，两者都会损害人的性情、伤害人的精神。不要过度赞誉，也不要过分诋毁，待物用心常须平等，如果感到有偏颇，就要马上改正。

2. 正确对待贫富　"居贫勿谓常贫，居富勿谓常富，居贫富之中，常须守道，勿以贫富易志改性。"处于贫困的境地，不要认定自己会始终贫穷；身处富贵的境地，也不要认为自己能永远富贵。居于贫富之间，常要遵守道德，不要因为贫富变易志向改变本性。本来通达事理，有时也可表现得大智若愚；即使有显赫的功绩，也不要骄傲、自夸。

3. 行善积德　做好事者，心安理得，养生的目的是为"行善"，提出"终身为善"。平时行善积德、豁达大度、宽以待人、心无愧怍的人，往往能和这个世界和谐相处，能减少很多烦恼，心情愉悦，自己收获的将是健康、快乐和长寿。"道之所在，其德不孤"，为人处事重德，万事德为先，孙思邈把加强道德修养作为养生的指导思想贯穿于养生活动的始终，反复强调养德与长寿的密切关系，并把二者结合起来，这是中国养生思想的一个突出优点和特色。

4. 知足常乐　切记"居处勿令心有不足，若有不足，则自抑之，勿令得起。人知止足，天遗其禄。所至之处，勿得多求，多求则心自疲而志苦"。即对于生活居住的环境要知足常乐，如果真的有所不足，就自行调节，不要让不足的心理产生。人如果能知足，上天也会送给他福禄。所到之处，都不要有过多的欲求，否则就会心神疲惫、精神痛苦。

【原文】

若夫[1]人之所以多病，当由不能养性。平康[2]之日，谓言常然，纵情恣欲，心所欲得，则便为之，不拘禁忌，欺罔幽明[3]，无所不作。自言适性，不知过后一一皆为病本[4]。及两手摸空[5]，白汗[6]流出，口唱皇天，无所逮及。皆以生平粗心，不能自察，一至于此，但能少时[7]内省[8]身心，则自知见行之中皆长诸病，将知四百四病[9]，身手自造，本非由天。及一朝病发，和缓[10]不救。方更诽谤医药无效，神仙无灵。故有智之人，爱惜性命者，当自思念，深生耻愧，戒勒身心，常修[11]善事也。

【注释】

[1]若夫：转属连词，叙完一事，另起一事，无义。

[2]平康：平安健康。

[3]欺罔幽明：即欺骗人们与神明。幽，指阴间地府；明，指阳世间。

[4]本：树之根部，作根讲。

[5]两手摸空：重病中的危恶证候，即两手在空中无意识地抓摸，抓不到任何东西，又称两手撮空。

[6]白汗：冷汗，一作白津解。

[7]少时：很短一会儿。

[8]内省：内心自我反省。

[9]四百四病：古印度医学认为，人的病有404种：101种病无药可治；101种病不治也会好；101种病需祈祷；101种病需用药物治疗。这是受古印度"四大"理论影响的见解。

[10]和缓：指春秋战国时名医医和与医缓二人。

[11]修：治理、整治，俗称做。

【按语】

孙思邈认为人生病的原因多是由于不善于养性造成的。《千金翼方·养性禁忌》："神仙之道难致，养性之书易崇，故善摄生者，常须慎于忌讳，勤于服食，则百年之内，不惧于夭伤也。"明确指出欲成神仙，只是幻想；但是，只要掌握养生之道，就可长寿，安度百年。《备急千金要方·养性》指出"夫养性者，欲所习以成性，性自为善，不习无不利也，性既自善，内外百病皆悉不生，祸乱灾害亦无由作"，把养成良好的习惯看作"养性之大经"。好习惯养成就是不注意也会自然做到。有了好的习惯，各种疾病与灾祸就不会发生了。如果在平安健康的时候，纵情玩乐，肆意妄为，不知趋避，不但欺骗人，连鬼神都骗，什么都敢干，还说正合自己的性情，却不知做过的一切都是疾病的源泉。到了意识混乱、疾病缠身的时候，呼天抢地也来不及了。这些都是平常不注意节制、不反省自己的行为所造成的后果。

【原文】

至于居处，不得绮靡[1]华丽，令人贪婪无厌[2]，乃患害之源。但令雅素净洁，无风雨暑湿为佳；衣服器械，勿用珍玉金宝，增长过失，使人烦恼根深；厨膳勿使脯肉丰盈[3]，常令俭约为佳。然后行作鹅王步[4]，语作含钟声[5]，眠作狮子卧[6]（右胠胁着地坐脚也），每日自咏歌。

【注释】

[1] 绮靡：美丽标致。
[2] 贪婪无厌：贪心而不满足。
[3] 脯肉丰盈：肉类食品很丰盛。
[4] 鹅王步：似鹅缓步行走。
[5] 含钟声：声音低沉，而不外扬。
[6] 狮子卧：像狮子一样睡卧。

【按语】

对于外在物质的追求不可太过，如居住房舍不需过于标致华丽，只要干净文雅清素，能遮风避雨就行了；所穿衣服与所用器械也不要过于讲究；对于饮食而言，不应追求山珍海味、膏粱厚味，应以俭约为好，清淡为宜。这些过高的物质追求，若不能如愿，会使人徒增烦恼，消耗人的精气神。此外，言行举止也关乎人的身体健康，如在走路时可像鸭子一样缓步行走；说话时声音不宜过大，应像含钟之声低沉悠扬；卧睡时要像狮子一样右胁着地坐于脚上而卧；每日自行适当歌唱以抒发感情，这些对身体都有帮助。

【原文】

修心[1]既平，又须慎言语。凡言语读诵，常想声在气海[2]中（脐下也）。每日初入后，勿言语读诵，宁待平旦也。旦起欲专言善事，不欲先计较钱财；又食上不得语，语而食者，常患胸背痛；亦不用寝卧多言笑，寝不得语言者，言五脏如钟磬，不悬则不可发声；行不得语，若欲语须住[3]乃语，行语则令人失气。冬至日只可语，不可言。自言曰言，答人曰语。言有人来问，不可不答，自不可发言也。仍勿触冷开口大语为佳。

【注释】

[1] 修心：修养心情，涵养德性。

[2] 气海：一言经穴，脐下 1.5 寸处，属任脉；二为四海（气、血、髓、水谷）之一……上气海为中，下气海为丹田（脐下三寸）。

[3] 住：停止行走。

【按语】

该段文字论述了从发声部位、言语的时间及注意事项等强调养生还需谨慎言语。凡说话、读诵或唱咏，经常注意声音从气海中发出。早晨起来要注意多谈一些善事，不要交谈有关个人钱财的得失问题。此外，应"食不语"，如果在吃饭时说话，常容易使人患胸背痛；"寝不言"，原因是五脏之中肺脏是发声器官，它好像钟声一样，悬立之时才能发出声音。行走的时候也不要说话，如果想说话，必须停下来再说话，否则会损伤正气。另外，不要在接触冷气时开口大声说话为好，因为冷气乘机而入，会使人生病。

【原文】

言语既慎，仍节饮食。是以善养性者，先饥而食，先渴而饮；食欲数而少，不欲顿而多，则难消也。常欲令如饱中饥，饥中饱耳。盖饱则伤肺[1]，饥则伤气，咸则伤筋，酢[2]则伤骨。故每学淡食，食当熟嚼，使米脂[3]入腹，勿使酒脂入肠。人之当食，须去烦恼（暴数为烦，侵触为恼）。如食五味，必不得暴嗔[4]，多令人神惊，夜梦飞扬[5]；每食不用重肉[6]，喜生百病；常须少食肉，多食饭，及少菹[7]菜，并勿食生菜、生米、小豆、陈臭物；勿饮浊酒食面，使塞气孔[8]；勿食生肉伤胃，一切肉惟须煮烂，停冷食之，食毕当漱口数过，令人牙齿不败、口香；热食讫[9]，以冷酢浆漱口者，令人口气常臭，作虿齿病[10]。又诸热食咸物后，不得饮冷酢浆水，喜失声成尸咽[11]。凡热食汗出，勿当风，发痓头痛，令人目涩多睡。

【注释】

[1] 盖饱则伤肺：饱食之后，中焦饱满，影响肺气肃降，而致气短，故言"饱食则伤肺"。

[2] 酢：醋。

[3] 脂：精华。

[4] 嗔：发怒、生气。

[5] 飞扬：飞舞、飘扬。

[6] 重肉：多肉，两种以上的肉食。

[7] 菹（zū）：酸菜，腌菜。

[8] 气孔：毛孔。

[9] 讫：《说文解字》："讫、止也。"

［10］䘌（nì）齿病：虫蚀病，俗名虫牙，今称缺齿。

［11］尸咽：《中华医学大辞典》云："此证由阴阳不和，脾肺垂盛，风热毒气，不能宣通，上蚀于咽，或痒或痛，如蛋之虫，治法与狐惑同。"

【按语】

先秦时期，食医被列为诸医之首。孙思邈作为伟大的医药学家，对饮食在养生中的重要作用认识得尤为深刻。在论述饮食养生的意义时，他说"饮食之患，过于声色"，因为"声色可绝之逾年，饮食不可废于一日"。因此，"安身之本必资于食""不知食宜者，不足以存生也""是故食能排邪而安脏腑，悦神爽志，以资血气。"

1. 主张少食多餐 对于饮食，孙思邈认为"饮食以时，饥饱适中"；反对暴食暴饮，"若贪味多餐，临盘大饱，食讫，觉腹中彭亨短气，或致暴疾""醉后强饮饱强食，未有此生不成疾"。因此他提出："是以善养性者，先饥而食，先渴而饮；食欲数而少，不欲顿而多，则难消矣。常欲令如饱中饥，饥中饱耳。"

他还提倡进食要细嚼慢咽，饭食的温度应该适中，他说："热食伤骨，冷食伤肺。热无灼唇，冷无冰齿。"关于饮酒，他认为"饮酒可以陶性情"，但"饮酒不欲使多""勿令至醉"，饮酒过多则"腐烂肠胃，渍髓蒸筋，伤神损寿"，奉劝人们"饮酒忌大醉，诸疾自不生"。

2. 提倡节食茹淡 孙思邈指出饮食养生一是清淡，二是节制。他认为，膏粱厚味，对人无益，肉食入口"喜生百病"，五味过多，则伤五脏，"故每学淡食""使米脂入腹，勿使酒脂入肠"。因此，他要求人们（特别是老人）常食清淡之味，"常须少食肉，多食饭，及少菹菜""大小麦面、粳米等为佳""乳酪酥蜜，常宜温而食之"。指出不宜偏食，"五味入口，不欲偏多，故酸多伤脾，苦多伤肺，辛多伤肝，咸多伤心，甘多伤肾，此五行自然之理也"。

3. 饮食宜忌 在继承葛洪和陶弘景服食思想的基础上，孙思邈对饮食内容进行了系统深入的研究。他认为："是以毒药攻邪，五谷为养，五肉为益，五果为助，五菜为充。"因此，他主张对一些疾病可先用饮食疗法，若其无效再用药疗。他收集了很多食疗验方，详论食物分类、功效、主治和宜忌。仅在《备急千金要方》一书中就记载了154条，食品种类多达236种。其中大多数是与人类生活关系密切的果实类、蔬菜类、谷米类、鸟兽虫鱼类等常见之物。提出要熟食，"勿食生菜、生米、小豆、陈臭物"。在此基础上孙思邈的学生孟诜加以阐发，著成了《食疗本草》3卷，对唐宋时期饮食疗法的发展产生了重大影响。

4. 注意口腔卫生 孙思邈注重饮食后的口腔卫生，提出"食毕当漱口数过，令人牙齿不败、口香"，指出"热食讫，以冷酢浆漱口者，令人口气常臭，作䘌齿病"。另外，他还提出热食咸物后，不得饮冷酢浆水，喜失声成尸咽。

【原文】

每食讫，以手摩面及腹，令津液通流。食毕当行步踌躇[1]，计使中数里来，行毕使人以粉摩腹上数百遍，则食易消，大益人，令人能饮食，无百病，然后有所修为[2]为快也。饱食即卧，乃生百病，不消成积聚[3]；饱食仰卧，成气痞[4]，作头风[5]。触寒来者，寒未解食热食，成刺风[6]。人不得夜食。又云：夜勿过醉饱，食勿精思[7]，为劳苦事，有损余，虚损人，常须日在巳时食讫，则不须饮酒，终身无干呕。

【注释】

［1］蹒踱：步行貌，意即极缓慢地行走，在此作"行步"的补语。

［2］修为：修行；干某件善事。

［3］积聚：病证名。出自《灵枢·五变》，指腹内结块，或胀或痛的病证。一般以积块明显、痛胀较甚、固定不移为积；积块隐现、痛无定处为聚。

［4］气痞：气滞而痞胀的病证。

［5］头风：头痛经久不愈。

［6］刺风：奇痒病证，遇风加剧。

［7］精思：用心周密思考。

【按语】

本段为孙思邈论述饮食后调摄的注意事项。他主张每餐食毕以热手摩腹，出庭散步，这样不仅能加速食物的消化，增强人们的食欲，且可消除百病。否则，"饱食即卧，乃生百病"，甚则食不消化而成积聚、气痞、头风等；感受风寒之时不宜过食热食，否则易致刺风之症。此外，人们应注意不要在夜间吃东西或过多酗酒，或吃得过饱。吃饭时不应为劳苦之事过度思虑，否则会损伤人的正气，使人虚衰。而虚弱之人，应在上午巳时吃完饭，但不能饮酒，这样一生都不会出现干呕现象。

第五章 钱乙《小儿药证直诀》▷▷▷▷

钱乙（1032—1113），字仲阳，东平郓州（今山东郓城县）人，祖籍钱塘（今浙江杭州），宋代著名儿科学家。《小儿药证直诀》是钱乙的弟子阎季忠收集他的临证经验编成，成书于宋宣和元年（1119），是一部中医儿科学专著。全书分为上、中、下三卷，上卷专论小儿脉、因、证、治，收列儿科常见病证治80余条，中卷收载典型病案23则，下卷列载方剂124首。全书论治始终遵循"小儿脏腑柔弱，血气未实，易虚易实，易寒易热"这一生理、病理特点，遣方用药寒温适度，补泻并用，扶正祛邪兼顾，以柔养脏腑为本。其中不少良方，如六味地黄丸、导赤散、泻白散等仍广泛应用于当今临床。

第一节 《小儿药证直诀·变蒸》

【原文】

小儿在母腹中，乃生骨气，五脏六腑，成而未全。自生之后，即长骨脉，五脏六腑之神智也。变者，易也。巢论[1]云：上多变气[2]。又生变蒸者，自内而长，自下而上，又身热，故以生之日后，三十二日一变。变每毕，即情性有异于前。何者？长生腑脏智意故也。何谓三十二日长骨添精神？人有三百六十五骨，除手足中四十五碎骨外，有三百二十数。自生下，骨一日十段而上之，十日百段。三十二日计三百二十段，为一遍，亦曰一蒸。骨之余气，自脑分入龈中，作三十二齿。而齿牙有不及三十二数者，由变不足其常也。或二十八日即至，长二十八齿，以下仿此，但不过三十二之数也。凡一周遍，乃发虚热，诸病如是。十周则小蒸毕也。计三百二十日生骨气，乃全而未壮也。故初三十二日一变，生肾生志。六十四日再变生膀胱，其发耳与骶[3]冷。肾与膀胱俱主于水，水数一，故先变。生之九十六日三变，生心喜。一百二十八日四变生小肠，其发汗出而微惊。心为火，火数二，一百六十日五变生肝哭。一百九十二日六变生胆，其发目不开[4]而赤。肝主木，木数三。二百二十四日七变生肺声。二百五十六日八变生大肠，其发肤热而汗或不汗。肺属金，金数四。二百八十八日九变生脾智。三百二十日十变生胃，其发不食，肠痛而吐乳。此后乃齿生，能言知喜怒，故云始全也。太仓云：气入四肢，长碎骨于十变。后六十四日长其经脉，手足受血，故手能持物，足能行立也。经云：变且蒸，谓蒸毕而足一岁之日也。师曰：不汗而热者，发其汗，大吐者，微下，不可余[5]治。是以小儿须变蒸。脱齿者，如花之易苗。所谓不及三十二齿，由变之不及。齿当与变日相合也，年壮而视齿方明[6]。

【注释】

[1]巢论：指巢元方所撰的《诸病源候论》。

[2]上多变气：指变蒸由内而增长、由下往上而发育，伴有身热。《诸病源候论》卷四十五变蒸候作"变者上气"。

[3]骺（kāo）：脊骨的末端，骶骨和尾骨。

[4]不开：不睁开，亦有版本作"不闭"。

[5]余：作"别"字，意为其他的。

[6]视齿方明：观察牙齿就可以明白孩子生长发育优劣的情况。《类聚》卷二百四十一引本书作"蜕齿方周"。

【按语】

本文论述钱乙在结合前辈医家认识的基础上阐发小儿生长发育过程的"变蒸学说"。他指出：婴儿在母体中已产生骨骼，并形成五脏六腑，但未发育齐全。婴儿出生后，骨及血脉生长，体现五脏六腑的神智功能变化。所谓"变"是变化之意。巢元方《诸病源候论》说："变者上气。"凡是变蒸的，由内而增长，由下往上而发育，又有身热。所以从出生之日计算，三十二天为一"变"，每次变化完毕，婴儿的情绪性格与以前不同。

钱乙认为，小儿从出生到成年，处于不断生长发育的过程中，脏腑、气血及形体的生理特点和病理变化都与成人有很大差别。小儿的生理特点在《内经》中已有明确的记载，"婴儿者，其肉脆血少气弱"。小儿随着年龄的增长，其形、神等各方面都不断发生变化，在王叔和《脉经》中称为"变蒸"，"变"其情智，发其聪明，主要指精神发育；"蒸"其血脉，长其百骸，主要指形体发育，均属于生理现象。隋唐以后的医家继承和发挥了这一理论，在《诸病源候论·养小儿候》中有"小儿脏腑之气软弱，易虚易实"的论述。在这些理论和思想的影响和指导下，钱乙结合自己多年的临床诊疗经验，概括总结了小儿生长发育的特点和发病缘由，提出小儿脏腑柔弱，肌肤筋骨不壮，智力未聪，不耐寒暑。即在生长发育过程中，"五脏六腑，成而未全，全而未壮""婴儿初生，肌骨嫩怯""自生之后，即长骨脉、五脏六腑之神智也……计三十二日生骨气，乃全而未壮也"。正是由于小儿脏腑娇弱、形气未充的生理特性，在养护过程中，一旦调护失宜，在外易为外感六淫之邪侵犯，在内易为饮食所伤。钱乙对小儿生理特点的认识和总结，为后世医家正确掌握小儿疾病的发展变化规律奠定了坚实的理论基础。现代临床诸多儿科医生仍然遵循"脏腑柔弱，血气未实；易虚易实，易寒易热"的小儿生理病理特点，并以此作为儿科临证立法处方的指导原则。

对于小儿变蒸之说，验之临床，两岁以内的小儿，在生长发育过程中每隔一段时间有明显的变化，甚至存在着较为明显的阶段性突变，但未见小儿有定期发热情况，对于变蒸这一问题，还有待深入研讨。

第二节 《小儿药证直诀·五脏所主》

【原文】

心主惊。实则叫哭发热，饮水而摇[1]；虚则卧而[2]悸动不安。

肝主风。实则目直，大叫，呵欠，项急，顿闷[3]；虚则咬[4]牙，多欠气。热则外生气，湿则内生气[5]。

脾主困。实则困睡，身热，饮水；虚则吐泻，生风。

肺主喘。实则闷乱喘促，有饮水者，有不饮水者；虚则哽气[6]，长出气。

肾主虚，无实也。惟疮疹，肾实则变黑陷[7]。

更当别虚实证。假如肺病又见肝证，咬牙多呵欠者，易治，肝虚不能胜肺故也。若目直、大叫哭、项急、顿闷者，难治。盖肺久病则虚冷，肝强实而反胜肺也。视病之新久虚实，虚则补母，实则泻子。

【注释】

[1] 摇：聚珍本作"搐"。

[2] 卧而：聚珍本、《类聚》卷二百三十九引本书作"困卧"。

[3] 顿闷：猝然闷绝，不省人事之状。

[4] 咬：原作"前"，依聚珍本、周本、《类聚》卷二百三十九引本书改。下同。

[5] 热则外生气，湿则内生气：气乃风之意。肝热则动风于外，如抽风发搐等；肝湿则风从内伤，如肠风便血等。

[6] 哽气：气不及而抑塞，失其故常也。

[7] 黑陷：五陷之一。出《幼科全书》。症见痘疮晕脚干枯，中有黑脐。为邪热内陷的肾虚邪实证。治宜百祥丸或牛李膏。

【按语】

钱乙以《内经》的阴阳五行学说和脏腑理论为依据，以《伤寒杂病论》的辨证论治精神为指导，受《中藏经》以脏腑虚实寒热议病的启发，吸收了《备急千金要方》中脏腑脉论的部分内容，加上自己的临床经验和理论见解，模仿陶弘景《辅行诀脏腑用药法要》的形式，提出五脏辨证和五脏补泻这一学术主张。

1. 心主惊 心病多见惊搐。心主神明，小儿初生，见闻易动，故神怯而易生惊，心烦哭闹不安。心藏神，虚则神失所养，困卧、不时惊惕、神乱悸动不安。

钱乙指出，心属火，火盛则发热，津液干而病渴，甚至热极生风而发抽搐，是火气有余之实证，治宜清心泻火，以抑上升之气火，可用泻心汤；若口中气温、心胸部热、避热就冷、俯卧、咬牙，是心火有余而心阴不足之实中夹虚证，宜清养心阴、利水导热，可用导赤散；若见目淡红等阴虚血热又夹外邪者，可用生犀散；若面黄颊赤、身壮热、心神恍惚者，可用安神丸清热泻火、重坠镇怯，以泄其邪而补其脏。

2. 肝主风　肝病多见动风。肝为风木之脏，开窍于目，故肝病常以目候之。实证可见两目直视、高声哭叫、呵欠、颈项强急、神志不清、一时闷绝之症；虚证表现为啮齿、频见呵欠、抽风发搐等；湿胜困脾，肝虚脾土反侮，风生于内，出现便血肠风等症。

钱乙指出，肝主风，若目直视、大叫哭闹、呵欠、忽然闷绝、颈项强急，是肝经有余之实证，可用大青膏发散之，或大黄丸微下之；若已见抽搐、脉洪实者，可用泻青丸泄肝定搐。由于肝主人体生发之气，小儿初生，如草木方萌，生长旺盛，钱乙确无补肝之方，故《丹溪心法·小儿》有"肝只是有余"之说。若肝虚气郁也可见呵欠，肝虚胃弱亦可致咬牙，此时可用补肾滋肝、壮水荣木之法，钱乙每用地黄丸。

3. 脾主困　脾病多见困倦。脾属土，性恶湿，湿热困脾多为实证，可见倦怠多卧、身热口渴饮水之症；吐泻耗伤津液，损及胃阴脾阳则为虚证，形成虚风内动。

钱乙指出，脾主困，脾病常见多寐少纳、大便泄泻等症。若倦怠多卧、身热饮水，是脾被湿热所困之实证，可用泻黄散清泻脾经之实热。若吐泻不止，久成慢惊，是脾气虚弱之证，可用益黄散理气健脾、化湿涩肠。亦有邪热伤中，吐泻黄水，用玉露散。脾阳虚者可用调中丸、温中丸补虚温中；脾气虚者可用异功散补气理滞；脾虚气陷，口渴便泻者可用白术散益气生津、升阳止泻；胃阴伤而气逆呕吐者，可用藿香散养胃阴、止胃逆。由于"小儿易为虚实，脾虚不受寒温，服寒则生冷"，所以钱乙创立了许多调治脾胃寒热的方剂，不但注重保存小儿之胃汁，而且防止损伤小儿之脾阳，权衡轻重，明察秋毫，对症下药，切中病机，使患儿既不伤于病，又不伤于药。

4. 肺主喘　肺病多见喘促。肺居膈上，为脏腑之华盖，开窍于鼻，主呼吸而为气海，主皮毛而为外卫，其经还循胃口，下络大肠。小儿脏腑娇嫩，腠理不密，门户松疏，六淫疫疠之邪或从皮毛而入，或从口鼻而受，均先及肺。

钱乙指出，肺主喘，若感受外邪，或肺热内盛，宣肃失司，升降失常，则见胸闷气促而喘，若热灼津亏则口渴喜饮，若肺无热象则无口渴而不欲饮水，这是肺实证，治当散邪清肺。泻白散泻肺清热，治小儿肺盛气急喘咳而无表证之肺实证；甘桔汤开泄肺经风热，治小儿用手揞眉目鼻面之肺热证，二方均用于肺经热证，但一从里泄，一从外散，以有无表邪为用方之依据。有痰热者，葶苈丸主之。若肺气虚，气不足则哽咽不利，长出气，即出气多而吸气少，气短不足以息，唇色白，久咳咽干，痰少不豁，阿胶散主之。

5. 肾主虚　肾病多见虚证。肾属水，为先天之本，人身真精元气之所在，其脉在尺。小儿幼稚，肾中精血未充实而无欲念，故主虚，无实证。只有天花及麻疹等病，由于火热亢盛，煎熬阴精，导致肾阴枯涸，疮疹变黑而凹陷。

钱乙指出：肾主虚，无实证，肾虚常见两目无神、畏光、面色㿠白、骨弱、行迟齿迟、囟门迟合、头大额方、病后失音等症，宜地黄丸补益肾阴。疮疹黑陷是肾虚而邪气实，即本虚标实，亦可用地黄丸补肾中之真水。钱乙强调肾阴虚的一面，但未曾忽略肾阳虚的一面，如他在"肿病"中指出肿病的病机是肾阳虚而水气泛滥，反侮脾土，克制心火，并上凌于肺，这就是本虚标实的寒水之气过盛的实证。

6. 判断预后 钱乙强调五脏证治，但不孤立对待，而是从整体观出发。他认为五脏之间可以相兼为病，四时气候对小儿五脏疾病有一定的影响，并运用五行生克乘侮理论，来辨别五脏相兼病证的虚实，判断其预后及采取相应的治法，这又是钱乙五脏辨证论治法的一大特点。如肺病又见肝虚之证，症见啮齿、频见呵欠者，是肝虚不能胜肺，肺金尚能制肝木，故易治。如肺病又见肝实证，见两目直视、大声哭叫、颈项强急、神志不清、一时闷绝之症，是肺久病渐成虚冷不能制木，肝木反实侮金为逆，故难治。

至于治疗，钱乙提出"视病之新久虚实，虚则补母，实则泻子"大法。结合四时气候而论，如"肝病秋见（一作日晡）。肝强胜肺、肺怯不能胜肝，当补脾肺治肝，益脾者，母令子实故也。补脾益黄散；治肝泻青丸"。又如"肺病春见（一作早晨），肺胜肝，当补肾肝治肺脏。肝怯者，受病也，补肝肾，地黄丸；治肺，泻白散主之"。这些方法在治病中得到充分运用。

综上所述，钱乙在《内经》《难经》《金匮要略》《中藏经》《备急千金要方》脏腑分证的基础上，首先把五脏辨证的方法运用于儿科临床，并作了一定的发挥。他先列"五脏所主"，即五脏的主证，并辨别其虚实，把风、惊、困、喘、虚主要证候与肝、心、脾、肺、肾五脏一一对应，用虚实寒热来判断脏腑的病理变化，用五行来阐述五脏之间及五脏与气候时令之间的相互关系，立五脏补泻诸方作为治疗的基本方剂，确立了以五脏为基础、以证候为依据、以虚实寒热为论治准则的五脏辨证纲领，可谓切合儿科病变特点的辨证方法，在临床具有执简驭繁的作用。

第三节 《小儿药证直诀·地黄圆（丸）》

【原文】

治肾怯失音[1]，囟开不合，神不足，目中白睛多，面色㿠白等方。

熟地黄（八钱） 山萸肉 干山药（各四钱） 泽泻 牡丹皮 白茯苓（去皮各三钱）

上为末，炼蜜丸，如梧子大，空心，温水化下三丸。

【注释】

[1] 肾怯失音：又名病后喑，指大病之后，声音突然嘶哑的症状。《小儿药证直诀·脉证治法·肾怯失音相似》："病吐泻及大病后，虽有声而不能言，又能咽药，此非失音，为肾怯不能上接于阳故也，当补肾，地黄丸主之，失音乃猝病耳。"

【按语】

六味地黄丸方出自《小儿药证直诀》"地黄丸"条，其方药组成系将东汉张仲景《金匮要略》中的肾气丸减去炮附子、桂枝二味，并以熟地黄取代干地黄而成。方中药物六味：熟地黄、山药、山茱萸、茯苓、泽泻、牡丹皮，原书用以治疗小儿肾怯失音、囟开不合、神气不足、目白睛多、面色㿠白及肾疳、骨疳、筋疳及肝疳等证。

清代《吴医汇讲》认为："此为补阴之主方，补五藏之阴以纳于肾也。藏阴亏损，以熟地黄大滋肾阴，壮水之主以为君。用山萸肉之色赤入心，味酸入肝者，从左以纳于肾。山药之色白入肺，味甘入脾者，从右以纳于肾。又用三味通府者，恐府气不宣，则气郁生热，以致消烁藏阴，故以泽泻清膀胱，而后肾精不为相火所摇；又以丹皮清血分中热，则主血之心，藏血之肝，俱不为火所烁矣。又以茯苓清气分之热，则饮食之精，由脾输肺以下降者，亦不为火所烁矣。夫然后四藏之真阴无所耗损，得以摄纳精液，归入肾藏，肾受诸藏之精液而藏之矣。从来囫囵看过，未识此方之元妙，至于此极。今将萸肉、山药二味分看，一入心肝，一入肺脾，既极分明，而气味又融洽。将熟地、萸肉、山药三味总看，既能五藏兼入，不致偏倚，又能将诸藏之气，尽入纳入肾藏，以为统摄藏阴之主，而不致两歧。至泽泻、茯苓、丹皮与三补对看，其配合之妙，亦与三补同法。制方妙义，周备若此，非臻于神化者，其孰能之？惟其兼补五藏，故久服无虞偏胜，而为万世不易之祖方也。"

此方自问世以来，由于组方严谨、配伍得当、疗效确切，故在中医临床中被广泛应用至今。历代医家在反复实践的基础之上，一方面，拓展了本方的临床适用范围；另一方面，以六味地黄丸为基础，随证化裁并创制出了许多行之有效的方剂，对中医学发展产生了深远的影响。

从整体上看，六味地黄丸的主要功效是滋阴补肾，主治一切慢性疾病过程中出现的肾阴亏损，或肝肾不足，或兼见阴虚火旺之证。临床表现为腰膝酸软、小便淋沥、牙齿动摇、头晕目眩、耳鸣耳聋、健忘多梦、盗汗遗精、手足心热、病后低热、消渴引饮、骨蒸潮热、舌燥咽痛及小儿囟开不合、舌红少苔、脉沉细数等一系列症状。《小儿药证直诀》中，六味地黄丸主要被运用于多种儿科疾病的临床治疗。宋代刘昉所撰《幼幼新书》，六味地黄丸可以治疗鹤节、慢惊风及虚寒等多种儿科疾病。

至元代，六味地黄丸的临床应用已经超越了儿科的范围。《丹溪心法》一书，六味地黄丸被用于治疗咳嗽、小便不禁、虚损、淋证及消渴等多种内科疾病。在杜思敬所辑《济生拔萃》指出肾脏虚损，久病之后身体羸弱不堪，虚烦盗汗，骨蒸发热，肢体痿软，诸般血证，可以使用六味地黄丸。

至明代，六味地黄丸（汤）的临床应用范围又较以前有了进一步的拓展。虞抟《医学正传·虚损》"六味地黄丸"的主治功效记载："治肾经虚损，久新憔悴，盗汗发热，五脏齐损，瘦弱虚烦，骨蒸痿弱，下血咯血等证。"吴崐《医方考·咳嗽门》认为此方的主治功效为"肾虚移热于肺，咳嗽者，此方主之。有足心热，内股热，腰痛，两尺脉虚大者，病原于肾虚也"。龚廷贤《万病回春·虚损门》描述六味地黄丸的功能主治如下："治形骸瘦弱，无力多困，肾气久虚，寝汗发热，五脏齐损，遗精便血，消渴淋浊等症。此药不燥不温，专补左尺肾水，兼理脾胃。少年水亏火旺阴虚之症，最宜服之。"薛己的《女科撮要·附方并注》中则曰："六味丸，一名地黄丸……治肾虚发热，作渴唾痰，小便淋沥，头晕眼花，咽燥唇裂，齿不坚固，腰腿酸软，自汗盗汗，便血诸血，失喑，水泛为痰之圣药，血虚发热之神剂。"受薛己的影响，明代医家赵献可在继承前人的基础之上，于命门水火大加发挥，其所著的《医贯》中专列《六味丸说》一篇，认为一切"肾虚不能制火"的病证，都可以用本方进行治疗。同时，赵献可将六味地黄丸灵活运用于发热、痰证、咳嗽、吐血、喘证、喉咽疼痛、耳鸣耳聋、大便不通、小便不禁及梦遗滑精等多种疾病的辨证治疗，可谓将此方的临床运用发挥到了极致。

至清代，使用六味地黄丸（汤）的医家越来越多，其主治范围也越来越广。如高秉钧所著的《疡科心得集·方汇·卷上》记载六味地黄汤可以治疗"肝肾不足，真阴亏损，舌燥喉痛，虚火牙痛，牙漏，牙宣等证"。程钟龄《医学心悟》使用六味地黄丸（汤）治疗的疾病多达十余种，包括类中风、虚劳、头痛、痰饮、三消、小便不禁、咽喉疾病、耳病、腰痛、产后喘促及发背等。在顾松园所撰的《顾氏医镜》中，六味地黄丸（汤）被应用于治疗中风、噎、嗝、虚劳、健忘、怔忡、惊悸、头痛、眩晕、腰痛、浊、产后及遗精等十余种不同的疾病。汪昂《医方集解·补养之剂》一章，更将六味地黄丸列为第一张方剂，归纳其主治病证为肝肾不足，真阴亏损，精血枯竭，憔悴羸弱，腰痛足酸，自汗盗汗，水泛为痰，发热咳嗽，头晕目眩，耳鸣耳聋，遗精便血，消渴淋涩，失血失音，舌燥喉痛，虚火牙痛，足跟作痛，下部疮疡等证。

由上可见，在六味地黄丸的使用过程中，历代医家分别从不同的角度拓展并延伸了本方的临床适用范围。从宋迄清，六味地黄丸的主治病种已经发生了明显的变化，早已超越了原有的儿科范围，涉及神经、内分泌、免疫、消化、循环、呼吸、泌尿、生殖等多个系统，涵盖内、外、妇、儿、口腔、眼、耳鼻喉、皮肤、老年病等多个学科，真正体现了中医学"异病同治"的治疗思想。如内科的消渴、淋浊、咳嗽、喘促、眩晕、自汗、盗汗、便血及其他诸种血证、血虚发热、呕吐、痿证、骨蒸、健忘、惊悸、怔忡、头痛、腰痛、遗精、中风、类中风、膈、虚劳、痰饮、足跟痛等；外科的下部疮疡、发背等；妇科的不孕症、产后喘促等；儿科的囟门不合、解颅、五迟五软、小儿年长不能行走等；五官科的虚火牙痛、失音、舌燥、喉痛、耳鸣、耳聋、眼花、齿牙不固、肝疳、白膜遮睛、目中白睛多等。究其原因，上述诸多疾病在其发生发展的过程中均表现出了肾水不足、肾阴亏损的证候。

附篇：万全《幼科发挥·原病论》

【原文】

夫小儿者，幼科也。初生曰婴儿，三岁曰小儿，十岁曰童子。儿有大小之不同，病有浅深之各异。观形察色之殊，望闻问切之间，若能详究于斯，可竭神圣工巧者矣。

盖望者鉴貌辨其色也，假如面部左腮属肝，右腮属肺，额属心，鼻属脾，颏属肾。肝病则面青，肺病则面白，心病则面赤，脾病则面黄，肾病则面黑，是乃望而知之也。

闻者听声知其症也。假如肝病则声悲，肺病则声促，心病则声雄，脾病则声缓，肾病则声沉，此属于脏。又大肠病则声长，小肠病则声短，胃病则声速，胆病则声清，膀胱病则声微，此属于腑，是乃闻而知之也。

问者，问病究其原也。假如好食酸则肝病，好食辛则肺病，好食苦则心病，好食甘则脾病，好食盐则肾病，好食热则内寒，好食冷则内热，是乃问而知之也。

切者，切脉察其病也。假如小儿三岁以下，有病须看男左女右手虎口三关，从第二指侧，第一节名风关，二节名气关，三节名命关。辨其纹色，紫者属热，红者属寒，青者惊风[1]，白者疳病[2]，黑者中恶[3]，黄者脾之困也。实见红紫可治，黑色则危矣。若见于风关为轻，气关为重，过于命关，则难治矣。至三岁以上，乃以一指按寸、关、尺三部，常以沉实七至为率，添[4]则为热，减则为寒，浮洪风盛，数则多惊，沉迟为虚，沉实为积，是乃切而知之也。

【注释】

[1]惊风：中医病名。小儿常见的一种急重病证，以出现抽搐、昏迷为主要特征。又称"惊厥"，俗名"抽风"。任何季节均可发生，一般以1～5岁的小儿为多见，年龄越小，发病率越高。其证凶险，变化迅速，可威胁小儿生命。所以，古代医家认为惊风是一种恶候，列为儿科四大要证之一。如《东医宝鉴·小儿》曰："小儿疾之最危者，无越惊风之证。"《幼科释谜·惊风》曰："小儿之病，最重惟惊。"本病西医学称小儿惊厥。

[2]疳病：中医病名，也称"疳证"。指由于喂养不当，或因多种疾病的影响，导致脾胃受损，气液耗伤而形成的一种小儿慢性病证。临床以形体消瘦、面黄发枯、精神萎靡或烦躁、饮食异常、大便不调为特征。由于本病起病缓慢，病程较长，迁延难愈，严重影响小儿生长发育，甚至导致阴竭阳脱，卒然而亡。故前人视为恶候，列为儿科四大要证之一。本病相当于西医学营养不良。

[3]中恶：中医病名，又称客忤、卒忤、祟病。乃是感受秽毒或不正之气，突然厥逆，不省人事。出自《肘后备急方·证治要诀·中恶》："中恶之证，因冒犯不正之气，忽然手足逆冷，肌肤粟起，头面青黑，精神不守；或错言妄语，牙紧口噤，或头旋晕倒，昏不知人。即此是卒厥、客忤、飞尸、鬼去。吊死、问丧、入庙、登冢，多有此病。"

[4]添：一息脉动超过七至为"添"，不及则为"减"。

【按语】

《幼科发挥》是一部中医儿科学专著，作者万全（1499—1582），字全仁，号密斋，明代著名医学家。出身中医世家，其祖、父均为儿科医生。祖父万杏坡，豫章（今江西南昌）人，为万氏家传幼科第一世，早卒。父亲万筐（号菊轩），明成化庚子年（1480年）因兵荒而迁居湖北罗田大河岸，数年后，医名大噪，树立了万氏小儿科的声誉，为二世。至万全更以儿科驰名，为三世。万全自幼习儒，边继承家学，边修习举子业，然惜未中。30岁时其父卒世，遂弃举从医。万全在儿科领域特有创见，著作宏丰，其学术思想围绕"三有余，四不足"论（肝常有余，心常有余，阳常有余；脾常不足，肺常不足，肾常虚，阴常不足）展开，尤精小儿诊法，对后世儿科学的发展产生了深远影响。

小儿病属于幼科病。刚出生叫婴儿，三岁叫小儿，十岁叫童子。孩子大小不同，病也浅深各异。医者通过望闻问切，如果能诊察孩子形态神色的细微变化，在此基础之上深入探究，详加区分，那便可称其为世之良医了。

万全在小儿诊病中，注重四诊合参，然诚如其所言"小儿方术，号曰哑科，口不能言，脉无所视，唯形色以为凭"（《片玉心书·活幼指南赋》）；"一二三岁，口虽能言而胃气未实，经脉未满，其脉难辨"（《育婴家秘》），故在充分认识小儿的生理病理特点、借鉴先贤医家经验的基础上，提出了自己独特的小儿诊法经验，尤其重视望诊。

1. 望诊 所谓望，就是要观察患儿的样貌神色，比如面部左腮属肝，右腮属肺，额属心，鼻属脾，颧属肾。肝病则面青，肺病则面白，心病则面赤，脾病则面黄，肾病则面黑，这些都是通过望才可以知晓的。

万全曰："吾常治病，以色为先，问次之。"《素问·刺热论》记载"肝热病者，左颊先赤；心热病者，颜先赤；脾热病者，鼻先赤；肺热病者，右颊先赤；肾热病者，颐先赤"，表明热病会导致面部五脏对应区域显现赤色，可以此为依据，结合五脏诊病。万全谨遵《内经》之旨，认为"左颊青龙属肝，右颊白虎属肺，天庭高而离阳心火，地阁低而坎阴肾水，鼻在中而脾土为通气"（《幼科发挥·小儿正诀指南赋》），即左腮属肝、右腮属肺、额属心、颏与颧属肾、鼻属脾，此为五位所属。

万全认为"观乎色之所现，知乎病之所起"，通过五位所主色的变化可探知疾病的发展变化。青、赤、黄、白、黑五色分别对应人体的肝、心、脾、肺、肾五脏，体现五脏的生理特点，面部的五色变化能反映五脏的证候变化，如"五位青色者，惊积不散，欲发风候；五位红色者，痰积壅盛，惊悸不宁；五位红黄色者，食积瘕伤，疳候痞癖；五位白色者，肺气不实，滑泻吐痢；五位黑色者，脏腑欲绝，为疾危恶"（《片玉心书·观形色总论》）。再如"肝主风，其色青。心主热，其色红。脾主谷，其色黄。白者，气血不荣于面也，故主疳。黑者，凶色也，故主中恶"（《育婴家秘·辨小儿形色》）。不仅如此，小儿面色的改变还往往可与五窍、五液的变化相互参照，"脾应乎唇，肺通乎鼻，舌乃心苗，泪为肝液，胃流注于双颐，肾开窍于两耳，爪则筋之余，而脾为之运，发乃血之余，而肾为之主。脾司手足，肾运齿牙"（《幼科发挥·小儿正诀指南赋》）。上述颜色、部位及形态变化与相应病证关系的论述对于儿科疾病的诊断大有帮助，易于临床医生掌握，在当今仍具有现实意义。

如何通过审视幼儿面部以诊断病证，万全结合中医学理论及临床经验对幼儿面部具体部位颜色形态变化与相应病证关系进行了详细阐述（原文以歌诀形式表述），兹概述如下：①额，色红主大热、烦躁，与心有关；色青主肝风内动。②印堂，色青主受惊吓；色红主有火。③山根，色青主受惊吓，色赤主燥火。④年寿，上微黄为正常颜色，平陷则为危象；黑色主痢疾；黄色主霍乱吐泻。⑤鼻准，色微黄、赤、白则平安；色深黄、燥黑则为危象。⑥人中，短缩主吐痢。⑦唇，色黑主有蛔。⑧口，色常红为正常；积黄燥干为脾有热；色白主失血。⑨承浆，色青主食时受惊；黄主吐痢。⑩眉，色红主久病，多为死症；色青主烦躁、夜啼。⑪眼，白睛色青主肝风，色黄主积滞；黑睛色黄主伤寒。⑫风池、气池，色黄主吐逆；鲜红主烦躁啼哭。⑬颐，色黄主积滞；色赤主肺热；色青主吐虫。⑭金匮，色青主惊狂。⑮太阳穴，色青主惊风；红赤为危候。⑯风门，色黑主疝气；色青主惊。⑰两脸，色黄主痰盛；色青、红主风热。（《片玉心书·卷之三》）

万全认为人的形神色与五脏六腑息息相关，尤其对于幼儿来说，更关乎寿夭，"幼科精专者，凡小儿之寿夭，先了然于目中……便知五脏之证治……有通神之妙也"。万全在《育婴家秘·辨小儿寿夭》中提道"形实气实者，此禀气有余，为寿相，无病易养。如形虚气虚者，此禀气不足，为夭相，多病难养"。胎气不足者，周岁之间往往牙齿未生、手足挛缩、身体瘦弱，甚则长大不能行立；胎气充实有余者，筋实多力、骨实行早、血实形瘦多发、肉实少病、精实不怕寒暑、气实少发体肥等。小儿形体相称，或小儿刚悍，神清气爽、头发有光泽者为寿相；若英华不露，神气内藏，不妄喜笑，不妄哭等皆为脏气实之候，也为寿相。小儿形体瘦弱，头面多青脉，精神不足为夭相；若形枯色夭，为表虚；泻利无时，为里虚；疥疮，啼哭，多笑语则为阳火妄动之候。背为五脏之所附，背厚则五脏安；腹为水谷之海，腹部充实则水谷盈。肾主骨生髓，脑为髓之海，若小儿头圆，或骨坚者为肾气充足之证。脾主四肢肌肉，肌肉又为荣卫之所舍，若肉实温润红鲜，则脾气充足，荣卫宣畅，气血充足；又因脾主困，睡不久为脾气实。肺主哭，不多哭为肺气足；若哭气连绵不绝，为肺气实。心主笑，不妄喜笑为心气足。以上皆可算作寿相。观小儿五官清窍也可以反映五脏之盛衰，如鼻干则肺气衰，唇缩流津为脾气衰，发为血之余，发稀则血衰等，尤其"脏腑之精气上注于目而为睛"，所以目睛之变化尤为重要，若青珠大而白睛少、面色黑、眼中黑白分明表里相称为寿相；黑珠少、白睛多、面色㿠白为夭相；若青珠大而白睛少、面色黑、黑珠动摇者，寿多不及四旬。

以上内容体现了万全在中医学整体观指导下，强调结合禀赋，从幼儿形气以辨别五脏之气血盛衰，进而判断疾病的盛衰转归，对儿科疾病独特诊断提供了可行的操作方法与思路。

2. 闻诊　所谓闻，就是通过听声音来判断病证（在现代中医诊断学中还包括嗅气味）。《素问·阴阳应象大论》曰："肝在声为呼……心在声为笑……脾在声为歌……肺在声为哭……肾在声为呻……"《难经·三十四难》曰："肝色青……其声呼；心色赤……其声言；脾色黄……其声歌；肺色白……其声哭；肾色黑……其声呻。"万全遥承内难经旨，认为可通过听声音知五脏六腑的情况，声悲为肝病，声促为肺病，声雄为心病，声缓为脾病，声沉为肾病，声长为大肠病，声短为小肠病，声速为胃病，声清则胆病，声微为膀胱病等。这种通过辨别声音变化与相应病证关系的论述对于儿科疾病的诊断大有帮助，具有较强的可操作性。

3. 问诊　所谓问，就是通过医患（包括患儿及家属）之间问答的方式来了解病况，追本溯源。《素问·三部九候论》曰："必审问其所始病，与今之所方病，而后各切循其脉。"《素问·疏五过论》曰："凡欲诊病者，必问饮食居处。"对于"哑科"的儿科，万全认为问诊时可根据小儿饮食的偏嗜而知五脏的病衰，偏嗜酸则肝病，偏嗜辛则肺病，偏嗜苦则心病，偏嗜甘则脾病，偏嗜盐则肾病，偏嗜热则内有寒，偏嗜凉则内有热等。这些线索的掌握对于儿科疾病的正确辨治具有重要意义。

4. 切诊　所谓切，就是通过切脉来诊察病证。万全在《片玉心书》中提道"凡看小儿疾病，先观形色，而切脉次之"，认为小儿脉诊仅次于望形色。脉为血之府，不仅仅是血液会聚的地方，也是气血运行之通路，临证审查尤为重要。三岁以下小儿，有病时重在看三关，从第二指侧，第一节名风关，第二节名气关，第三节名命关。辨别其纹色，紫者属热，红者属寒，青者属惊风，白者属疳病，黑者属中恶，黄者属脾困。色见红者可治，色黑则危矣。若见于风关为轻，气关为重，过于命关，则难治矣。三岁以上小儿，可以一指按寸、关、尺三部，正常脉象表现为沉实脉，节律为一息七至，如果一息脉动超过七至为有热，如果一息脉动不足七至为有寒，浮洪脉多主风盛，数脉多主惊，沉迟脉多主虚证，沉实脉多主内有邪积，这就是"切而知之"之意。

万全认为，人有五脏六腑，分九窍四肢，部位复杂，疾病顺逆难明，如果仅看寸口的浮沉，"必乃横亡于孩子"，他认同陈文中《小儿病源方论》中"小儿三岁以前，血气未定，呼吸至数太过，难以准候，若有疾，必须看虎口纹脉，辨验形色，可察其病之的要"的观点，认为小儿三岁后，必须结合虎口三关之象，参详用药，小儿出生一个月后但未到三岁的，可以只看虎口纹。左手虎口纹病位在心肝，右手虎口纹病位在肺脾。左手属阳、右手属阴，男以阳为主、女以阴为主，故望小儿虎口纹，提倡男左女右。但是阴阳具有互根互用、相互依存的特点，人之一身，阴阳共存，故左右两手也应互作参考。

首辨虎口脉纹形。宋代刘昉在《幼幼新书》中提出乙字形、鱼刺形、水字形、乱纹形、曲虫形、环形、流珠形、悬针形八种脉形，元代曾世荣《活幼口议》将其发展为弓反里形、弓反外形、流珠形、水字形、环珠形、针形、来蛇形、去蛇形、枪形、鱼骨形、长珠形、透关射甲形、透关射指形十三种脉形，又扩大了小儿指纹的应用范畴。万全继承并发展了曾氏的十三种脉形，并指出了每一种脉形所代表的主治病证："长珠形，主夹积伤滞，肚腹疼痛，寒热，饮食不化。来蛇形，主中脘不和，积气攻刺，脏腑不宁，干呕。去蛇形，主脾虚冷积泄泻，神困多睡。弓反里形，主感寒热邪气，头目昏重，心神惊悸、倦怠，四肢稍冷，小便赤色。弓反外形，主痰热，心神恍惚，作热，夹惊夹实，风痫证候。枪形，主邪热，痰盛生风，发搐惊风。鱼骨形，主惊痰热。水字形，主惊，积热烦躁，心神迷闷，夜啼痰盛，口噤搐搦。针形，主心肺受热，热极生风，惊悸烦闷，神困不食，痰盛搐搦。透关射甲，主惊、风、痰、热四证，皆聚在胸膈不散。透关射指，主惊风恶候，受惊传入经络，风热发生，十死一生，难治……"（《片玉心书》）据其所述这些脉形，病有轻重，必须详查：虎口脉纹乱，为气不和之象；脉纹小或短，病情较轻；脉纹弯曲入里的，病情虽然严重但属于顺证；脉纹弓反出外，从风关向命关进展的，为病情严重之逆证；三关纹如流珠流来，三五点相连于面或身者，为恶候。左手虎口纹如线形的，提示发热兼惊之证；右手虎口纹有两条如线形的，提示脾受损兼惊积；若虎口纹呈三叉样者，则提示肺生风痰。

其次辨虎口脉纹色。脉纹色有黄红紫青黑等，万全认同钱乙在儿科脉法上的观点，认为"三关青，四足惊；三关赤，水惊；三关黑，人惊。紫色泄痢，黄色雷惊"（《片玉心书》）。认为通过对小儿三关颜色的观察，可以指导疾病诊断：紫色属热，红色属寒，青者为惊风，白者主疳病，黑色中恶，黄色为脾困。虎口脉青色，提示猪犬马惊，黑色提示跌入水中，赤色为受惊或者跌在火中引起，紫色多为泄痢，黄色多为雷惊等。如万全提出对于惊风的诊断：初得惊风，多为红色，色紫青，提示疾病传变，病情加重；色青黑，提示病情深重；纯黑色，为恶候。色红者，风热轻；色赤者，风热甚；紫主惊热，青主惊积，青赤相伴，主急惊风；青而淡紫者主慢惊风；或紫黑青隐隐相杂，似出又不出的，主慢脾风等。若三岁以上小儿病情严重，同时指甲口鼻显示黑色者，是为恶候，提示脉绝神困，为难治。

在脉的至数和虚实上，万全认为小儿三岁以上可以用一指按小儿寸关尺三部。因为小儿气血未定，所以脉象以六到七至为平和；脉数三到四至为脉迟，病属虚寒；七到八至为脉数，病属热。小儿稚阴稚阳，真气未耗，故坚实平和之脉为常脉，细小沉迟为病脉，沉实主积，沉迟为虚，浮洪主风盛；一息九十至的雀啄脉及一息一二至的沉疴脉，皆难治疗。

万全望闻问切四诊不但皆有特色，而且也注重四诊合参。《幼科发挥》云"望闻问切，医家之大法也"，《素问·五脏生成》云"能合脉色，可以万全"。万氏临证时同样也是处处遵循这一原则，如在辨虚实寒热时，强调望诊与其他诊法相结合，细心辨析："其实热者，见两腮红，此为色实；脉急数，此为脉实；大便秘，小便黄，渴不止，上气急，足胫热，此为证实。"只有见到色、脉、证三实，才可辨为实热证，宜予寒凉之药治之。同理，如面㿠白、脉微沉、便青、腹虚胀、呕乳、目青、足胫冷，见此色、脉、证三虚，方可辨为虚寒证，宜予温热药治之，这种临证精神和方法是非常值得今人学习和借鉴的。

第六章 陈自明《妇人大全良方》▷▷▷▷

陈自明（1190—1270），字良甫，晚年自号"药隐老人"，临川（今江西抚州）人，南宋著名医学家。陈自明出身世医之家，三世皆为医者，他长期在官方医学教育机构工作，嘉熙时为南京建康府明道书院医谕。陈自明有感于当时妇产科专书如《专治妇人方》《产宝方》"纲领散漫而无统、节目谆略而未备"，令当时医家发出"宁治十男子，不治一妇人"的感叹，故"采撮诸家之善，附以家传经验方，秤而成编"，辑成《妇人大全良方》。《妇人大全良方》成书于嘉熙元年（1237），后经其子陈六德修订补充，又名《妇人良方大全》《妇人良方集要》。全书共24卷，分调经、众疾、求嗣、胎教、妊娠、坐月、产难、产后8门，272论，1118方。每门有病理分析和医治方案，内容丰富，条目清楚，论述简赅，处方精妥。其对妇人乳悬、乳疬、乳硬、带乳、乳位、吹乳诸证都有独到见解，特别是论述乳岩（癌）尤为精辟。《妇人大全良方》集宋以前妇产科大成，对后世妇科名家，如薛己、王肯堂、武之望影响较大，所以有"《妇人大全》而薛注，薛注而《女科准绳》，《女科准绳》而《济阴纲目》"之说。

第一节 《妇人大全良方·精血》

【原文】

（齐·光禄大夫褚澄[1]遗书）饮食五味，养髓、骨、肉、血、肌肤、毛发。男子为阳，阳中必有阴，阴中之数八，故一八而阳精升，二八而阳精溢。女子为阴，阴中必有阳，阳中之数七[2]，故一七而阴血升，二七而阴血溢。皆饮食五味之实秀[3]也。方其升也，智虑[4]开明，齿牙更始[5]，发黄者黑，筋弱者强。暨[6]其溢也，凡充身体、手足、耳目之余，虽针芥[7]之历[8]，无有不下。凡子形肖[9]父母者，以其精血尝于父母之身，无所不历也。是以父一肢废，则子一肢不肖其父；母一目亏，则子一目不肖其母。然雌鸟牝兽[10]无天癸[11]而成胎，何也？鸟兽精血往来尾间也。精未通而御女[12]以通其精，则五体有不满之处，异日有难状之疾。阴已痿而思色以降其精，则精不出而内败，小便道涩而为淋[13]。精已耗而复竭之，则大小便道牵疼，愈疼则欲大小便，愈便则愈疼。女人天癸既至，逾十年无男子合，则不调。未逾十年，思男子合，亦不调。不调则旧血不出，新血误行或渍而入骨，或变而为肿，或虽合而难子。合男子多则沥枯、虚人，产乳[14]众则血枯[15]杀人。观其精血，思过半矣。

【注释】

[1] 褚澄：字彦道，阳翟（今河南禹州）人，官至左中尚书。褚澄医术高明，著有《杂药方》（已佚）、《褚氏遗书》，事迹见《南齐书·褚澄传》。

[2] 数七（八）：依据男女两性阴阳之不同，用于描述总结其发育衰老规律的数字。

[3] 实秀：精华。

[4] 智虑：智慧和思考判断能力。《灵枢·禁服》："士之才力，或有厚薄，智虑褊浅，不能博大深奥。"

[5] 齿牙更始：肾主骨，齿为骨之余。牙齿更换，是肾气开始充盛的标志。

[6] 暨：直到某时。

[7] 针芥：细针和小草，指极细小的事物。

[8] 历：经历；经过。此指精血滴滴渗下，滋养全身。

[9] 肖：容貌相似。

[10] 牝（pìn）兽：牝，与"牡"相对，雌性的鸟或兽。

[11] 天癸：肾中的一种阴精，在肾气充盛时，能起激发和维持生殖功能的作用。

[12] 御女：谓男子与女子交合。

[13] 淋：也称淋证，指小便涩痛，滴沥不尽，常伴见溲行急迫、短数者。《医学入门·淋》："淋，小便涩痛，欲去不去，不去又来，滴滴不断。"多因湿热结聚，流注膀胱，或中气下陷，肾虚气化无力而成。

[14] 产乳：分娩和哺乳。

[15] 血枯：血液衰少。

【按语】

《妇人大全良方》博引南宋以前 70 余部文献，阐述陈自明对妇女生理、病理及妇科疾病治疗的认识。由于妇女在解剖上有胞宫，在生理上有月经、胎孕、产育和哺乳等不同于男子的特点，故妇女脏腑经络气血的活动有其特殊的规律。陈自明根据妇女生理病理特点，十分重视气血理论对妇产科的指导作用。《妇人大全良方》卷一为调经门，体现他突出"妇人以血为基本"的基本主张。

本条是陈自明引《褚氏遗书·精血》内容，论述精血在人体生长发育及生理、病理上的作用。褚澄指出男女髓、骨、肉、血、肌肤、毛发均有赖饮食五味的滋养。男子一八而阳精升，二八天癸至而阳精溢；女子一七而阴血升，二七天癸至而阴血溢，月事以时下，都有赖饮食五味精华的滋养。一旦饮食五味精华滋养阴血，则能开发智慧，提高思考判断能力，肾气充盛，牙齿更换，使毛发萎黄者变为黑泽，筋弱者变为强壮。精血满溢，可充养身体、手足、耳目及全身细微难达之处。精血还具有影响遗传、生殖的功能，如子女后代与父母容貌相似者，因其精血曾于父母之身，无所不过。但亦有不同，如父一肢废，子一肢不同于其父；母一目亏，子一目不同于其母。然而雌性鸟兽无天癸无月事而成胎，何也？盖因鸟兽惟知饮食交媾，故运精血往来，独聚于尾闾之间，这也是精血的作用。所以欲得身体强健需懂得房事之道，爱惜精血。男子年幼，精未通，而强与女子交合，以泄其精，则五体发育常有不完善之处，以后必有难以描述之疾。凡年事已高，阴精已枯，阴痿而思色，以降泄其精，则精不出而内败，就会出现小便涩痛，滴沥不尽，并见溲行急迫、短数者。凡阴精已耗竭而复竭之，则尿道和肛门都会出现牵扯疼痛，愈疼则欲大小便，愈便则愈疼，形成恶性循环。

陈自明提倡在精血最充盛的时期嫁娶。他指出"女子天癸既至，逾十年无男子合，则不调，未逾十年，思男子合，亦不调"，强调女子一旦天癸至，精血满溢就应当适时婚嫁，不可过早或过迟，否则均可致月事不调。若长期未有房事，月事不调，气血不畅，旧血不出，新血误行或渍而入骨，均致瘀血阻滞，而变生癥瘕肿块，甚则不孕。同时指出房事要有度，房事过多则经血枯竭，人体亏虚，多产则则血液衰少而危及生命。故朱震亨亦云："夫人之生也，男子十六岁而精通，女子十四岁而经行，故古人必待三十、二十而后嫁娶，可见阴气之难成，而养之必欲其固也。"提倡在阳精、阴血最充盛的时期嫁娶。

第二节 《产宝[1]方·序论》

【原文】

大率治病，先论其所主。男子调其气，女子调其血。气血，人之神也，不可不谨调护。然妇人以血为基本，气血宣行，其神自清。所谓血室[2]，不蓄[3]则气和；血凝结，则水火相刑。月水[4]如期，谓之月信。不然血凝成孕，此乃调燮[5]之常。其血不来，则因风热伤于经血，故血不通。或外感风寒，内受邪热，脾胃虚弱，不能饮食。食既不充，荣卫抑遏，肌肤黄燥，面无光泽，时发寒热，腹胀作痛，难于子息。子脏[6]冷热，久而劳损，必挟带下[7]，便多淋沥[8]，忽致崩漏[9]。经云：腹中如块，忽聚忽散，其病乃瘕[10]；血涸不流而抟，腹胀，时作寒热，此乃成瘕[11]。或先后爽期[12]，虽通而或多或寡，究病之源，盖本于此。

【注释】

[1]产宝：又名《经效产宝》，产科专著，共三卷，唐代咎殷撰。论述妊娠、难产及产后诸病的治疗等。

[2]血室：指子宫。出自《伤寒论》，有冲脉、肝、子宫、关元的不同解释。因冲、任二脉盛于此而月事以时下。《类经附翼》："故子宫者，医家以冲任之脉盛于此，则月经以时下，故名曰血室。"

[3]蓄：指积聚，蓄积。

[4]月水：即月经，又名月事、月信等，是指胞宫周期性出血的生理现象。出《脉经》："手太阳，少阴不养者，下主月水，上为乳汁，活儿养母。"

［5］调燮（xiè）：调养，调理。

［6］子脏：指子宫，又称女子胞、胞宫。奇恒之腑之一，位于小腹正中，膀胱之后，直肠之前，上连两歧，下连阴道，为妇女产生月经和孕育胎儿的器官。

［7］带下：此指各种带下病。

［8］淋沥：淋沥为病名，即淋证，参前文注释。

［9］崩漏：病名，亦名崩中漏下。崩，指不在经期突然阴道大量出血，来势急骤，出血如注。漏，是出血量少，淋沥不止，或经期血来，量少而持续日久不止者，前人以其出血淋沥不断，如器之漏，故名。

［10］癥（zhēng）：一种腹中结硬块的病证。《玉篇·疒部》："癥，腹结病也。"

［11］瘕（jiǎ）：病证名，指妇女腹中结块病。

［12］先后爽期：此指月经先后不定期。爽期，失约，违背约定的时间。

【按语】

本条是陈自明引咎殷《经效产宝》内容论述女子之病，当以治血为主，兼顾脾胃。《经效产宝》是现存最早的产科名著。该书认为妇女妊娠期以养胎保胎为主，治疗上力求调理气血、补益脾肾。

陈自明论治妇产科疾病，在辨证论治的基础上，尤注重调血。他引寇宗奭之言"夫人之生，以气血为本，人之病，未有不先伤其气血者"；又云"气血者，人之神也……然妇人以血为基本，苟能谨于调护，则血气宣行，其神自清，月水如期，血凝成孕"，明确指出了气血为人身之本，而气血之中，妇人又以血为基本。因为月经、胎孕、产育、哺乳都是以血为用，血气充沛则月经、胎孕、产育、哺乳正常。同时，在经、孕、产、乳期间，又易于耗损精血，致机体处于血分不足的状态。正如《灵枢·五音五味》所云："妇人之生，有余于气，不足于血，以其数脱血也。"鉴于此，陈自明提出了"男子调其气，女子调其血"的观点，论治女子之病，注重治血为主，临证常用当归、白芍、熟地黄等养血之品，善用四物汤化裁调治妇产科疾病。例如，用加减四物汤作通用方，治血虚月经不调、腰腹作痛、崩中漏下、半产产后、恶露内停，或去血过多而痛；用四物二连汤治血热口舌生疮，或夜发寒热；用当归散治月经不调及年老经水复行等。由此观之，陈自明论治妇产科疾病，在辨证论治的基础上，尤注重调血。

对于妇人月经病的病因，陈自明认为外感风热或风寒均可导致月事不行，进而可致不孕，甚至成为癥瘕，或为劳损、带下、崩漏、小便淋沥。因为脾胃为后天之本，气血生化之源，如脾胃失调，也易引起闭经、不孕、带下、崩漏等多种疾病，因此在治疗原则上提出调理气血、调理脾胃。

妇女下腹有结块，或胀，或满，或痛者，称为"癥瘕"。癥与瘕，其病变性质不同。癥，坚硬成块，固定不移，推揉不散，痛有定处，病属血分；瘕，痞满无形，时聚时散，推揉转动，痛无定处，病属气分。但就其临床所见，每有先因气聚，日久则血瘀成瘕，因此不能截然分开，故前人每以癥瘕并称。癥瘕包括了西医学多种妇科肿块，如子宫肌瘤、卵巢肿瘤、盆腔炎性肿块、子宫内膜异位症、宫外孕及陈旧性宫外孕、黄体囊肿等。月经先后不定期、经血过多、过少等异常情况皆属月经不调，究其根源，在于血气与脾胃。

第三节 《妇人大全良方·月水不通方论》

【原文】

夫妇人月水不通[1]者，由劳伤血气致令体虚，受风冷邪气[2]客于胞内，伤损冲任之脉，并手太阳、少阴之经，致胞络[3]内血绝不通故也。冲任之脉起于胞内，为经脉之海。手太阳小肠之经也，手少阴心之经也，此二经为表里，主上为乳汁，下为月水。风冷伤其经血，血性得温则宣流，得寒则涩闭。既为风冷所搏，血结于内，故令月水不通也。又云：肠中鸣则月水不来，病本在胃，胃气虚[4]，不能消化水谷，使津液不生血气故也（所以《梅师方》单用厚朴，其理可见。再出《易简方》）。又云：醉以入房，则内气竭绝伤于肝，使月水衰少不来。所以尔者，肝藏于血，劳伤过度，血气枯竭于内也。又先唾血[5]及吐血、下血[6]，谓之脱血[7]，名曰血枯，亦月水不来也。所以尔者，津液减耗故也。但益津液，其经自下也。诊于肾脉[8]微涩者，是月水不通也。又左手关后、尺内浮为阳绝[9]，无膀胱脉也，月水则闭。又肝脉沉而急，隐之亦然。时小便难[10]，苦头眩[11]痛，腰背痛，足寒[12]时疼，月水不来时，恐得之时有所堕坠也。月水不通，久则血结于内，生块变为血瘕[13]，亦作血癥。血水相并，壅涩不通，脾胃虚弱，变为水肿也。所以然者，脾候身之肌肉，象于土，土主克消于水，水血既并，脾气衰弱，不能克消，故水气流溢，浸渍肌肉，故肿满也。

【注释】

[1]月水不通：病名，即闭经，亦名不月、月闭、经水不来等。指女子年逾16周岁，月经仍未来潮，或建立正常月经周期以后，又连续闭止6个月以上，称为闭经。

[2]邪气：病邪，简称邪，与正气相对而言，邪气是各种致病因素的统称。《素问·通评虚实论》："邪气盛则实，精气夺则虚。"

[3]胞络：分布于胞宫的脉络。胞络又名胞脉，指联系胞宫的经络，主要是八脉中的冲脉和任脉。因这两条经脉均起于胞中，与女子的月事、妊娠有直接关系。《素问·评热病论》："月事不来者，胞脉闭也。胞脉者，属心而络于胞中。"杨上善注："任、冲之脉起于胞中，为经络海，故曰胞脉也。"

[4]胃气虚：胃气虚弱，受纳腐熟功能减退，胃气不降。

[5]唾血：唾液中带血，血随唾液而出。《素问·咳论》："肺咳之状，咳而喘息有音，甚则唾血。"

[6]下血：即便血。

[7]脱血：血液脱失之证，又称血脱。《素问·平人气象论》："臂多青脉，曰脱血。"

　　［8］肾脉：肾脉指肾脏的脉象。下文膀胱脉、肝脉均为相应脏腑的脉象。

　　［9］阳绝：阳绝是指脉搏只见于寸部，关、尺两部不能察觉到脉动的一种脉象。《伤寒论·平脉法》："寸脉不至关，为阳绝。"

　　［10］小便难：指尿少及小便艰涩。

　　［11］头眩：即眩晕。眩，视物黑暗不明或感觉昏乱；晕，感觉自身与周围景物旋转。《医碥·眩晕》："眩，惑乱也，从目从玄。玄，黑暗也，谓眼见黑暗，虚人久蹲陡起，眼多黑暗是也；晕与运同，旋转也，所见之物皆旋转如飞，世谓之头旋是也。"

　　［12］足寒：两足寒冷，因阳气虚弱，阴寒下盛所致。《素问·解精微论》："阴并于下，则足寒，足寒则胀也。"

　　［13］血瘕：瘀血聚积所生的有形肿块，为八瘕之一。出《素问·阴阳类论》："阴阳并绝，浮为血瘕，沉为脓胕。"

【按语】

　　本条主要论述月水不通的病因病机、脉象特征及病程转归与变证。月水不通病机，主要有以下六种：一则气血劳伤而经血无以化生，月事自然不来。二则风冷邪气客于胞宫，损伤冲脉及手太阳、少阴二经，寒邪凝滞收引，致胞宫血脉不通，则月水自然不通畅。三则脾胃亏虚，不能消化水谷而转化为气血津液，气血津液不足则无以化生经血，故经水无以时下。《灵枢·营卫生会》曾明确指出气血津液等精微物质皆来源于脾胃，脾胃为气血化生之源，津血同源，津液化生不足则无以化生血液，肝无血可藏，胞宫不能按时满溢，则月水不通矣。四则妇人醉以入房，则肝气竭绝，因肝主藏血、主疏泄，若肝气受损，气机运行受阻，影响肝藏血功能的正常运转，血气枯竭于内，则月水无源以化。五则脱血过多。妇人先有唾血及吐血、下血等失血的情况，称为血枯。津液耗减，无血可下，唯有补充津液，经血才能自下。六则有所堕坠，致瘀血内停，月水不来，伴见时小便难、苦头眩痛、腰背痛、足寒时疼等，甚则腹中癥瘕阻滞血脉运行，久则月水不通。

　　薛己注："经水阴血也。属冲任二脉，上为乳汁，下为月水。其为患，有因脾虚而不能生血者，有因脾郁而血不行者，有因胃火而血消烁者，有因脾胃损而血少者，有因劳伤心而血少者，有因怒伤肝而血少者，有因肾水不能生肝而血少者，有因肺气虚不能行血者。治疗之法，若脾虚而不行者，调而补之。脾郁而不行者，解而补之。胃火而不行者，清而补之。脾胃损而不行者，温而补之。劳伤心血而不行者，逸而补之。怒伤肝而不行者，和而补之。肺气虚而不行者，补脾胃。肾虚而不行者，补脾肺。经云，损其肺者，益其气；损其心者，调其荣卫；损其脾者，调其饮食，适其寒温；损其肝者，缓其中；损其肾者，益其精。皆当审而治之。"

　　至于脉象有以下几种情况可诊为月水不通：一是肾脉微涩。《针灸甲乙经》载肾脉"微涩，为不月，沉痔"。二是左手关后、尺内浮为阳绝，无膀胱脉也。《脉经》载："左手关后尺中阳绝者，无膀胱脉也。苦逆冷，妇人月使不调，王月则闭，男子失精，尿有余沥。刺足少阴经，治阴，在足内踝下动脉，即太溪穴也。"三是肝脉沉急，或隐。

月水不通进一步可变生他证，一则冲任阻滞，血行受阻，血脉凝涩不通，日久积而成块，逐渐增大成为癥瘕之病。二则因脾候身之肌肉，象于土，土主克消于水，水血相并，壅塞脾土，脾气衰弱则不能克水，故水反侮于土，水气流溢，致使水湿浸渍肌肤发为肿满。

第七章　刘完素《素问病机气宜保命集》▷▷▷▷

刘完素（1120—1200），字守真，号通玄处士，河间人，故后世称为"刘河间"，金元时期著名医家。以其为代表的阐发火热病机、善用寒凉药物、辨治火热疾病的学术流派，被称为"河间学派"。刘完素受理学、道家及宋学学风的影响，重视中医理论的研究，着重探讨中医病机理论，强调理论与临床实践相结合，尤其重视对《内经》的研究，促进了中医基础理论与中医临床医学的迅猛发展。著有《黄帝素问宣明论方》《素问玄机原病式》《素问病机气宜保命集》《伤寒标本心法类萃》《新刊图解素问要旨论》《三消论》等著作。《素问病机气宜保命集》是一部综合性医书，成书于1186年。此书是在撰写并刊行《素问玄机原病式》及《黄帝宣明论方》等代表著作的基础上，将刘完素后三十年间的理论精髓与治法方论总结而成，共三卷三十二论，是其毕生医药理论和临床心得的总结。刘完素言其内容"信如心手，亲用若神""得轩岐要妙之旨""用之可以济人命，舍之无以活人生"。该书上卷载有原道、原脉、摄生、阴阳、察色、伤寒、病机、气宜和本草九论，中、下卷则论述了中风、疠风、内伤、诸疟、霍乱、咳嗽、虚损、消渴等多种疾病的辨治经验等。本书摭取其上卷之"病机论"、中卷之"中风论"及下卷之"三消论"作为代表进行阐述。其中《三消论》一卷，本已佚，后被张子和收载于《儒门事亲》，名为《刘河间先生三消论》而幸得流传至今。

第一节　《素问病机气宜保命集·病机论》

【原文】

论曰：察病机之要理，施品味之性用，然后明病之本焉。故治病不求其本，无以去深藏之大患。故掉眩、收引、膹郁、肿胀、诸痛疮疡，皆根于内。夫百病之生也，皆生于风、寒、暑、湿、燥、火，以之化之变[1]也。《经》言：盛者泻之，虚者补之，余锡以方士[2]，而方士用之，尚未能十全。余欲令要道必行，桴鼓相应，犹拔刺雪污，工巧神圣，可得闻乎？《灵枢经》曰：刺深而犹可拔，汙[3]而犹可雪。《庄子》曰：雪，犹洗也。岐伯曰：审察病机，无失气宜[4]，此之谓也。

黄帝曰：愿闻病机何如？

岐伯对曰：诸风掉眩，皆属于肝。少虑无怒，风胜则动[5]。肝者，罢极之本，魂之居也，其华在爪，其充在筋，以生血气，其味酸，其色苍，为将军之官，谋虑出焉，此为阴中之少阳，通于春气，其脉弦。王注曰：肝有二布叶、一小叶，如木甲坼之象。

故《经》所谓其用为动，乃木之为动，火太过之政亦为动。盖火木之主暴速，所以掉眩也。掉，摇也；眩，昏乱也，旋运皆生风故也。是以风火皆属阳，阳主动。其为病也，胃脘当心痛，上支两胁，膈咽不通，食饮不下，甚则耳鸣、眩转、目不识人，善暴僵仆、里急、缩戾[6]、胁痛、呕泄，甚则掉眩、癫疾、两胁下痛引少腹，令人善怒也；虚则职[7]眺眺[8]无所见，耳无所闻，善恐如人将捕之。凡肝木风疾者，以热为本，以风为标，故火本不燔，遇风冽乃焰，肝本不甚热，因金衰而旺，肺金不胜心火，木来侮于金，故诸病作矣。其为治也，燥胜风。王注曰：风自木生，燥为金化。风余则制之以燥，肝胜则治以清凉，清凉之气，金之气也，木气之下，金气承之。又曰：风淫于内，治以辛凉，肝欲散，急食辛以散之。故木主生荣而主春，其性温，故风火则反凉而毁折，是兼金化制其木也。故风病过极而反中外燥涩，是反兼金化也；故非为金制其木，是甚则如此。中风偏枯者，由心火暴盛，而水衰不能制，则火实克金，金不能平木，则肝木胜而兼于火热，则卒暴僵仆。凡治消瘅、仆击、偏枯、痿厥、气满、发肥，实膏粱之疾也。故此脏气平则敷和[9]，太过则发生[10]，不及则委和[11]。

【注释】

[1] 之化之变：同"之变化"之义，指六气的异常变化。王冰曰："静而顺者为化，动而变者为变，故曰之化之变也。"可同参。

[2] 锡以方士：赐予医生。"锡"：音义同"赐"。方士，方术之士，此处指医生。

[3] 汙（wū）：同"污"，肮脏的东西。

[4] 气宜：六气各有主时之宜，这里指六气主时的规律。刘完素在《素问病机气宜保命集·卷上》，有"气宜论第八"专篇进行讨论。

[5] 少虑无怒，风胜则动：肝藏魂，主疏泄，主藏血，在志为怒，体阴而用阳。《素问·灵兰秘典论》曰："肝者，将军之官，谋虑出焉。"故"少虑"则对肝阴血的消耗少，肝的功能正常发挥，则无怒。"风胜则动"来自《素问·阴阳应象大论》。肝，五行属木，功能失常时，木性主动、主升。所以各种原因导致肝木太过，就会出现肢体动摇震颤的病证。

[6] 缩戾（ruǎn lì）：指筋肉拘急短缩，肢体屈曲扭转。

[7] 职："常"之意。

[8] 眺眺：指目光昏花模糊。

[9] 脏气平则敷和：《素问·五常政大论》中指出太空寥廓无边，五运周行，运动不息而互为制约，五运有太过、不及的不同，从而有损和益的区别。而木气象春气，其平气有散布温和的作用，使万物得以生长发育。王冰则注"平则敷和"为"敷布和气，物以生荣"。

[10] 太过则发生：木运太过，则曰"发生"。发生，王冰谓"宣发生气，万物以荣"。

[11] 不及则委和：木运不及，则"委和"。"委"有屈或弃的意思，王冰注为"阳和之气，委屈而少用也"。

【按语】

《病机论》是刘完素阐述病机的专篇。刘完素在《素问玄机原病式》的基础上，进一步对《素问·至真要大论》中的"病机十九条"进行了注解与阐述。在《病机论》中，刘完素对五脏病机与五运六气的关系加以阐述，指出六气内通脏腑之气，人体脏腑的虚实与六气的变化有着密切的联系，重视人体内生六气兴衰变化之间的相互作用。这些内容，极大地丰富了"病机十九条"的内容，发展了中医病机学说。

《内经》运气七篇，从不同的角度，阐述了运气学说，《素问·至真要大论》指出"夫百病之生也，皆生于风、寒、暑、湿、燥、火，以之化之变也"。刘完素以"病机十九条"所强调的"审察病机，无失气宜"为核心，指出病机是治病求本的关键，是立法选方治疗疾病的依据，故需审察；而六气各有主时之宜，要注意掌握六气主时的规律。在审察病机时，要注意季节气候对病机转归的影响，注意天文－气候－病候的密切关系及其变化，强调了运气学说的重要性。

刘完素在"病机十九条"的基础上，参考王冰的注释，在《病机论》篇中，进一步强调五运六气理论的运用，把五脏之病分属五运，把人体脏腑的虚实变化与六气的变化加以联系，对"病机十九条"中五脏、六气（在风、湿、寒、火、热病机的基础上，增加了燥气病机）及上、下所主病证的病机进行了深入探讨，开运气辨病机之学术先河，并在阐述病机的基础上，提出相应的治法，丰富了中医病机理论体系，提高了临证治疗效果。

《素问·至真要大论》曰："诸风掉眩，皆属于肝。"刘完素引用了《素问·六节藏象论》中有关肝的内容，"肝者，罢极之本，魂之居也，其华在爪，其充在筋，以生血气，其味酸，其色苍，为阴中之少阳，通于春气"，还将《素问·灵兰秘典论》中"肝为将军之官，谋虑出焉"的内容也列于此论，补充了肝的正常脉象为"脉弦"，将肝的生理特性进行了较完整的总结。他还引用王冰有关肝的注解，"肝有二布叶、一小叶，如木甲坼之象"，指出《内经》言肝木其用为风动之象，而火之征也为动，故风火相兼时，风动之象会更加强烈，人体就会出现"掉眩"的情况。对此，刘完素用运气学说中"同化"和"兼化"的概念进行了阐述。刘完素认为，六气之中，火热之气与风、湿、燥、寒关系密切。风、湿、燥、寒诸气在病理过程中，皆能化生火热，此为"同化"；而风、湿、燥、寒与火热之气，常常会相兼为病，此为"兼化"。在五行的自然属性中，木能生火，故风能同化为火。风与火都属阳，其性相同，常会兼化，且阳主动，两阳相搏，则"头目为之眩转"。风火相兼，为肝之实证，临床表现出"胃脘当心痛，上支两胁，膈咽不通，食饮不下""胁痛、呕泄""两胁下痛引少腹，令人善怒"等气机上逆、肝火炽盛、肝木克脾土的症状。如风火相兼之势进一步加重，还会表现出"掉""眩"等风动之象，甚至会出现"经缨戾""目不识人""僵仆""癫疾"等风火旺于上，神志受扰之象。因肝开窍于目，肝虚时，无论是肝气还是肝阴、肝血的亏虚，多导致双目昏花模糊，甚或不能视物。此外，肝藏魂，肝虚时，多见其人善惊易恐、惊悸不安，"如人将捕之"之状。而乙癸同源，肾开窍于耳，肝虚常合并肾虚，从而出现听力下降甚至听觉丧失的情况。

　　至于肝病的治则，刘完素指出，肝病虽然以动风为标象，其实质上却是以热太过为本质。而热太过的原因不一定是肝本身的热很重，多是夹风邪为患的原因。因"火本不燔，遇风洌乃焰"，所以，肝病动风，多因心火旺，火盛克金，致金衰而木旺，木反侮金而作。因六气中燥胜风，故治疗时需用燥金来克风木。燥胜风之理，王冰的注解很有特色："风自木生，燥为金化。"金能克木，肝木风疾者，以热为本，治热以凉，清凉之气，燥金之气也，故燥胜风。风动的病变反映的就是肝的病变，所以，肝的病变也可用治风之法。"风余则制之以燥"，故肝胜则"治以清凉"，从亢害承制的理论来说，即"木气之下，金气承之"，用金之气来治疗木之气，即用清凉之性的药物治疗肝木过盛所致之病。《素问·至真要大论》"风淫于内，治以辛凉"，这是诸气在泉时，有关六气太过的治疗原则。刘完素将肝的病变归属为风木的疾患，并推衍出肝风太过时，治以辛凉的治疗原则，是对《内经》这一治疗大法的解读与发挥。刘完素还指出，肝病还适用"肝欲散，急食辛以散之"的治疗原则，与前面"风淫于内，治以辛凉"的治则是相契合的。只不过，"肝欲散，急食辛以散之"来自《素问·脏气法时论》，属于《内经》的脏腑苦欲补泻理论。因肝属木，木性喜条达而恶抑郁，故以辛味之药散之，适其性为补。

　　刘完素应用亢害承制理论，指出风病过极时，机体所出现的内外燥涩的现象，并不是因为金克木，而是"木极似金"。《素问·六微旨大论》载"亢则害，承乃制，制则生化，外列盛衰，害则败乱，生化大病"，提出了"亢害承制"的理论，并以此说明五运六气之间的相互承制关系。对此，刘完素进一步发挥，一方面，运气的承制关系，是维持运气正常运行的必要条件，如春令"风木旺而多风，风大则反凉，是反兼金化，制其木也；大凉之下，天气反温，乃火化承于金也；夏火热极而体反出液，是反兼水化制其火也"（《素问玄机原病式》）。正是这种"反兼胜己之化"的存在，才使运气维持正常，气候不致太过或不及，万物才能生生不息。另一方面，在病理变化过程中，由于五运六气的偏亢过度，机体也会出现本质与现象不一致的"胜己之化"假象。即己亢太过，反而会出现胜己之化。如风气过甚而见筋脉拘急，是因为"燥金主于紧敛短缩劲切，风木为病，反见燥金之化"，即所谓"木极似金"。这种反兼之象是假象，不同于前面的相兼同病。"胜己之化"的假象多出现于五运六气偏亢太过之时，疾病较重，必须认真进行鉴别。综上所述，刘完素将"亢害承制"的意义延伸于脏腑病机，提出五运之中一运过极，如有承制之象，则可能是"反兼胜己之化"的相兼为病，也可能是"反似胜己之化"的假象，治疗时要注意分辨。就肝而言，肝属木，木性主生长生发，主春，其性温。就自然界六气而言，风火过极而天气反凉，从而制约风木太过的情况，是兼金化而制木。在疾病的发病过程中，风病过极时，如出现机体内外燥涩少液的情况，正是"木极似金"的原因，所以治疗的中心在肝木，而不是肺金。

　　中风出现偏枯，多因肾水虚衰，心火亢盛，水衰不能制火，火盛则克金，金衰不能制木，导致肝木过旺，而木能生火，风助火势，呈现"肝木胜而兼于火热"的热极生风，所以出现卒暴僵仆、中风等病证。热极生风的理论始见于《素问玄机原病式·五运主病》，刘完素指出"风本生于热，以热为本，以风为标，凡言风者，热也，热则风动"，即对于中风来说，风为标象，热极生风，火热才是生风的根本原因。而在此处，刘完素运用运气学说，对于中风的病机多由内生的理论再次进行详细论述。

另外，因为肥者令人内热，故而刘完素指出"消瘅、仆击、偏枯、痿厥、气满、发肥"等病，均是食膏粱厚味太过所致。

【原文】

诸痛痒疮，皆属于心。静则神明[1]，热胜则肿[2]。心者，生之本，神之变也，其华在面，其充在血脉，为阳中之太阳，通于夏气，其脉钩，其味苦，其色赤，为君主之官，神明出焉，此为阳中之太阳也。王注曰：心形如未敷莲花，中有九空，以导引天真之气，神之宇也。《经》所谓其用为燥。火性燥动，其明于外，热甚火赫，烁石流金，火之极变也；燔焫[3]山川，旋反屋宇，火之灾眚[4]也。故火非同水，水智而火愚，其性暴速。其为病也，当胸中热、嗌干、右胠[5]胁满、皮肤痛、寒热、咳喘、唾血、血泄、衄衊、嚏呕、溺色变，甚则疮疡、胕肿、肩背臑缺盆中痛、疡疹、身热、惊惑、恶寒、战慄、谵妄、衄衊[6]、语笑、疮疡、血流、狂妄、目赤、胸中痛、胁下痛、背膂肩胛间痛、两臂痛，虚则胸腹大、胁下与腰背相引而痛。其为治也，以寒胜热。王注曰：小热之气，凉以和之；大热之气，寒以取之；甚热之气，则汗发之，发之不尽，则逆制之，制之不尽，求其属以衰之。又曰：壮水之主，以制阳光。《经》曰：气有多少，病有盛衰，治有缓急，方有大小，此之谓也。是以热淫于内，治以咸寒，佐以甘苦，以酸收之，以苦发之。心欲软，急食咸以软之。君火之下，阴精承之，火气之下，水气承之。是故火主暴虐，故燥万物者，莫熯[7]乎火。夏月火热极甚，则天气熏蒸，而万物反润，以水出液，林木津流，及体热极而反汗液出，是火极而反兼水化。俗以难辨，认是作非，不治已极，反攻王气，是不明标本，但随兼化之虚象，妄为其治，反助其病，而害于生命多矣。故此脏平则升明[8]，太过则赫曦[9]，不及则伏明[10]。王注曰：百端之起，皆自心生[11]。

【注释】

[1]静则神明：心属火，主神明，心藏神。如心的功能正常，则人体神有所主，呈现静谧神清之态。

[2]热胜则肿：各种因素引起心的功能失调，则易阳热壅盛而出现痈疡肿痛等病证。

[3]燔焫（fán ruò）：燃烧。《列子·周穆王》："阳气壮，则梦涉大火而燔焫。"《素问·五常政大论》："火见燔焫，革金且耗。"

[4]眚（shěng）：灾异。

[5]胠（qū）：腋下。

[6]衊（miè）：《说文解字·血部》：同"蔑"，污血也。

[7]熯（hàn）：干燥，热；烧，烘烤。

[8] 此脏平则升明：《素问·五常政大论》中，心属火，火象夏天之气，其特色为气升而光明显露，使万物得繁华外露，故火运的平气曰升明。

[9] 太过则赫曦：火运太过，则出现火气盛明的情况。赫曦，炎暑炽盛貌。

[10] 不及则伏明：伏明，王冰注曰"明曜之气，屈伏不申"。指火运不及时，阳不彰而光明伏。

[11] 百端之起，皆自心生：王冰此言，强调了心在人体生命活动中的重要地位。

【按语】

《素问·至真要大论》曰："诸痛痒疮，皆属于心。"刘完素据《内经》各论中内容重述心的基本生理功能："心者，生之本，神之变也，其华在面，其充在血脉，为阳中之太阳，通于夏气，其脉钩，其味苦，其色赤，为君主之官，神明出焉，此为阳中之太阳也。"他还引用王冰对心的论述，进一步阐述了心的功能特点：心的外形，如未开展的莲花，中空，可以导引天真之气。这是王冰受道家内丹修炼的影响而对心的功能的拓展，也因此指出心为神之居，心主神明。而心属火，火性燥动，故心其用为燥。火之性，光明于外，同时，其势盛时，有极大的变化，它能熔化石头，可化金成水，能焚烧山川、毁损房屋。可见火与水是两种不同属性的物质，水主静而能生慧，火主动而躁急少思，故火性暴速。

心火所致的病变当分虚实，实证多见热灼津伤、筋脉拘挛，症见胸中热、咽干、右胁胀满不适、皮肤痛、寒热等；火热扰动气机，可致全身气机紊乱，症见皮肤痛、肩背臑缺盆中痛、胸中痛、胁下满、背膺肩胛间痛、两臂痛等；火热灼伤脉络，热迫血行，故心火过盛时，还会出现唾血、血泄、衄衊等血热妄行之症。其中要特别指出的是出血呈污黑色的"衄衊"一症，血出色黑，是因热势过亢，亢害承制，火极似水，故血出兼黑而紫也。另外，心为君主之官，主神明，心火盛，扰动神明，还可出现惊惑、恶寒、谵妄、语笑等一系列神志异常的改变。虚证如心气虚，会出现胸腹部气机运行不畅，一方面常有胸腹胀闷，另一方面出现胁下与腰背相引而痛的阳虚生寒、寒性收引的痛证。

此时的治则治法为治热以寒。刘完素引用王冰的注解，指出热较轻时，以凉药和之即可；热势若重，"大热之气"则需寒药治之，当邪在肌表而发热时，用汗法祛邪即可；汗法无效，邪不在表，当以寒凉之剂来制其热；如仍无疗效，须详加辨证，对证施以反治法。即"微者逆之""甚者从之"之法。"微者逆之"适用于病情轻浅、单纯无假象的疾病，如热者寒之等；而"甚者从之"指对于病势较重、病情复杂出现假象的疾病，要顺从疾病的假象来进行治疗，如热因热用、寒因寒用等。如发热，用汗法无效，用寒凉药物如石膏、黄连、黄芩等也无效时，要注意可能是阴虚发热，往往伴有腰酸足软、口干咽燥、头晕目眩、骨蒸潮热、舌红、脉细数等肾水不足、虚火上炎之症，此时就需要滋阴补水，从而抑制虚火上炎，即王冰所谓"壮水之主，以制阳光"，所谓"求其属以衰之"，即辨清疾病本质而治之。

"热淫于内，治以咸寒，佐以甘苦，以酸收之，以苦发之"是《素问·至真要大论》中"诸气在泉"时火热过甚的治则。而"心欲软，急食咸以软之"，源于《素问·脏气法时论》。吴崑注解为"万物之生，心皆柔软，故心欲软。心病则刚燥矣，宜食咸以软之。盖咸从水化，故能济其刚燥使软也。心火喜软而恶缓，故咸为补，甘为泻也"。

"君火之下，阴精承之，火气之下，水气承之"。五运的承制关系中，火性暴虐，灼伤津液、筋脉、血脉而能燥万物。但是在自然界中，夏季火热极甚时，天气反而出现水湿蒸腾、万物润泽、树木生长繁茂之态，是因为热甚反兼水化。在人体来说，夏天火热重，身体反而会出汗，也同样是火极而反兼水化制其火的原因。在疾病发展的过程中出现这种情况，就一定要认清真假，不能认是作非，不治火极之实质，仅仅顺着兼化之假象进行治疗，攻击正常的脏腑，那就是没弄明白标本的真实情况，对治疗是很不利的。"火极似水"时，火热过极是疾病之本质，而身体出现水液蓄积甚至有手足逆冷之态均是反兼水化的假象。治疗时，用寒凉的药物来制其热，用咸味的药物来散其热结，佐以甘苦之药，用酸味来复其阴气，用苦味来发泄其热，才是正确的治疗。

【原文】

诸湿肿满，皆属于脾。味和气化[1]，湿胜则濡泄[2]。脾者，仓廪之官，本营之居也，名曰器，能化糟粕，转味而入出者也，其华在唇，其充在肌，其味甘，其色黄，故为仓廪之官，又名谏议之官[3]，五味出焉。此至阴之类，通于土气，为阴中至阴，其脉缓。王注曰：脾形象马蹄，内包胃脘，象土形也。其用为化，兼四气聚散，复形群品，以主溉灌肝、心、肺、肾，不主于时，寄王四季，《经》所谓：善者不可得见，恶者可见[4]。其变骤注，其灾霖溃[5]。其为病也，胕肿、骨痛，阴痹按之不得，腰脊头颈痛，时眩，大便难，阴气不用，饥不欲食，咳唾则有血，积饮，痞膈，中满，霍乱吐下，为善饥，肌肉痿，足不收行，胁膜，呕吐，泄，注下。王注曰：脾热之生，虚则腹满、肠鸣、飧泄、食不化者，有胃之寒者，有胃之热者。色白澄彻清冷皆属于寒，色黄水赤混浊皆属于热。故仲景曰：邪热不杀谷，水性疾速，此之谓也。其为治也，风胜湿。湿自土生，风为木化，土余则治之以风，脾盛治之以燥。故湿伤肉，湿胜则濡泄，甚则水闭、胕肿。王注曰：湿为水，水盛则肿，水下形肉已消。又曰：湿气所淫，皆为肿满，但除其湿，肿满自衰。若湿气在上，以苦吐之，湿气在下，以苦泻之，以淡渗之。治湿之病，不利小便，非其治也。故湿淫所胜，平以苦热，佐以酸辛，以苦燥之，以淡泄之。若湿上甚而热，治以苦温，佐以甘辛，以汗为故而止。湿淫于内，治以苦热，佐以酸淡，以苦燥之，以淡泄之，脾苦湿，急食苦以燥之。又曰：土位之下，木气承之。《本草》曰：燥可去湿，桑白皮、赤小豆之属。王注曰：身半以上，湿气有余，火气复郁。所以明其热能生湿。《经》所谓风寒在下，燥热在上，湿气在中，火游行其间[6]，是以热之用矣。故土主湿黔[7]云雨而弘静，风热极甚，则飘骤散落，是反兼风木制其土也，若脾甚土自邕[8]，燥去其湿，以寒除热；脾土气衰，以甘缓之。所以燥泄、积饮、痞隔、肿满、湿热、干涸、消渴，慎不可以温药补之。故积温成热，性之温乃胜气之药也。故此脏喜新而恶陈，常令滋泽，无使干涸，土平则备化[9]，太过则敦阜[10]，不及则卑监[11]。

【注释】

[1] 味和气化：脾的功能正常时，其主升清降浊、主运化水谷的功能发挥正常，气血生化有源。

[2] 湿胜则濡泄：脾的功能失常，则水谷停而为水湿，出现濡泄等病证。

[3] 谏议之官：《素问》遗篇"刺法论"认为脾为"谏议之官，知周出焉"。"谏议"为古官名，后称"谏议大夫"。"谏"，《说文解字》注曰："谏者，多别善恶以陈于君。""知周"在《易·系辞》中阐述为"知周乎万物而道济天下，故不过"。此处可以理解为土居中位，在五行中起着调控其他四行的作用，所以只有脾发挥"谏议之官"之功能，平时注意考察各脏腑气血的细微变化征兆，机体才能及时地调整气血阴阳平衡等。

[4] 善者不可得见，恶者可见：来自《素问·玉机真脏论》。正常的脾脉，在四季之脉象（弦、钩、毛、石）中，都有柔软和缓之象，而不能单独出现。但脾的病脉，则可单独出现。

[5] 其变骤注，其灾霖溃：来自《素问·气交变大论》。"霖"指久下不停的雨。脾属中央，中央生湿，所以其变为暴雨倾注，其灾为淫雨溃坏。

[6] 风寒在下，燥热在上，湿气在中，火游行其间：来自《素问·五运行大论》。原文直译为：风寒在于下，燥热在于上，湿气在于中，火气游行于中间。而其具体所指，马莳注解为"风寒在下，而风居东寒居北。燥热在上，而燥居西热居南。湿气居中央。火于未入之前在湿上，已入之后在湿下"。而"火游行其间"，则注家说法不一。前面马莳作"入前""入后"解，而《类经》则从君、相二火解："惟火有二，君火居湿之上，相火居湿之下，故曰'火游行其间'。"而《黄帝内经素问校释》中，认为本处之火，当指六气之火，乃相火。在岁气中，相火一气的时位，主气客气不一，主气少阳相火在太阴湿土之前；客气少阳相火，在太阴湿土之后，故所谓"火游行其间"，亦指此。以上注解均供参考。

[7] 黔（yīn）：古同"阴"，云遮日。

[8] 邕（yōng）：同"壅"，堵塞。

[9] 土平则备化：土象长夏之气，其平气有化育万物的作用，土能生万物，所以万物皆备其化，正如《类经》所注"土象万物，无所不备，土生万物，无所不化"。

[10] 太过则敦阜（fù）："阜"的古字形像阶梯或像阶梯那样有起伏的山，后来演变为"山丘"之意。"阜"也用来表示面积很大的、又高又平的土地，由此引申为厚、大、多之意。王冰注之曰"敦，厚也。阜，高也。土余，故高而厚"。

[11] 不及则卑监：土生万物，其位尊贵，但如土气不及，则其位卑。"监"，临下之意。"卑监"表示因土气不足，导致其临视职能有失。

【按语】

《素问·至真要大论》曰："诸湿肿满，皆属于脾。"刘完素据《内经》各论中的内容阐述脾的基本生理功能："脾者，仓廪之官，本营之居也，名曰器，能化糟粕，转味而入出者也，其华在唇，其充在肌，其味甘，其色黄，故为仓廪之官，又名谏议之官，五味出焉。此至阴之类，通于土气，为阴中至阴，其脉缓。"之后，刘完素引用王冰对脾的注解进一步阐述了脾的功能特点，对脾在五脏中的地位及与他脏的关系进行论述。王冰提出脾形似马蹄，内包胃脘，似土之形。河图中，土居中央，木、火、金、水各位于东、南、西、北四方。结合五行与四时的配属，春木应东方，夏火应南方，秋金应西方，冬水应北方，中土无季节相配，在五行之中，是协调其他四行的作用，不独主于一时而寄于四时。而五脏所主，《类经》注："肝木主春而王于东；心火主夏而王于南；肺金主秋而王于西；肾水主冬而王于北。惟脾属土而蓄养万物，故位居中央，寄王四时各一十八日，为四脏之长，而不得独主于时也。"正如《素问·太阴阳明论》中所说"脾者土也，治中央，常以四时长四脏，各十八日寄治，不得独主于时也"，强调土为万物之母，脾胃皆属于土，所以主生成万物，为脏腑之本，对于人体来说，上至头，下至足，无所不及。

由于脾为万物生成之源、脏腑之本，所以人体全身上下、多器官多系统的复杂疾病，都可能是因脾病不用所致。本篇中所列举的疾病，涉及消化系统、呼吸系统、骨关节系统等，复杂而多样，但均与脾胃功能失调有着直接联系。

至于脾之主病，《素问·脏气法时论》中曾指出："脾病者，身重，善饥，肉痿，足不收，行善瘈，脚下痛。虚则腹满，肠鸣，飧泄食不化。"因脾主肌肉，脾的实证会出现身体沉重、易饥、肌肉痿软无力之症；脾又主四肢，故会出现两足弛缓不收，行走时经常会发生拘挛、抽搐、足下疼痛这些症状。而脾虚时，则会出现腹部胀满、肠鸣、泄下而食物不化之症。所下的秽物色白澄彻清冷者属胃寒，所下物者色黄水赤混浊者属胃热。这也是仲景所说的邪热不杀谷，而水性疾速的表现。另外，脾主运化，脾病，则水液代谢失常，湿胜则生濡泄，水盛则肿，还会发生胕肿、一身肿满甚则水闭等症。

在治疗方面，脾恶湿，故"急食苦以燥之"。湿邪为患，因湿自土生，从五运来说，风木胜脾土，故土有余则治之以风，脾盛则治之以燥。从亢害承制理论来说，"土位之下，木气承之"。"燥可去湿"，可用桑白皮、赤小豆这一类的药物。

另外，按就近祛邪的原则，若湿气在上，以苦吐之；湿气在下，以苦泻之，以淡渗之。而治湿大法，不利小便，非其治也。利小便是治疗湿邪普遍要遵从的原则。刘完素对于湿淫于内的治疗原则来源于《素问·至真要大论》"湿淫于内，治以苦热，佐以酸淡，以苦燥之，以淡泄之"。因湿为阴邪，故宜治以苦热。苦能胜湿，热以和阴也。酸从木化，故佐以酸淡。以苦燥者，苦从火化也。以淡泄者，淡味渗泄为阳也。刘完素《素问病机气宜保命集·病机论》则谓："湿淫所胜，平以苦热，佐以酸辛，以苦燥之，以淡泄之。"对比可见，刘完素在其中加入了"辛"味，强调以辛味药物宣散、去壅，从而帮助宣散水湿之邪、恢复机体气机的正常运行，是其对玄府气液说理论的运用，也是其对《内经》注重血气流通理念的发挥。这其中，如果湿邪犯于上，且有化热情况者，则需治以苦温，佐以甘辛，得汗法为愈。

王冰指出"半身以上，湿气有余，火气复郁"，强调的是热能生湿。对此，刘完素指出，从六气皆能化火的理论来说，热能生湿。《素问玄机原病式》曾指出，一方面，湿本土气，火热能生土湿；另一方面，湿病本不自生，因于火热怫郁，水液不能宣通，停滞而生水湿。而从同化兼化的理论来说，湿与热常相兼为病，故有"诸水肿，湿热相兼也""湿热相搏，则怫郁痞膈，小便不利而水肿也"之说。

因土主湿、主阴云、主雨而喜静，但雨湿过极则出现飘骤散落，则是反兼风木制土湿的原因，仍是亢害承制之理。所以临床上水湿太过时，会出现痉病样变，即是反兼风木之化以制之，是"土极似木"的情况。要注意此风木之象是假象，实非风也。另外，刘完素同样用同化与兼化的原理，阐明了湿与火热的关系。湿胜之疾，一方面湿邪久郁不得宣化则化生火热，即"积湿成热"；另一方面，火热属阳，湿属阴，虽性各异，但亦有相兼，临床常可见湿热相兼的疾病。故而临床治疗脾湿太过，应以苦燥其湿，以寒除其热；脾气衰时，用甘缓之药补之。而燥泄、积饮、痞膈、肿满、湿热、干淍、消渴等湿热相兼的疾病，要注意不可以温性的药物进行补益，因温性药会积温成热，同时，性温是风木之性，会助风木之势而加重木克土之势。

【原文】

诸气膹郁、病痿，皆属于肺金。常清气利[1]，燥胜则干[2]。肺者，气之本，魄之处也。其华在毛，其充在皮，其味辛，其色白而为相傅之官，治节出焉。为阳中之太阴，通于秋气，其脉毛。王注曰：肺之形，似人肩，二布叶、数小叶，中有二千四空，行列以布，布诸脏清浊之气。《经》所谓其用为固[3]，其变肃杀，其眚苍落[4]。其为病也，骨节内变，左胠胁痛，寒清于中，感而虐，太凉革候，咳、腹中鸣、注泻鹜溏、咳逆、心胁满引小腹、善暴痛、不可反侧、嗌干、面尘色恶、腰痛、丈夫㿗疝、妇人少腹痛、浮虚、尻[5]尻[6]、阴股、膝[7]、腨[8]、胻[9]、足病䠊揭。实则喘咳逆气，肩背痛，汗出，尻、阴股、膝、胻痛；虚则少气不能报息，耳聋嗌干。其为治也，热胜燥。燥自金生，热为火化，金余则治之以火，肺胜则治之以苦。又曰：金气之下，火气承之，燥淫于内，治以苦温，佐以酸辛，以苦下之。若肺气上逆，急食苦以泄之。王注曰：制燥之胜，必以苦温，故受干病生焉。是以金主于秋而属阴，其气凉，凉极天气清明而万物反燥，故燥若火，是金极而反兼火化也，故病血液衰也。燥金之化极甚，则烦热，气郁、痿弱而手足无力，不能收持也。凡有声之痛，应金之气。故此脏平气则审平[10]，太过则坚成[11]，不及则从革[12]。

【注释】

[1] 常清气利：肺主气，肺主治节，肺位最高，为"华盖"，故"常清气利"。

[2] 燥胜则干：肺属金，应秋。如肺的功能失调，燥气太过，则津液干淍。

[3] 其用为固：言明金的特性为坚固。来自《素问·五运行大论》。"固"，《类经》注为："坚而能固，金之用也。"

[4] 其变肃杀，其眚（shěng）苍落：肺金的变动为严酷摧残，其灾为青干而凋落。"眚"，灾害。"苍落"，王冰注为"青干而凋落"。

［5］骩（wěi）：骨弯曲。

［6］尻（kāo）：屁股，脊骨的末端：～骨（坐骨）

［7］髀（bì）：大腿，也指大腿骨。

［8］腨（shuàn）：小腿肚子。

［9］齇（zhā）：鼻子上的红斑。

［10］平气则审平：《素问·五常政大论》中，肺金的平气为"审平"。因秋气属金，其平气有平定的作用，使万物生长趋于平静稳定阶段，故王冰注其为"金气清，审平而定"。

［11］太过则坚成：肺气太过则"坚成"。《类经》注为"金性坚刚，用能成物"。

［12］不及则从革：肺气不及则为"从革"。《类经》注为"金性本刚，其不及则从火化而变革也"。

【按语】

对于肺的病机，刘完素在《素问玄机原病式·五运主病》中扩充"诸气膹郁，皆属于肺"的内容为"诸气膹郁病痿，皆属肺金"。在《素问病机气宜保命集》中，刘完素则表述为"诸气膹郁、病痿，皆属于肺金"。"痿"，意为"手中痿弱，无力以运动也"。其原因是肺金属秋，秋金旺则草木萎落，萎，犹痿。《内经》有"足受血而能步，掌受血而能握，指受血而能摄"之说，肺金本燥，燥之为病，血液衰少，不能营养百骸，故手足痿弱，不能收持。故而将痿证加入"五运主病"中肺金之处。

刘完素引《内经》各论中内容重述肺的基本生理功能："肺者，气之本，魄之处也。其华在毛，其充在皮，其味辛，其色白而为相傅之官，治节出焉。为阳中之太阴，通于秋气，其脉毛。"同时，引用王冰对肺之象的注解"似人肩……布诸脏清浊之气"，进一步阐述了肺主气、主治节的功能。

对于肺金太过所导致的一系列病变，《素问·至真要大论》中有关"阳明司天，燥淫所胜"内容为"木乃晚荣，草乃晚生，筋骨内变"。民所生病为"左胠胁痛，寒清于中，感而疟，大凉革候，咳、腹中鸣、注泄鹜溏、心胁暴痛，不可反侧，嗌干面尘，腰痛，丈夫癩疝，妇人少腹痛"。可见，《内经》中阳明司天之年，燥气淫胜其所胜之木气，大凉之气使天气反常，故而树木繁荣推迟，草类生长较晚，而人体则筋骨发生变化，人们易患左胠胁部的疼痛。另外，人体感受寒凉清肃之气后，则为疟疾、咳嗽、腹中雷鸣、便溏或泄泻、咽喉干燥、面色如蒙尘、腰痛等证。金胜克木则肝木受邪，人们易患两胁下及少腹部的疾病，如心胁突然剧痛不能转侧、男子癩疝、妇女少腹疼痛等证。

刘完素又进一步扩展燥金太过所引起的病证：患者出现肺气亏虚，不能正常布行水液而导致的虚肿及因风燥伤于皮肤体表，导致血分瘀滞或津少血枯，从而出现全身多处如尾骨、阴股、大腿、小腿、足部皮肤干涩干燥，或呈起皱成折之形状，甚则有裂口、出血、疼痛等表现。实则见肺气壅滞、气机上逆导致喘咳逆气、肩背疼痛，或者因热迫津出导致汗出，或者实邪致气机不畅导致尾骨、阴股、膝、大腿等部位疼痛不适；虚则因肺气不足出现少气、呼吸困难而难于接续，或耳聋、咽干等症。这些主要症状的阐述，来自《素问·脏气法时论》中"肺病者，喘咳逆气，肩背痛，汗出，尻阴股膝髀腨胻足皆痛。虚则少气不能报息，耳聋嗌干"。

《素问·脏气法时论》确立"肺苦气上逆，急食苦以泄之"的法则。从五运六气学说来说，燥自金生，热为火化，火克金，故以热胜燥。所以对于金气有余的情况，治疗时应制之以火，即肺气有余时治以苦味之药。从亢害承制理论来看，金气之下，火气承之，苦温药物属火。所以，燥淫胜于内时，治以苦温，以苦下其邪。至于佐以酸辛的原因，因肺应秋，秋气主收敛，故在苦温泻燥金有余之时，还应佐以酸收之法。《类经》云"肺气宜聚不宜散"，而《素问·脏气法时论》中亦有"肺欲收，急食酸以收之，以酸补之，以辛泻之"之说。可见，治疗燥金胜淫之时，除了治以苦温之法外，还应佐以酸辛之法，泻中有补，方为其度。另外，对于其中"治以苦温"之"温"法，刘完素也进行了相应的阐述。对于燥淫于内，治以苦温，大多数人解释为用"温"药治疗凉燥，而刘完素则强调金主于秋而属阴，其气本来就是凉的，如果在凉极后天气清明而出现万物反燥的情况，万物干劲枯涸，似有火灼津伤筋脉受损之态，实际上是金极而反兼火化导致的，是"金极似火"。患者在出现血液衰少情况的同时，还会出现烦热，痿弱而手足无力、不能收持的状态。此时的治疗，烦热等热证是假象，应着手治疗其燥淫于内的本质，故"治以苦温，佐以酸辛，以苦下之"。

【原文】

诸寒收引，皆属于肾。能养动耗[1]，寒胜则浮[2]。肾者，主蛰、封藏之本，精之处也，其华在发，其充在骨，其味咸，其色黑，为作强之官，伎巧出焉，为阴中之少阴，通于冬气，其脉石。王注曰：肾脏有二，形如豇豆，相并而曲附于膂筋，外有脂裹，里白表黑，主藏精。故《仙经》[3]曰：心为君火，肾为相火。是言在肾属火，而不属水也。《经》所谓：膻中者，臣使之官，喜乐出焉。故膻中者，在乳之间，下合在于肾，是火居水位，得升则喜乐出焉。虽君相二火之气，论其五行造化之理，同为热也。故左肾属水，男子以藏精，女子以系胞；右肾属火，游行三焦，兴衰之道由此。故七节之傍，中有小心，是言命门相火也。《经》所谓其变凝冽[4]，其眚冰雹。其为病也，寒客心痛、腰腿痛、大关节不利、屈伸不便、苦厥逆、痞坚、腹满、寝汗[5]。实则腹胻肿、喘咳、身重、汗出、憎风；虚则胸中痛，大小腹痛、清厥、意不乐。王注曰：大小腹，大小肠也。此所谓左肾水发痛也。若夫右肾命门相火之为病，少气、疮疡、疥癣、痈肿、胁满、胸背首面四肢浮肿、腹胀、呕逆、瘕疾、骨痛、节有动、注下、温疟、腹中暴痛、血溢、流注精液、目赤、心热，甚则瞀昧、暴痛、瞀闷懊憹、嚏呕、疮疡、惊躁、喉痹、耳鸣、呕涌、暴注、瘛瘲[6]、暴死、瘤气、结核[7]、丹熛，皆相火热之胜也。其为治也，寒胜热，燥胜寒。若热淫于内，治以咸寒，火淫所胜，平以咸冷，故相火之下，水气承之。如寒淫于内，治以甘热，佐以苦辛，寒淫所胜，平以辛热。又曰：肾苦燥，急食辛以润之；肾欲坚，急食苦以坚之。故水本寒，寒急则水冰如地而能载物，水发而雹雪，是水寒亢极反似克水之土化，是谓兼化也。所谓寒病极者，反肾满也。左肾不足，济之以水；右肾不足，济之以火。故此脏水平则静顺[8]，不及则涸流[9]，太过则流衍[10]。

【注释】

[1] 能养动耗：肾为作强之官，肾藏精，主生长发育，主骨生髓，故肾的生理功能正常时，"能养动耗"。

[2] 寒胜则浮：肾主水，五行属水，肾脏功能失常，寒胜者，阳气不行，则出现胀满浮虚的病证。

[3]《仙经》：泛指道教经典。

[4] 凝冽：水结为冰为凝，寒冷为冽。

[5] 寝汗：指睡眠时出汗。王冰注为"肾邪攻肺，心气内微，心液为汗，故寝汗出也"，而李今庸则认为"寝汗"当是"浸汗"。此处可同参。

[6] 藜癧：藜，音（lí）或（chí），口水，涎沫。指口吐涎沫伴抽搐的症状。

[7] 结核：中医古病名，与西医学中专指由结核杆菌所引起的慢性传染病不同。刘完素《素问玄机原病式》中对"结核"的描述为"火气热甚，则郁结，坚硬如果中核，不必溃发，但令热气散，则自消也"。故此处指的应是皮下或肌腠间坚硬如果核的积块。

[8] 水平则静顺：《素问·五常政大论》肾水的平气为"静顺"。因冬之气属水，其气有清静随顺的作用，使万物平静柔顺。

[9] 不及则涸流：肾气不及时，则水少源流干涸为"涸流"。

[10] 太过则流衍："衍"，古字形从水从行，本指水流顺河道汇于海，引申指蔓延、扩展、漫布。又引申为富足。"流衍"指水流满溢之态。肾气太过时，则会出现"流衍"的状态。

【按语】

《素问·至真要大论》曰："诸寒收引，皆属于肾。"同样，刘完素据《内经》各论中肾的基本生理功能"肾者，主蛰、封藏之本，精之处也，其华在发，其充在骨，其味咸，其色黑，为作强之官，伎巧出焉，为阴中之少阴，通于冬气，其脉石"，并引王冰之注，强调肾脏有二，形如豇豆，主藏精。刘完素还引用道家理念，认为人身有两个火，一是心火为君火，二是肾火为相火。君为人身之主宰，相为宰相，强调了心火对肾火的主宰与引导作用，并强调右肾属火而不属水的理念。

《内经》中，膻中为"臣使之官，喜乐出焉"。因膻中围护中心而接受其命令，犹如帝王的臣使一样，起着传达君主命令和意志的作用，而心之志为喜，故曰"喜乐出焉"。膻中者，在乳之间，此处膻中，指的是心包。道家曾言，心为君火，肾为相火，故膻中下合于肾，得升合于心而喜乐出焉，故言之"火居水位"。如水升火降，心肾相交，膻中就能发挥其臣使功能，传布心志的喜乐。虽君相之火，同为热，但左右肾的功能是不一样的，刘完素秉承前代医家左肾右命门之说，指出"左肾属水，男子以藏精，女子以系胞；右肾属火，游行三焦，兴衰之道由于此。故七节之傍，中有小心，是言命门相火也"。

《内经》谓肾水"其变凝冽，其眚冰雹"，北方在天应于寒，在地应于水，其变动为水冰气寒，其灾为冰雹。寒则血凝，不通则痛，所以，其导致的疾病多见痛证。刘完素列举了一系列的痛证，均与寒邪有关：寒客心痛、腰腿痛、大关节不利、屈伸不便、苦厥逆、痞坚、腹满、寝汗等。

肾的虚实之证，刘完素基本上沿用《素问·脏气法时论》的论述，指出实证见腹部胀大，胫部浮肿，气喘咳嗽，身体沉重，睡后出汗，恶风；虚证则见胸中疼痛，大腹和小腹痛，清冷气逆而心中不乐。不过，对于虚证中的"大小腹"，王冰注"为大小肠也"。以上病证，刘完素强调都是属于左肾之病，因左肾属水，其疾病多为水寒则凝则痛之疾。

右肾命门相火为病，则多为热证，如热伤气的少气；邪热怫郁导致火热内生所产生的一系列多部位玄府不通之证：见于皮肤腠理，则为疮疡、疥癣、痈肿；发于胸腹致气机紊乱，则生胁满、胸背首面四肢浮肿、腹胀、呕逆、腹中暴痛、注下、温疟；热灼筋骨损伤则见瘛疭、骨痛、节有动；热入营血、热迫心神则见血溢、流注精液、目赤、心热等。热邪未解，进一步加重，可见瞀昧、暴痛、瞀闷懊憹、嚏呕、疮疡、惊躁、喉痹、耳鸣、呕涌、暴注、瘛疭、暴死、瘤气、结核、丹毒等，都属于相火妄动导致的火热内盛之证。

治疗时，以寒胜热，燥胜寒。此处，如是右肾命门之病，是相火为病，则多见火热为患，治则遵循《素问·至真要大论》中的基本原则："热淫于内，治以咸寒；火淫所胜，平以咸冷。"从亢害承制之理来说，相火之下，水气承之，也是这个原则。如果是左肾为病，为寒水之气，治疗时则以《素问·至真要大论》"寒淫于内，治以甘热，佐以苦辛""寒淫所胜，平以辛热"的原则为指导。《素问·脏气法时论》中有"肾苦燥，急食辛以润之"的法则，强调肾为水脏，喜润而恶燥。故治疗肾的疾病时，要以开发腠理、运行津液、宣通气机为治疗大法，达到"辛以润之"的目的。另外，《素问·脏气法时论》还指出"肾欲坚，急食苦以坚之"，对此，张介宾《类经》的注解最能阐释其奥义："肾主闭藏，气贵周密，故肾欲坚，宜食苦以坚之也。苦能坚，故为补。咸能软坚，故为泻。"

另外，从亢害承制理论来说，水气本寒，寒到极甚时，则出现水结冰如地面能载物的状况，或者水发为雹雪的情况，是水寒太过，亢极反兼土化，为"水极似土"之变。在自然界，是为了避免某一方面发展过亢而产生的制约现象。在人体，则会出现寒病较重的患者，反而出现肾满实之证。此时，不可被其假象所迷惑，误以为是满实之证予清热解毒泻下之剂，而应查清其疾病是肾水虚亏的实质，治疗时，左肾不足，济之以水；右肾不足，济之以火。

总的来说，《素问病机气宜保命集·病机论》是刘完素基于《素问·至真要大论》病机十九条所撰写的有关五运、六气及上下病机的专论，是对其另一部早期著作《素问玄机原病式》内容的补充与阐述，是刘完素讨论病机的又一代表作。本文节选的是五运病机部分的内容，是刘完素对五脏病机结合五运所进行的阐述。刘完素主要讨论了五脏功能特点、五脏与五行五色五味等的联系、五脏的病机及五脏为病的主要症状及其治则等。其中多处发挥了《内经》的亢害承制理论，并强调了五运所关联的六气皆从火化的观点。文中所引《内经》内容来源丰富，还穿插王冰的注文进行阐述，说理清晰详实，且在病机分析上还有很多独到与创新之处，对证候的描述也多有扩展，多处体现了作者强调火热致病的主导思想，是刘完素学术思想的核心之一。

第二节 《素问病机气宜保命集·中风论》

【原文】

《经》云：风者，百病之始，善行而数变。行者，动也。风本生于热，以热为本，以风为标，凡言风者，热也。叔和云：热则生风，冷生气。是以热则风动，宜以静胜其躁，是养血也。治须少汗，亦宜少下。多汗则虚其卫，多下则损其荣。汗下各得其宜，然后宜治在经。虽有汗、下之戒，而有中脏中腑之说。中腑者，宜汗之；中脏者，宜下之，此虽合汗、下亦不可过也。仲景曰：汗多则亡阳，下多则亡阴；亡阳则损其气，亡阴则损其形。《经》曰：血气者，人之神，不可不谨养。初谓表里不和，须汗下之；表里已和，是以治之在经也。其中腑者，面加五色，有表证，脉浮而恶寒，拘急不仁，或中身之后，或中身之前，或中身之侧，皆曰中腑也，其治多易。中脏者，唇吻不收[1]，舌不转而失音，鼻不闻香臭，耳聋而眼瞀，大小便秘结，皆曰中脏也，其治多难。《经》曰：六腑不和则流结为痈，五脏不和则七窍不通。若外无留结，内无不通，必知在经也。初证既定，宜以大药养之，当顺时令而调阴阳，安脏腑而和荣卫，察病机审气宜，而少有不愈者。若风中腑者，先以加减续命汤，随证发其表；若忽中脏者，则大便多秘涩，宜以三化汤通其滞。表里证已定，别无他变，故以大药和治之。大抵中腑者多著四肢，中脏者多滞九窍，虽中腑者多兼中脏之证。至于舌强失音，久服大药能自愈也。有中风湿者，夏月多有之，其证身重如山，不能转侧，宜服除湿去热之药治之，不可用针，可用灸。今具六经续命汤方，小续命汤[2]通治八风、五痹、痿厥等疾。以一岁为总，以六经为别，春夏加石膏、知母、黄芩；秋冬加桂、附、芍药，又于六经别药，随证细分加减。自古名医，不能越此。

【注释】

[1] 唇吻不收：意指口唇张开不能自主闭合。吻，指嘴唇。

[2] 小续命汤：中医方剂名。方源于《备急千金要方》。主治半身不遂，口眼㖞斜，手足战掉，语言謇涩，肢体麻痹，神思昏乱，头目眩重，痰涎壅盛，筋脉拘挛，屈伸转侧不便，涕唾不收。药物组成：麻黄、桂枝、防风、杏仁、川芎、白芍、人参、甘草、黄芩、防己、附子、生姜、大枣。

【按语】

刘完素指出风为百病之始，善行而数变，故动为风最有特色的性质。刘完素基于六气皆从火化，火热又常成为风、湿、燥、寒的后期转归的认识，指出中风患者出现风动的表象时，要注意其本质上都是火热内盛导致的，是以风为标，以热为本，故"凡言风者，热也"。他引王叔和"热则生风，冷生气"，强调火热太甚，致热灼津伤，筋脉失养而出现动风的情况。故治疗时宜用静药以养血，须少用汗法和下法进行治疗，以免再伤人体精血津液。另外，对于中风患者，虽有汗、下之戒，但是因为有中脏、中腑的情况，该用汗法或下法时，当用即用，但是不可太过，仲景亦有汗多则亡阳，下多则亡阴，亡阳则损其气，亡阴则损其形之诫。

刘完素将中风分为中脏、中腑分而论之，认为中腑证治疗较易，"若风中腑者，先以加减续命汤，随证发其表"。而中脏证，除了"唇吻不收，舌不转而失音，鼻不闻香臭，耳聋而眼瞀"等症状外，还有合并大小便秘结等夹腑热的情况，这种情况治疗较难，须用自创三化汤进行治疗。三化汤以小承气汤加羌活而成，目的是通腑泄热、降浊升清，开后世通腑法治疗中风的先河。

《难经》有"六腑不和则流结为痈，五脏不和则七窍不通"之说，刘完素指出邪在六腑，阳脉失调，气机阻滞，气血运行不畅，引起局部肿胀，可致痈肿。五脏精气上通七窍，五脏和调则七窍功能正常发挥，如果病邪侵犯五脏，五脏不和，就会出现七窍不通的症状。所以，如患者外无留结，内无不通，说明疾病不在脏腑，仅在经络，部位较浅。此时当以药物治疗，"顺时令而调阴阳，安脏腑而和荣卫，察病机审气宜，而少有不愈者"。外中风邪的患者中，有一些中风湿者，这类情况以夏天多见，患者感觉身重如山，不能转侧，宜服除湿去热之药治之，不可用针，可用灸法。另外，刘完素还给出了六经续命汤方，以小续命汤为基础进行加减，通治八风、五痹、痿厥等疾，春夏加石膏、知母、黄芩，秋冬加桂、附、芍药，并根据所犯六经的不同，随证进行加减用药。

关于中风的病机，刘完素之前的医家们多以"正虚、邪中"立论，而刘完素基于其火热病机的认识，倡导中风病的发病多由火热内盛、热极生风导致，而非外中风邪，开后世中风由内论治的先河。

【原文】

凡觉中风，必先审六经之候，慎勿用大热药乌、附之类，故阳剂刚胜，积火燎原，为消、狂、疮、肿之属，则天癸竭而荣卫涸，是以中风有此诫。故《经》所谓邪风之至，疾如风雨，《易》曰挠[1]万物者，莫疾乎风。若感之浅者，留于肌肤；感之深者，达于骨髓。盖祸患之机，藏于细微，非常人之豫见，及其至也，虽智者不能善其后。是以圣人之教下，皆谓之虚邪贼风，避之有时。故中风者，俱有先兆之征，凡人如觉大拇指及次指麻木不仁，或手足不用，或肌肉蠕动者，三年内必有大风之至。《经》曰：肌肉蠕动，命曰微风。宜先服八风散[2]、愈风汤[3]、天麻丸[4]各一料为效，故手大指、次指，手太阴、阳明经，风多著此经也，先服风湿涤热之剂、辛凉之药，治内外之邪。

是以圣人治未病，不治已病。又曰：善治者治皮毛，是止于萌芽也。故初成者获愈，固久者伐形，是治病之先也。

【注释】

[1] 挠：此处应为"扰乱"之意。

[2] 八风散：出自《太平惠民和剂局方》，组成：藿香、白芷、前胡、黄芪、甘草、人参、羌活、防风。

[3] 愈风汤：此方可祛风清热、养血通络，用于初觉风动欲倒仆。组成：羌活、甘草、防风、蔓荆子、川芎、细辛、枳壳、人参、麻黄、甘菊、薄荷、枸杞子、当归、知母、地骨皮、黄芪、独活、杜仲、白芷、秦艽、柴胡、半夏、前胡、厚朴、熟地黄、防己、茯苓、黄芩、生地黄、石膏、芍药、苍术、桂枝等。

[4] 天麻丸：出自《仁斋直指方论》。组成：天麻、牛膝、杜仲、萆薢、玄参、羌活、当归、生地黄、附子。

【按语】

刘完素强调中风由热极生风导致，故需谨慎用药，对于热性较重的药物如乌头、附子一类，慎勿用之，因中风多因热甚灼伤阴液导致，再用阳热刚胜之剂，会积火燎原，出现消、狂、疮、肿这一类变证，导致天癸竭而荣卫涸的危症。

中风发病有先兆，而且可以预防，这是刘完素对中风病的又一大贡献。《素问·调经论》曾提道"肌肉蠕动，命曰微风"的中风较早期的病证，但未进行更多的阐述。刘完素重视中医治未病的思想，强调未病先防，既病防变，明确指出"中风者，俱有先兆之征"，并对其征象进行了描述："觉大拇指及次指麻木不仁，或手足不用，或肌肉蠕动者，三年内必有大风之至。"这是因为手大指、次指，为手太阴肺经、手阳明大肠经所过之处，风邪多著此两经。故治疗时，可提前预防性地服用祛风除湿、清解热邪之剂及辛凉之药，如八风散、愈风汤、天麻丸各一料，以预防中风的发生。

第三节　《三消论》

【原文】

凡脏腑诸气，不必肾水独当寒，心火独当热，要知每脏每腑，诸气和同，宣而平之可也。故余尝谓：五常之道，阴中有阳，阳中有阴，孤阴不长，独阳不成。但有一物，皆备五行，递相济养，是谓和平。交互克伐，是谓衰兴。变乱失常，患害由行。故水少火多，为阳实阴虚而病热也；水多火少，为阴实阳虚而病寒也。其为治者，泻实补虚，以平为期而已矣。故治消渴者，补肾水阴寒之虚，而泻心火阳热之实，除肠胃燥热之甚，济一身津液之衰，使道路散而不结，津液生而不枯，气血利而不涩，则病日已矣。况消渴者，本因饮食服饵失宜，肠胃干涸，而气液不得宣平；或耗乱精神，过违其度；或因大病，阴气损而血液衰虚，阳气悍而燥热郁甚之所成也。故《济众》云：三消渴者，皆由久嗜咸物，恣食炙煿，饮酒过度；亦有年少服金石丸散，积久石热，结于胸中，下焦虚热，血气不能制石热，燥甚于胃，故渴而引饮。若饮水多而小便多者，名曰消渴；若饮食多而不甚饥，小便数而渐瘦者，名曰消中；若渴而饮水不绝，腿消瘦而小便有脂液者，名曰肾消。如此三消者，其燥热一也，但有微甚耳。

【按语】

刘完素指出五行之道，就是阴中有阳，阳中有阴。任何一个事物，都有阴阳两个方面。在中医学的基础理论中，阴阳是互根、互生、互藏、互济的。如果阴阳的谐和相济的关系被破坏，则会导致疾病的发生。

消渴病的发生，正是阴阳失调导致的。其病因主要为饮食不节，如久嗜咸物、恣食炙煿、饮酒过度；或者是年少时服金石丸散，积久石热，结于胸中；或者因为将息失宜，导致耗乱精神，过违其度；也有可能因之前患过重大疾病。总的来说，都是因为阴气亏损、血液衰虚，导致阳热亢盛，机体燥热怫郁而形成消渴。

燥热怫郁论来自刘完素的玄府气液说。刘完素认为《内经》中的"玄府"，不仅是指汗孔，而且是气液运行的通道。他把荣卫、气血、津液在人体脏腑、皮肉、筋骨的玄府中正常运行的生理状态称作"气液宣通"。如果因为各种原因导致玄府不通，则会出现玄府闭塞的状态。导致玄府闭塞的原因较多，最主要的是热气怫郁，这与他六气皆从火化的观点是一致的。六气中的燥，因其性质干燥，易伤津液，津枯则火热自生，所以燥热怫郁是常常出现的。刘完素认为消渴的病机，主要就是燥热怫郁，塞遏玄府，玄府不通，人体气液运行的通道壅塞，肠胃内的水液不能正常宣通就会出现各种病证。

刘完素根据症状的不同，将消渴分为三类：饮水多而小便多者，名曰消渴；若饮食多而不甚饥，小便数而渐瘦者，名曰消中；若渴而饮水不绝，腿消瘦而小便有脂液者，名曰肾消。不论哪一种消渴，其病机的关键是燥热为患，区别仅是"微"或"甚"而已，由此创新性地提出了燥热怫郁论。

消渴病的治则多是滋肾水、泻心火、补津液，以达到开通玄府的目的。这也与刘完素制定的治疗燥邪为患的大法是相一致的。刘完素治疗燥邪为患时主张"宜开通道路，养阴退阳，凉药调之"，所以在消渴病的治疗中，同样强调通过滋补津液使玄府通畅，人体气机恢复正常运行，从而达到"津液生而不枯，气血利而不涩"的状态。

附：孙一奎《医旨绪余·治肾消》

【原文】

《本事方》云：唐李祠部治消渴者，肾虚所致，每发则小便甜，医多不知其故，方书缺而不言。《洪范》曰：稼穑作甘。以物理推之，淋饧[1]醋酒作脯法，须臾即甜，足明人之食后，滋味皆甜，流在膀胱，若腰肾气盛，则上蒸炎，气化成精气，下入骨髓，其次为脂膏，又其次为血肉，其余则为小便，故小便色黄，血之余气也。五脏之气，咸润者，则下味也。若腰肾既虚冷，则不能蒸化，谷气尽下为小便，故味甘不变，其色清冷，则肌肤枯槁也。犹如乳母，谷气上泄，皆为乳汁味甘。消渴病者，下泄皆为小便，皆精气不实于内，则小便频数也。又肺为五脏华盖，若下有暖气蒸则气润，若下冷极，则阳不能升，故肺干而渴。譬如釜中有水，以火暖之，又以板覆之，则暖气上腾，故板能润，若无火力，则水气不能上升，此板终不得润。火力者，腰肾强盛也。常须暖补肾气，饮食得火力则润上而易消，亦免干渴之患。故仲景云：宜服八味肾气丸。

余族兄双柏，五旬后病此，时师以滋阴降火之剂投之，小便愈多，色清而长，味益甘，则渴益甚。屡更医，率认为热，尽用苦寒，轻剂如天花粉、黄连、麦冬、石膏、知母之类，重剂如汞丹之类，不惟不效，反至遍身如癞，精神癯[2]削，脉皆细数。余后至，曰：此东垣所云，消渴末传也。能食者，必发脑疽背疮；不能食者，必传中满鼓胀。今脉细数，而肤皆瘾疹，宁免其无疽疡乎？急宜更药，毋用寒凉坏胃也。乃以肾气丸加桂心、五味子、鹿角胶、益智仁，服之半月，精神霈[3]长，消渴全除，小便不甜，肤疹俱脱，十年无恙。后以不如意事触之，渴疾复作，诸医又以滋阴剂与之，遂成肿满而毙。呜呼！痛哉！设若守加味肾气丸，未必有是肿满病也。仲景、东垣实为祖师，千载之下，益使人崇信也。特附于斯，以告同志。

【注释】

[1] 饧：同"糖"，供食用的甜味物质。从米、麦、甘蔗、甜菜等物中提炼出来。

[2] 癯（qú）：瘦。

[3] 霈（pèi）：指雨雪很多的样子。

【按语】

孙一奎，字文垣，号东宿，别号生生子。明代著名医家，为汪石山再传弟子。著述《赤水玄珠》《医旨绪余》《孙文垣医案》等。其中《医旨绪余》为孙一奎医论专辑。

《医旨绪余·下卷·治肾消》中，从"《本事方》云"到"宜服八味肾气丸"，均摘自许叔微《普济本事方·卷第六·论嗽虚汗消渴》之"肾气圆"一文。《普济本事方》中，以唐祠部李郎中的论述为引，借《洪范》中讨论五行之"稼穑作甘"原则进行类推，以物理之法类推发生肾消诸症的原因是肾气虚后，腰肾虚冷，不能蒸化水谷之气，谷气尽下为小便频数，且味甘不变，精气不实于内则肌肤枯槁。犹如乳母，谷气上泄，皆为乳汁味甘。消渴病，谷气下泄，精气不实于内，故小便频数。另外，肾气亏虚后，不能暖水，水气不能上升，则上为五脏华盖的肺不得润则干而渴。所以《本事方》治以"暖补肾气，饮食得火力则润上而易消，亦免干渴之患"，方用仲景八味肾气丸。孙一奎认为渴而多饮为上消，上消属手太阴肺病，肺燥则渴而多饮；中消属足阳明胃病，胃热消谷善饥；下消属足少阴肾病，真阴虚而多尿。基于此观点，孙一奎指出肾消根本原因为肾气不足，无气升腾于上，故渴而多饮多尿，治法忌用寒凉药物滋阴降火，而主张用肾气丸加鹿角胶、五味子、益智仁等大补下元，使阳气充盛，熏蒸于上，口自不渴。其论治之法遥承仲景及许叔微之学，并根据患者具体情况酌加温补脾肾、收敛肺气之药，在温补肾元的同时，使精以化气，蒸腾于上，则渴而多饮多尿自消。

为证明这一学术观点，孙一奎附以医案验证之。孙一奎在案中批评了医家不问患者肾气亏虚情况，而滥投滋阴降火之剂或苦寒之剂，使患者病情加重，幸得孙一奎拨乱反正，运用八味肾气丸加桂心、五味子、鹿角胶、益智仁，加强温补肾气之药后，患者病保十年无恙。惜后来患者因情志失调而上症复发，诸医又以滋阴之剂与之，终至全身肿满而亡。后面的情况，虽仅有"肿满"一症的描述，然必是因寒凉之剂大伤阳气，致肾阳衰败而水泛全身，反证孙一奎以加味肾气丸治疗的正确性。

对比刘完素的《三消论》及孙一奎的《治肾消》篇，刘完素以寒凉之药治消渴，且要求"慎毋服乌附之药"；孙一奎以温补肾气为大法，惟恐温补之力不足还加用大剂温肾健脾补肺之药，批评使用滋阴清热及苦寒之药的方法。两人均是著名医家，治疗思路及用药却有着天壤之别，究其根本原因，在于患者病机不同。刘完素治疗的消渴，是因为燥热怫郁，所以治疗方法以养阴生津、凉药补肾、清泻火热为主，目的是通过养阴退阳，达到开通道路的效果，适用的是肾虚而兼实热的消渴证。而孙一奎治疗的则是下元不足，命门火衰，无气升腾于上的消渴，是以肾阳不足为主之证，故治疗时以肾气丸为基础方加减，强调温补肾阳。

孙一奎曾随徽州黔人黄古潭先生学习，黄为汪石山的学生，而汪又是朱震亨的再传弟子，朱氏受业于罗知悌，罗知悌又为刘完素的再传弟子。故自刘完素到孙一奎代代师生相授这一长达数百年的传承过程，可见中医传承与创新的孜孜不懈及中医辨证论治精神的历久弥新。

第八章 张从正《儒门事亲》 ▷▷▷▷

　　张从正（1156—1228），字子和，号戴人，睢州考城张老庄（今兰考县小宋集北四里北沙岗）人，金代著名医学家。他一生著述颇丰，后被学生辑为《儒门事亲》一书，成书于1228年，秉承张从正"唯儒者能明其理，而事亲者当知医"之旨，故命名为《儒门事亲》。《儒门事亲》15卷，前3卷28篇为其手定，复经麻九畴（字知几）润色加工，卷三后两篇文章及所余各卷，应为麻知几、常仲明据其"平日所著论议，及尝试之效"整理编辑而成。诚如李濂所谓："子和草创之，知几润色之，而仲明又摭其遗。"《儒门事亲》前3卷共30篇文章，为张从正医论总集，最能反映他的学术思想；卷四、卷五为治病百法，论说100个病证的治疗方法；卷六至卷八为十形三疗，系张从正医案专集，收集医案139则，以汗下吐三法为主，间用以情治情等疗法；卷九为杂记九门，包括误中涌法等内容；卷十为撮要图，包括天地六位藏象之图等，大抵述五六运气与内伤、外感病证辨治；卷十一为治病杂论，系仲明摭其遗而作；卷十二为三法六门，系门人归类其常用方剂；卷十三收录刘河间《三消论》；卷十四为治法心要，系门人随师习医所录笔记及释疑问难等；卷十五为世传神效明方，所录方剂多源于前人著述，或采自民间。该书着重阐述邪实为病的机制、表现与广泛性等理论，倡导并发挥汗、吐、下三法治疗诸病的学术思想。书中以风、寒、暑、湿、燥、火等六邪归结触发诸病之因，统以汗、吐、下三法治之，名之为"三法六门"，即张从正创立的"攻邪论"的主要思想。在具体应用汗、吐、下三法时，张氏从治法涵盖范围、适应证、禁忌证等方面作了系统阐述，较前世医家的认识有了较大的扩充和发展。同时书中对应用补法亦不排斥，且多有独到见解，认为养生当论食补，邪去后方可言补，重在以五谷、五菜、五果、五畜充养之，并对时人好补之风予以批评，力挽滥补之偏。《儒门事亲》集中反映了张从正的学术思想与临证经验，书中记载了大量的验案良方，其中关于情志疗法的运用和发挥，是对《内经》情志理论的充实和完善。该书问世以来，广为流传，可谓后世医家学习研究的必读经典之作。

第一节 《儒门事亲·汗下吐三法该尽治病诠》

【原文】

　　夫病之一物，非人身素有之也。或自外而入，或由内而生，皆邪气也。邪气加诸身，速攻之可也，速去之可也，揽而留之，何也？虽愚夫愚妇，皆知其不可也。及其闻攻则不悦，闻补则乐之。今之医者曰：当先固其元气，元气实，邪自去。世间如此妄人，何其多也！夫邪之中人，轻则传久而自尽，颇甚则传久而难已，更甚则暴死。若先论固其元气，以补剂补之，真气未胜，而邪已交驰横骛[1]而不可制矣。惟脉脱、下虚、无邪、无积之人，始可议补；其余有邪积之人而议补者，皆鲧湮洪水[2]之徒也。今予论吐、汗、下三法，先论攻其邪，邪去而元气自复也。况予所论之法，识练日久，至精至熟，有得无失，所以敢为来者言也。

天之六气，风、暑、火、湿、燥、寒；地之六气，雾、露、雨、雹、冰、泥；人之六味，酸、苦、甘、辛、咸、淡。故天邪发病，多在乎上；地邪发病，多在乎下；人邪发病，多在乎中。此为发病之三也。处之者三，出之者亦三也。诸风寒之邪，结搏皮肤之间，藏于经络之内，留而不去，或发疼痛走注，麻痹不仁，及四肢肿痒拘挛，可汗而出之。风痰宿食，在膈或上脘，可涌而出之。寒湿固冷，热客下焦，在下之病，可泄而出之……

然则圣人不言补乎？曰：盖汗下吐，以若草木治病者也。补者，以谷肉果菜养口体者也。夫谷肉果菜之属，犹君之德教也；汗下吐之属，犹君之刑罚也。故曰：德教，兴平之粱肉；刑罚，治乱之药石。若人无病，粱肉而已；及其有病，当先诛伐有过。病之去也，粱肉补之，如世已治矣，刑措而不用，岂可以药石为补哉？必欲去大病大瘵，非吐汗下未由也已。然今之医者，不得尽汗下吐法，各立门墙，谁肯屈己之高而一问哉？且予之三法，能兼众法，用药之时，有按有跷[3]，有揃[4]有导[5]，有减有增，有续有止……

所谓三法可以兼众法者，如引涎、漉涎[6]、嚏气[7]、追泪，凡上行者，皆吐法也；灸、蒸、熏、渫[8]、洗、熨[9]、烙、针刺、砭射、导引、按摩，凡解表者，皆汗法也；催生下乳、磨积逐水、破经泄气，凡下行者，皆下法也。以余之法，所以该众法也。然予亦未尝以此三法，遂弃众法，各相其病之所宜而用之。以十分率之，此三法居其八九，而众所当才一二也……

【注释】

[1] 横骛：纵横驰骋。此指病邪猖獗作乱。

[2] 鲧湮洪水：鲧治水喜以堵法而不能彻底治理洪灾。此喻庸医治病不明致病之理而难以收效。

[3] 跷（qiāo）：古代按摩法。用提起、抬起的方法进行按摩。

[4] 揃（jiǎn）：古代养生保健术。以静修的方法进行锻炼。

[5] 导：指导引，古代养生保健术。以活动肢体的方法进行锻炼。

[6] 漉涎：促使唾液渗出。

[7] 嚏气：用药放入鼻孔，刺激鼻腔，通过打喷嚏通气开窍。

[8] 渫：疏通。此指以药物作用皮肤使其毛孔疏通。

[9] 熨：此指将药物加热后用布包裹熨帖患部。

【按语】

本文节选自《儒门事亲·汗下吐三法该尽治病诠》，是将张从正医学思想、临证认知、治验方法进行高度凝练与整体概括的一篇。阐述的内容包括他对疾病的认识、治法的理解和其"汗、吐、下"三法应用的内涵与意义。

1. 因邪致病理论

（1）病由邪生，攻邪已病　张从正论病的基本观点是病由邪生，故治病首重邪气。他认为疾病发生的关键，或由自外而来的邪气侵入，或由体内变化而生的邪气所致，且病情轻重、预后凶吉、病程长短取决于邪气的盛衰和传变。邪气之侵犯人体，应勘察其虚实两端，"人身不过表里，气血不过虚实，表实者里必虚，里实者表必虚；经实者络必虚，络实者经必虚，病之常也"。所谓实，即指邪气实，所谓虚，即指正气虚。"邪气加诸身，速攻之可也，速去之可也"，所以张从正治病，力主祛邪，邪气去而元气自然恢复，反对妄补正气，强调"若先论固其元气，以补剂补之，真气未胜，而邪气已交驰横骛而不可制矣""补之则适足资寇"。所以，张从正的疾病观主要包括因邪致病、论病重邪及祛邪安正三方面内容。

（2）三邪致病论　张从正认为邪气的来源有三条途径，即"三邪"，分别指"天、地、人邪三者"。天地各有六气，人有六味，一旦太过，都可以成为病邪，使人体的上、中、下三部发生相应的病变。他指出："天之六气，风、暑、火、湿、燥、寒；地之六气，雾、露、雨、雹、冰、泥；人之六味，酸、苦、甘、辛、咸、淡。故天邪发病，多在乎上；地邪发病，多在乎下；人邪发病，多在乎中。此为发病之三也。"由于三邪致病的发病部位和病证表现各不相同，故按照《素问·阴阳应象大论》因势利导的原则，"其高者，因而越之；其下者，引而竭之；中满者，泻之于内；其有邪者，渍形以为汗；其在皮者，汗而发之"，分别采用汗、吐、下三法治疗，使邪气或从外解，或从上涌，或从下泄，即所谓"处之者三，出之者亦三也"。三邪分部及其论治的理论，是张从正治病攻邪的基础。

张从正还十分重视七情所伤的内因致病、治疗不当所产生的药邪为病，强调"先去其药邪，然后及病邪"。这些内外致病因素，都是值得临床关注的。

2. 反对滥用补药论　张从正极力反对社会上盛行的唯补为用的风气，指出医者不加辨证、一味坚持"先固其元气，元气实，邪自去"的错误认识，告诫大家"若先论固其元气，以补剂补之，真气未胜，而邪已交驰横骛不可制矣……有邪积之人而议补者，皆鲧湮洪水之徒也"。

张从正对补法的理解是在邪去后，人的机体处于相对平衡稳定的基础上才能使用，他认为补法选择不当则变证遂生，邪未去而言补则闭门留寇，至于疾病蠲除之后则可投补药以养正。张从正认为药补不如食补，提出"养生当论食补"，主张常以谷肉果菜补益养生，尤其重视患者的胃气，认为"善用药者，使病者而进五谷者，真得补之道也"。他提出"病蠲之后，续以五谷养之，五果助之，五畜益之，五菜充之，相五脏所宜，毋使偏倾可也"，是对补法的独到见解。精不足者，补之以味，酸苦甘辛咸，各补其脏，使病者得进五谷者，真得补之道也。对于药攻后未尽的病邪，则提倡进食米粥素净之品，助正气以尽邪，亦即《内经》"食养尽之"之谓。此外，张从正认为应注意饮食的均衡，饮食方面偏嗜也会使机体阴阳失衡，产生疾病。

张从正在《儒门事亲》中明确指出"下中自有补""下药乃补药也"。他认为"凡下行者，皆下法也"，并不仅仅局限于传统意义的通便、逐水方法。认为只要有邪实的存在，就可应用下法。下之病邪可去，壅滞可除，达到促使气血流通，恢复人体正气的目的，"陈莝去而肠胃洁，癥瘕尽而营卫昌，不补之中有真补存焉"便是明证。同时，张从正在使用攻下剂时，并非单纯使用攻下药，而是攻中寓补，攻补结合。

3. 汗吐下三法运用　张从正认为邪气侵入人体有三个途径，因而提出"汗、吐、下"三法，所谓"处之者三，出之者亦三也"。

（1）汗法　为具有疏散外邪作用的治疗方法，包括服用辛散解表药、灸、蒸、渫、洗、熨、烙、针刺、砭石、导引、按摩等多种方法。理论依据来源于《素问·阴阳应象大论》"其有邪者，渍形以为汗。其在皮者，汗而发之"。

邪气侵犯肌表，尚未深入，结搏于皮肤之间，藏于经络之外的疼痛走注，麻痹不仁，四肢肿痒拘挛；目暴赤肿痛、羞明隐涩、头风疼痛、少年发早白落或白屑、腰脊牵强、阴囊燥痒、喉痹急症、飧泄等病证，皆可以汗法治之。如张从正所言："诸风寒之邪，结搏于皮肤之间，藏于经络之内，留而不去，或发疼痛走注，麻痹不仁，及四肢肿痒拘挛，可汗而出之。""风寒湿暑之气，入于皮肤之间而未深，欲速去之，莫如发汗。"此外，飧泄不止，脉浮大而长，身表热者，以及破伤风、惊风、狂、酒病、痹证等，皆可酌用汗法。

（2）吐法　为具有催吐等上行作用的治疗方法，可促使停留于咽喉、胸膈、胃脘等部位的痰涎、宿食、毒物等的排出。包括服用催吐药、引涎、漉涎、嚏气、追泪等多种方法。理论依据来源于《素问·阴阳应象大论》"其高者，因而越之"。

适用于风痰、宿食、酒积等在胸脘以上的大满大实之证；伤寒和杂病中的某些头痛；痰饮病胁肋刺痛；痰厥失语，牙关紧闭，神志不清；眩晕恶心诸证。

（3）下法　为具有下行作用的治疗方法。包括催生、下乳、磨积、逐水、破经、泄气等多种方法。即"凡下行者，皆下法也"。理论依据来源于《素问·阴阳应象大论》"因其重而减之""其下者，引而竭之，中满者，泻之于内"。下法可以促进气血流通，畅调营卫，推陈致新，使邪气不易留恋，正气得到恢复。

适用于邪滞宿食蕴结在胃肠，杂病腹满拒按，黄疸，食劳及"寒湿痼冷，热客于下焦"所致的月经不调、小便不利、腰胯沉痛、落马坠井、杖疮等临床各科多种疾病。

下法在胃肠之病的治疗中运用广泛。其云："《内经》曰：脾为之使，胃为之市。人之食饮酸咸甘苦百种之味杂凑于此，壅而不行，荡其旧而新之，亦脾胃之所望也。"脾主运化，胃主消磨，总以通畅为贵，一有积滞，诸证蜂起，唯有攻下，消积导滞，方为治其根本。

张从正所用三法，实际上囊括了多种具体治法。他明确指出自己不拘泥于三法，临证据病情所宜选用。但从张氏的病案来看，汗吐下三法的使用占十之八九，且三法运用娴熟，识练日久，至精至熟。

第二节　《儒门事亲·推原补法利害非轻说》

【原文】

夫养生当论食补，治病当论药攻。然听者皆逆耳，以予言为怪。盖议者尝知补之为利，而不知补之为害也。论补者盖有六法：平补，峻补，温补，寒补，筋力之补，房室之补。以人参、黄芪之类为平补，以附子、硫黄之类为峻补，以豆蔻、官桂之类为温补，以天门冬、五加皮之类为寒补，以巴戟、肉苁蓉之类为筋力之补，以石燕、海马、起石、丹砂之类为房室之补。此六者，近代之所谓补者也。若施之治病，非徒功效疏阔，至其害不可胜言者。

余虽用补，未尝不以攻药居其先，何也？盖邪未去而不可言补，补之则适足资寇。故病蠲[1]之后，莫若以五谷养之，五果助之，五畜益之，五菜充之，相五脏所宜，毋使偏倾可也。凡药皆毒[2]也，非止大毒、小毒谓之毒，虽甘草、苦参，不可不谓之毒，久服必有偏胜。气增而久，夭之由也。是以君子贵流不贵滞，贵平不贵强。

【注释】

[1] 蠲：除去、清除、疏通之意，故"病蠲"指的是疾病痊愈。
[2] 毒：这里指的是药物的偏性。

【按语】

张从正创立"攻邪论"，用药主"攻"，人所共知，因此有人以其用药偏颇而妄加指斥，但纵观其临证，对补法的认识及运用亦有很多独到之处，诚如王孟英所言："亘古以来，善治病者，莫如子和先生，不仅以汗、吐、下三法独擅千古也。"

1. 辨析补法之害　张从正针对当时人们对补法补药的迷信，指出："盖议者尝知补之为利，而不知为害也。"他分析补益有六种方法，包括平补、峻补、温补、寒补、补益筋力、补益房室。其中，以人参、黄芪之类作为平补；以附子、硫黄之类作为峻补；以豆蔻、官桂之类作为温补；以天门冬、五加皮之类作为寒补；以巴戟、肉苁蓉之类作为筋力补益；以石燕、海马、磁石、丹砂之类作为房室补益。张从正认为：这六种补法，如果施用于治疗有邪之病，不仅功效微薄，甚至贻害无穷，更不要说将之运用于日常养生，很容易损害健康，甚则戕害生命。

2. 主张辨证攻补　张从正虽然反对滥用补法，但并非弃补不用，他直言："不虚者强补，不实者强攻，此自是庸工不识虚实之罪也。岂有虚者不可补，实者不可泻之理哉。五实证，汗下吐三法俱行更快。五虚证，一补足矣。"在补益与攻邪的关系上，张从正仍然强调纵有该补之证，也应以攻药居先。他认为，邪气未清就讲补益，这种补益只会助邪害命。按疾病发展的常规，多见由实致虚，治多先攻后补，若早补误补易致闭门留寇，使邪气嚣张蔓延，病情加重，或邪气胶结，缠绵难愈。所以，他认为唯有虚劳之人，且无邪无积方可议补。

3. 倡导食疗补益　关于养生，张从正认为药补不如食补，提出"养生当论食补，治病当论药攻"的观点。他认为，邪气清除后，最好用五谷来养护身体，用水果来辅助恢复，用肉类来滋补身体，用蔬菜来充实身体，根据五脏所适宜加以调养，不能使脏腑功能偏颇。同时，张从正认为，凡药都含有一定毒性，长久服用必定会产生偏胜之性，偏胜日久导致脏腑功能失衡，此是造成性命夭亡的根源。这一观点实际源于《素问·至真要大论》"气增而久，夭之由也"之论，可见张从正的传承与创新。张从正强调，真正的医生治疗一般疾病和养护健康重在使气血流通而不能使之停滞，贵在平和用药而不能强力补养。

总之，本文体现张从正的补益观，其认识对于当代医疗实践仍有重要的现实指导价值。时至今日，滥用补药，或滥服补药，仍是医学界处方用药及日常养生保健的时弊所在。可以说，千百年前的张从正之所以有此等观点，正源于临床的实践体悟。

第三节 《儒门事亲·九气感疾更相为治衍》

【原文】

气，本一也，因所触而为九。所谓九者，怒、喜、悲、恐、寒、暑、惊、思、劳也。其言曰：怒盛则气逆，甚则呕血及飧泄，故气逆上矣。王太仆曰：怒则阳气逆上，而肝木乘脾，故甚则呕血及飧泄也。喜则气和志达，荣卫通利，故气缓矣。悲则心系急，肺布叶举而上焦不通，荣卫不散，热气在中，故气消矣。恐则精却，却则上焦闭，闭则气还，还则下焦胀，故气不行矣。王太仆云：恐则阳精却上而不下流，下焦阴气，亦还回而不散，故聚而胀也。然上焦固禁，下焦气还，故气不行也。《新校正》云：不行当作下行。寒则腠理闭，气不行，故气收矣。王太仆云：身寒则卫气沉，故皮肤文理及渗泄之处，皆闭密而气不流行，卫气收敛于中而不散也。灵则腠理开，荣卫通，汗大出，故气泄矣。王太仆云：人在阳则舒，在阴则惨。故热则肤腠开发，荣卫大通，津液外渗，汗大出也。惊则心无所依，神无所归，虑无所定，故气乱矣。劳则喘息汗出，内外皆越，故气耗矣。气奔速，则阳外发，故汗出。内外皆逾越于常纪，故气耗损也。思则心有所存，神有所归，正气留而不行，故气结矣。王太仆云：系心不散，故气亦停留。此《素问》之论九气，其变甚详，其理甚明。然论九气所感之疾则略，惟论呕血及飧泄，余皆不言。惟《灵枢》论思虑、悲哀、喜乐、愁忧、盛怒、恐惧而言其病。其言曰：知者知养生也，必顺四时而适寒暑，和喜怒而安居处，节阴阳而和刚柔。如是则辟邪不至，而长生久视。是故怵惕思虑则伤神，神伤则恐惧流淫而不止。因悲哀动中者，竭绝而失生；喜乐者，神荡散而不藏；愁虑者，气闭塞而不行；盛怒者，神迷惑而不治；恐惧者，神荡惮而不收。怵惕思虑而伤神，神伤则恐惧自失，破䐃[1]脱肉，毛瘁色夭，死于冬；脾忧愁而不解则伤意，意伤则恍乱，四肢不举，毛瘁色夭，死于春；肝悲哀动中则伤魂，魂伤则狂忘，不精不正，当人阴缩而挛筋，两胁不举，毛瘁色夭，死于秋；肺喜乐无极则伤魄，魄伤则狂，狂者意不存人，皮革焦，毛瘁色夭，死于夏；肾盛怒而不止则伤志，志伤则喜忘其前，腰脊不可俛[2]仰屈伸，毛瘁色夭，死于季夏；恐惧不解则伤精，精伤则骨痠厥，精时自下。是故五脏主藏精者也，不可伤，伤则失守而阴虚，虚则无气，无气则死矣。

【注释】

[1] 腘（jiǒng）：肘膝后肉如块者。
[2] 俛：同"俯"。

【按语】

基于"气一元论"的思想，张从正探讨了情志、劳倦、外邪等因素对于气之升、降、出、入的影响及其连锁引发的系列病变。

1. 总结九气致病因素 张从正总结《素问》论九气的说法开宗明义地指出："气"本为一元，因九种不同因素触动而出现九种异常的状态，即怒、喜、悲、恐、寒、暑、惊、思、劳。怒则气逆，伤胃络而呕血，乘脾气则飧泄。喜则营卫之气运行通畅，但过喜则心气涣散而气不能抟聚。过悲则心脉拘急，肺叶胀起不降，气机运行不畅，营卫之气不能布散而停于胸中，郁而化热而令肺气消减。过恐则精神退却，气机升降异常，上焦之气闭合不通，还至下焦，下焦气滞，胀而不行。寒则腠理闭塞，气不能运，气机收引而气聚行闭。热则腠理开泄太过，荣卫通利，汗大出而气随之外泄。大惊则气血失调，神无所归，精神错乱，六神无主，气机紊乱。劳则喘息汗出，气耗于内而随汗泄于外，故称劳则气耗。思虑太过则脾气郁结，运化失常，心有所存想，神有所归依，正气留止不行而郁结。

2. 提出情志致病特点 基于对气机失常的认识，张从正进一步结合《灵枢》的气机理论，阐发情志病因病机，指出养生必须顺从四时气候的变迁，从而适应寒暑气候的影响，保持心情平和喜悦、居所安适，调节阴阳平衡而使刚柔适度，如此则邪气不能侵犯人体，可以高寿并得享天年。因此，若心态经常恐惧和急躁，则会损伤心神，神气受损会出现恐则气乱而举动失常，无法自制。因悲哀太过而情志内伤，则脏腑经络之气受损而竭绝，而至夭亡；若喜乐过度，则神气消散而不聚藏；若忧愁过度，则气机闭塞而不宣；若盛怒不止，则神气迷惑而不能决断；若恐惧过度，则神气惊恐而不收敛。忧思过度会损伤脾之意念，意念受损则精神恍乱，四肢无力，毛发枯槁，皮肤失去润泽，死于春季；忧悲过度不能疏解则损伤肝之魂气，魂被伤了，就会出现精神紊乱，导致肝脏失去藏血作用，使人阴囊收缩，筋脉拘挛，两胁肋骨不能上举，毛发枯槁，皮肤失去润泽，人也会在秋季死亡；若喜乐无度则会损伤肺之魄气，魄气受损则令人精神狂乱，毛发枯槁，皮肤焦枯失去润泽，死于夏季；若经常盛怒而不止则会损伤肾之志气，志气受损令人记忆力减退而忘事，腰脊不能俯仰屈伸，毛发枯槁，皮肤失去润泽，死于季夏；若恐惧过久而不能疏解，就会损伤精气，精气受损而致骨节痿软无力而厥冷，精液时流自泄，死于冬季。基于此，张从正总结"是故五脏主藏精者也，不可伤，伤则失守而阴虚，虚则无气，无气则死矣"，认为情志过极则会损伤五脏所藏精气，使精气外泄而阴精亏虚，元气不足而致死亡。

【原文】

凡此九者，《内经》有治法，但以五行相胜之理治之。夫怒伤肝，肝属木，怒则气并于肝，而脾土受邪；木太过，则肝亦自病。喜伤心，心属火，喜则气并于心，而肺金受邪；火太过，则心亦自病。悲伤肺，肺属金，悲则气并于肺，而肝木受邪；金太过，则肺亦自病。恐伤肾，肾属水，恐则气并于肾，而心火受邪；水太过，则肾亦自病。思伤脾，脾属土，思则气并于脾，而肾水受邪；土太过，则脾亦自病。寒伤形，形属阴，寒胜热，则阳受病；寒太过，则阴亦自病。热伤气，气属阳，热胜寒，则阴受病；热太过，则阳亦自病。凡此七者，更相为治。故悲可以治怒，以怆恻苦楚之言感之；喜可以治悲，以谑浪亵狎之言娱之；恐可以治喜，以恐惧死亡之言怖之；怒可以治思，以污辱欺罔之言触之；思可以治恐，以虑彼志此之言夺之。凡此五者，必诡诈谲怪，无所不至，然后可以动人耳目，易人听视。若胸中无材器之人，亦不能用此五法也。热可以治寒，寒在外者，以淬针、熨、烙灸、汤而汗之；寒在内者，以热食温剂平之。寒可以治热，热在外者，以清房、凉榻、薄衣，以清剂汗之；热在内者，以寒饮、寒剂平之。惟逸可以治劳，《经》曰：劳者温之。温，谓温存而养之。今之医者，以温为温之药，差之久矣！岐伯曰：以平为期。亦谓休息之也。惟习可以治惊，《经》曰：惊者平之。平，谓平常也。夫惊以其忽然而遇之也，使习见习闻则不惊矣。此九者，《内经》自有至理，庸工废而不行。今代刘河间治五志，独得言外之意。谓五志所发，皆从心造。故凡见喜、怒、悲、惊、思之证，皆以平心火为主。至于劳者伤于动，动便属阳；惊者骇于心，心便属火，二者亦以平心为主。

【按语】

张从正针对导致气机异常的九种因素，结合《内经》的理论阐述气机异常所导致病证的病机，并在此基础上加以发挥创新。

1. 探讨五志、寒热致病机制 张从正根据《内经》的相关理论分析了怒、喜、悲、恐、思及寒、热等七种因素的致病机制。凡五志过极除伤及本脏外，皆可传其所胜之脏而发病。如：怒伤肝，肝属木，怒则肝气郁结，而脾土受木邪所乘；木气太过，肝本自病。喜伤心，心属火，过喜则气并于心，而肺金受火邪所乘；火气太过，心本自病。悲伤肺，肺属金，过悲则气并于肺，而肝木受金邪所乘；金气太过，肺本自病。恐伤肾，肾属水，过恐则气并于肾，而心火受水邪所乘；水气太过，肾本自病。思伤脾，脾属土，过思则气并于脾，而肾水受土邪所乘；土气太过，脾本自病。寒伤形，形属阴，寒胜热，故使阳气受病；寒盛阴亦自病。热伤气，气属阳，热胜寒，故使阴气受病；热盛则阳本自病。最后，张从正言"凡此七者，更相为治"。论述了这七种疾病演化的情况，也提示了其相应的治法。

2. 创新情志及寒、热、劳所致疾病的治疗方法 张从正指出以上九种情况，《内经》均载有根据五行相胜理论制定的相应治法，创新性地提出以情胜情的方法治疗情志疾病，补充了《内经》之未备，通过中医临证实践完善了中医情志疗法理论。悲可以治怒，以怆恻苦楚之言感之；喜可以治悲，以谑浪亵狎之言娱之；恐可以治喜，以恐惧死亡之言怖之；怒可以治思，以污辱欺罔之言触之；思可以治恐，以虑彼志此之言夺之。并强调"凡此五者，必诡诈谲怪，无所不至，然后可以动人耳目，易人听视。若胸中无材器之人，亦不能用此五法也"。指出情志疗法的方法及注意事项。

张从正引申《内经》医理阐发对于寒、热、劳所致疾病的相应治法。其指出热可以治寒，若寒邪在外在表，可以用淬针、砭石、熨帖、烙灸、汤药发汗的方法治疗；若寒邪在内在里，可以用热食温剂调平；寒可以治热，如热在外在表，可以用清凉房屋、凉爽床榻、薄衣，用清凉之剂治疗；如热在内在里，可以用寒饮、寒剂调平；劳损之病可以适当休息来调理；劳者温之，虚劳疾患用温养调补的方法治疗。此外，张从正单独分析了"惊之为病"的治法，他指出"以平为期""惊者平之"的"平"就是平常，只有"习以为常"才会见恐而不惊，对于惊恐才可以平常对待。

张从正认为，九气致病，《内经》自有其至理，只是庸医废弃而不用，唯刘河间治疗五志致病而领悟言外之意，认为五志的表现皆从心而发，所以凡遇喜、怒、悲、惊、思五志太过为病，当以平心火为主。至于劳者伤于动作太过，动便属于阳；惊者骇于心，心便属于火，这两种也当以平心为主。情志疗法是中医学自古以来非常重视的临床治法，看似神乎其技，实际上，每个重视人文精神、富有人文情怀、具备高尚医德的医生，在与患者医患沟通的过程中都在有意或无意地运用情志疗法。简单来说，医生的服务态度、言语交流、治疗嘱咐中已经蕴含了情志疗法，这都有助于患者病情的康复。

第九章 李杲《脾胃论》《内外伤辨惑论》 ▷▷▷▷

李杲（1180—1251），字明之，晚号东垣老人，宋金时真定（今河北省正定）人，金元四大家之一，创立脾胃学说，被后世誉为"补土派鼻祖"，著《脾胃论》《内外伤辨惑论》等。《脾胃论》，撰于1249年，三卷，是李杲阐发脾胃学说的代表著作。卷上为基本部分，引用大量《内经》原文以阐述其脾胃论的主要观点和治疗方药；卷中阐述脾胃病的具体论治；卷下详述脾胃病与天地阴阳、升降浮沉的密切关系，并提出多种治疗方法，列方60余首，并附方义及服用法，所创的补中益气汤、调中益气汤、升阳益胃汤、升阳散火汤等为临床所习用。《内外伤辨惑论》，三卷，是李杲生前完成书稿并撰写自序的唯一著作，全面阐述"补土派"的学术思想和对内外伤辨治的独到见解。卷上有辨阴证阳证、辨脉、辨寒热等13篇有关辨证经验，后世称"内外伤十三辨"。卷中和卷下结合具体方药论述以饮食劳倦为主的内科疾病的证治，阐明内伤之证有类外感，当详细辨证而避免混淆。《内外伤辨惑论》构建了中医内伤学说，充分代表了李杲学术思想。此外还有《兰室秘藏》，汇总了李杲毕生临证用药经验和医案，由李杲的门人弟子编写而成。

第一节 《脾胃论·脾胃虚则九窍不通论》

【原文】

真气[1]又名元气，乃先身生之精气也，非胃气不能滋之。胃气者，谷气也，荣气也，运气也，生气也，清气也，卫气也，阳气也；又天气、人气、地气，乃三焦之气。分而言之则异，其实一也，不当作异名异论而观之。

饮食劳役所伤，自汗小便数，阴火[2]乘土位，清气不生，阳道不行[3]，乃阴血伏火[4]。况阳明胃土右燥左热[5]，故化燥火而津液不能停，且小便与汗皆亡津液。津液至中宫变化为血也。脉者血之府也，血亡则七神[6]何依？百脉皆从此中变来也。人之百病，莫大于中风，有汗则风邪客之，无汗则阳气固密，腠理闭拒，诸邪不能伤也。

【注释】

[1] 真气：真气与人体脏腑功能活动直接相关，是人体生命活动的原动力。《灵枢·刺节真邪》曰："真气者，所受于天，与谷气并而充身者也。"可知"真气"乃由先

天之气（受于先天的"原气"）和后天之气（得之于呼吸饮食）相结合而成，有充养全身之功。

[2]阴火：李东垣所谓阴火者，颇有深意，但火而曰阴，易生疑窦，此处"阴虚则内热"与"阳虚则外寒"是对举而言。阴、内、里皆为互词，阴虚即里虚，是中气不足，称为"阴火"。

[3]阳道不行：阳气不能畅行。

[4]阴血伏火：血属阴，故称阴血。火郁在血分，故称阴血伏火。

[5]右燥左热：右燥指手阳明大肠，主津；左热指手太阳小肠，主液。二者皆属于足阳明胃。

[6]七神：五脏所藏的七种神气。《难经·三十四难》："五脏有七神……脏者，人之神气所舍藏也。故肝藏魂，肺藏魄，心藏神，脾藏意与智，肾藏精与志也。"

【按语】

李杲认为脾胃为元气之本，脾胃之气盛衰对于元气盛衰具有决定性作用，元气与人体健康密切相关。真气又称元气，来源于先天肾中精气，依赖后天水谷精气所养。李杲强调对各种"气"的认识不能拘泥于名称的差异，谷气、荣气、运气、生气、清气、卫气、阳气、春升之气都是胃气的别称，包括天气、人气、地气及三焦之气。分而言之则异，其实质则一样，不当作异名异论而看待。

李杲指出饮食劳役致脾胃受损、阴火上乘可产生一系列病理变化。首先，脾气升发，谷气上升，元气才能充沛，阴火才能敛藏。若饮食失节、劳役无度，则脾胃之气受损，纳运失司，升降失职，清气不升，谷气下流，元气匮乏，生机受阻，进而逼迫下焦相火离位上乘脾土，水谷精气不能向上生发，营阴被壅遏而生阴火，即"阴血伏火"，阴火外越则现自汗、小便频数等。故在治疗上李杲倡用升阳补气法，以遂脾气生升之性，在此基础上潜降阴火以权宜配合。其次，李杲认为足阳明胃统辖主液的手阳明大肠与主津的手太阳小肠，胃气一虚，胃肠燥热，迫使津液不能停留，汗多、小便频数而导致亡津液，津液与血源于脾胃，而运行于脉，故说脉者血之府也。一旦津液与血亡失，人体的精神活动就无所依存。可见百脉中的津血均是从脾胃精微变化而来的。最后，李杲阐明中风发病与脾胃内伤的关系。历来医家多认为中风病发病急骤、症情凶险、变化多端，治疗殊为棘手，如刘完素有"暴病暴死，火性疾速"之言。李杲则曰："人之百病莫大于中风。"李杲在此强调脾胃内伤是中风病发生的重要原因之一。饮食劳逸失宜可致脾胃失调，中土受伤，则所生受病；肺金受邪，卫外功能失常，腠理开泄，风邪乘虚而入，引发中风。这对现代临床上从脾胃论治急性脑血管病具有重要启发。

第二节 《脾胃论·调理脾胃治验治法用药若不明升降浮沉差互反损论》

【原文】

予病脾胃久衰，视听半失，此阴盛乘阳，加之气短、精神不足，此由弦脉令虚，多言之过，皆阳气衰弱，不得舒伸，伏匿于阴中耳。癸卯岁六七月间，淫雨阴寒，逾月不止，时人多病泄利，湿多成五泄[1]故也。一日，予体重、肢节疼痛，大便泄并下者三，而小便闭塞。思其治法，按《内经·标本论》：大小便不利，无问标本，先利大小便。又云：在下者引而竭之[2]，亦是先利小便也。又云：诸泄利、小便不利，先分别之。又云：治湿不利小便，非其治也。皆当利其小便，必用淡味渗泄之剂以利之，是其法也。噫！圣人之法，虽布在方册[3]，其不尽者，可以求责[4]耳。今客邪寒湿之淫，从外而入里，以暴加之，若从以上法度，用淡渗之剂以除之，病虽即已，是降之又降，是复益其阴而重竭其阳气矣，是阳气愈削而精神愈短矣，是阴重强而阳重衰矣，反助其邪之谓也。故必用升阳风药即瘥，以羌活、独活、柴胡、升麻各一钱，防风根截半钱，炙甘草根截半钱，同㕮咀[5]，水四中盏，煎至一盏，去渣，稍热服。大法云：湿寒之胜，助风以平之。又曰：下者举之[6]，得阳气升腾而去矣。又法云：客者除之[7]，是因曲而为之直也。夫圣人之法，可以类推，举一而知百病者。若不达升降浮沉之理，而一概施治，其愈者幸也。

【注释】

[1] 五泄：《难经·五十七难》指胃泄、脾泄、小肠泄、大肠泄、大瘕泄。朱震亨于《平治会粹》所言五泄指飧泄、溏泄、鹜泄、濡泄、滑泄。

[2] 引而竭之：谓利小便也。

[3] 方册：简牍、典籍。

[4] 求责：即求全责备，"求、责"指要求。"全、备"指完善、完美。

[5] 㕮（fǔ）咀：中医用语。用口将药物咬碎，以便煎服，后世用其他工具切片、捣碎或锉末，但仍用此名。

[6] 下者举之：指下陷或下脱类病证宜用升提的方法治疗。

[7] 客者除之：外来邪气侵袭人体，治疗宜采用祛除邪气的治法。

【按语】

此案为李杲亲历的经典案例，不囿常规，阐述以升阳风药治愈自身泄利的思路。如李杲所述，其本人素有脾胃虚弱，视听减退，气短，精神困乏，脉弦。癸卯年六七月间，气候反常，淫雨阴寒逾月不止，时人多病泄利。一日李杲自己生病，症见身体困重，肢体疼痛，大便泄泻，一日数次，小便闭塞不通。冥思苦想，泄利之治，《内经》

多采用"利小便以实大便"之法治疗，通过淡渗利湿之品来通利小便。但是李杲认为，泄泻病机多端，治非一途，先贤如此治法虽记录在经典医籍之中，但并不完善，不能概括所有病机，值得仔细推敲，对本案病机更值得仔细思考。

脾胃位居中州，是升降运动的枢纽。脾胃健运，升降正常，人体才能维持"清阳出上窍，浊阴出下窍；清阳发腠理，浊阴走五脏；清阳实四肢，浊阴归六腑"的生理活动。升降沉浮是自然界事物的基本运动形式，在正常情况下，升降相替，沉浮更变，周而复始。《素问·阴阳应象大论》云："天以阳生阴长，地以阳杀阴藏。"因此，东垣指出"岁半以前，天气主之，在乎升浮也……岁半以后，地气主之，在乎降沉也……升已而降，降已而升，如环无端，运化万物，其实一气也。"推及人体，亦是同理。脾胃属土，在脏腑精气的升降运动中起着重要作用，"盖胃为水谷之海，饮食入胃，而精气先输脾归肺，上行春夏之令，以滋养周身，乃清气为天者也；升已而下输膀胱，行秋冬之令，为传化糟粕，转味而出，乃浊阴为地者也。若夫顺四时之气，起居有时，以避寒暑，饮食有节，及不暴喜怒，以颐神志，常欲四时均平，而无偏胜则安。不然，损伤脾胃，真气下流，或下泄而久不能升，是有秋冬而无春夏，乃生长之用，陷于殒杀之气，而百病皆起"。本案李杲脾胃久衰，元气不足，清阳之气无以上升，故见视听大减等清窍失养诸症，甚则清气下陷而见大便泄泻，泄泻伤津则小便闭塞；又元气不足致阴火上冲，"火与元气不两立"，阴火亢盛则更损元气，加之言多伤气，故见气短、精神不足。此时复因外感寒湿，湿邪伏留肢体肌肉，难以运化蒸发，故见体重、肢节疼痛。所以本案病机实为脾虚气陷，外感寒湿，治宜补气升阳止泻、祛风散寒、除湿止痛。若"利小便以实大便"，会使原本应上升的清气降而又降，徒增阴气，削弱阳气，正气愈弱，邪气愈盛，人的精神状态则更加疲乏，预后多不良。因此，李杲根据《内经》"风可胜湿""下者举之""客者除之"的道理，以升阳风药治之。方中羌活、独活、防风祛风散寒除湿止痛，柴胡、升麻升阳止泻，佐以炙甘草益气和中、调和药性。如此配伍，客者除之，以风药胜湿寒之邪；下者举之，阳气升腾则泻利自止。

本案为李杲脾胃升降理论在临床运用的代表医案，主要揭示了两个道理。其一，要明升降浮沉之理，包括明药物升降浮沉之性和明脏腑升降浮沉之机，临证之时一定要结合人体气化的规律、脏腑的生理特性和药物的升降浮沉进行处方，治病求其根本。其二，对书本及前贤医学经验的理解不可拘泥，要根据临床实际进行思考与探索，贵在圆机活法。

第三节　《脾胃论·饮食劳倦所伤始为热中论》

【原文】

古之至人[1]，穷于阴阳之化，究乎生死之际，所著《内外经》[2]悉言人以胃气为本。盖人受水谷之气以生，所谓清气、营气、运气、卫气，春升之气，皆胃气之别称也。夫胃为水谷之海，饮食入胃，游溢精气，上输于脾，脾气散精，上归于肺，通调水道，下输膀胱，水精四布，五经并行，合于四时五脏阴阳，揆度以为常也。

【注释】

［1］至人：具有淳厚的道德，精于养生之道，顺应阴阳四时变化而长寿的人。

［2］《内外经》：即《黄帝内经》与《黄帝外经》，因《黄帝外经》佚失，此处可参阅《黄帝内经》十八卷。

【按语】

本段李杲阐述了脾胃与元气的关系，认为"气"是人体生命活动的动力和源泉，"气"既是脏腑功能的表现，又为脏腑活动的产物，"气"与人体的病理变化关系密切。首先，强调真气即是元气，乃先身生之精气，依赖后天胃气滋养。其次，提出元气、谷气、荣气、清气、卫气、生发诸阳上升之气，此六者与胃气异名而其实一也。最后，着重阐述内伤疾病的发病机制，即脾胃之气一旦受损，则元气不能得到充养，诸病蜂起。李杲认为临床中内伤诸病的形成都可能是"气"不足的结果；而诸气之所以不足，皆因脾胃受损所致。以此说明脾胃是元气之本，元气是健康之本，脾胃损伤则元气必衰，元气衰则内伤诸病蜂起，这是李杲内伤学说中的基本论点。

【原文】

若饮食失节，寒温不适，则脾胃乃伤。喜、怒、忧、恐，损耗元气。既脾胃气衰，元气不足，而心火独盛，心火者，阴火也，起于下焦，其系系于心，心不主令，相火代之；相火，下焦胞络之火，元气之贼也。火与元气不两立，一胜则一负。脾胃气虚，则下流于肾，阴火得以乘其土位，故脾证始得，则气高而喘，身热而烦，其脉洪大而头痛，或渴不止，其皮肤不任风寒而生寒热。盖阴火上冲则气高，喘而烦热，为头痛，为渴，而脉洪。脾胃之气下流，使谷气不得升浮，是春生之令不行，则无阳以护其营卫，则不任风寒，乃生寒热，此皆脾胃之气不足所致也。

【按语】

本段李杲论述了内伤热中证的病机及临床表现。李杲明确指出脾胃是元气之本，脾胃内伤则元气不足，进而阴火亢盛。所谓"阴火"，言火自内而生，包括心火、相火，内伤病的病理变化，就在于气与火关系的失调。

脾主运化升清，脾气散精，谷气输肺，上焦宣发，如雾露之溉，敷布周身，此皆赖火气温煦推动之功。上焦宣发之气中，既包含脾胃上输之水谷精气，又有肾气上输之相火。前者起濡润作用而其性本阴，后者起温煦作用而其性本阳。二者一阴一阳，阳赖阴以濡润制约，阴赖阳以推动敷布，共同完成输布精微的生理功能。如果饮食不节、劳倦过度、情志失宜等原因损伤脾胃之气，中气虚损而下陷，致谷气下流，无以上奉，上焦因此缺乏水谷阴柔之气，致下焦上输之相火失于制约，而呈如燎如焚之证，产生上焦"阴火"诸症。究其病机，本在中焦，变见上焦，即李杲所说的"脾胃气衰，元气不足而心火独盛"。这里的"元气"实指水谷之气，"心火"即下焦上输之相火，故名阴火。一旦阴火亢盛又易损伤元气，李杲把这种阴火称为"元气之贼"，所以他说"元气不足而心火独盛，心火者，阴火也。起于下焦，其系系于心。心不主令，相火代之。相火，下焦包络之火，元气之贼也。火与元气不两立，一胜则一负"。可见，李氏所说的阴火，实际上是指失位之相火。相火与元气势不两立，元气充沛，则相火戢敛而发挥正常的生理作用，这就是"气食少火，少火生气"的对立统一；元气不足，则相火妄动而发生病变，使得"少火生气"的对立统一受到破坏，即所谓"壮火散气"。

阴火乃是与外感相对的，是由脾胃内伤产生的一系列的火热病证的概称，其病证特点是"气高而喘，身热而烦，其脉洪大而头痛，或渴不止，其皮肤不任风寒而生寒热"。阴火上冲则气高，渴而烦热，为头痛，为渴，而脉洪。脾胃之气下流，谷气不得升浮，是春生之令不行，无阳以护其营卫，故不任风寒，乃生寒热，此皆脾胃之气不足所致也。

【原文】

然而与外感风寒所得之证颇同而实异，内伤脾胃，乃伤其气；外感风寒，乃伤其形。伤其外为有余，有余者泻之；伤其内为不足，不足者补之。内伤不足之病，苟误认作外感有余之病而反泻之，则虚其虚也。实实虚虚[1]，如此死者，医杀之耳！然则奈何？惟当以辛甘温之剂，补其中而升其阳，甘寒以泻其火则愈矣。《经》曰：劳者温之，损者温之。又云：温能除大热，大忌苦寒之药损其脾胃。脾胃之证，始得则热中，今立治始得之证。

【注释】

[1] 实实虚虚：指实证用补法使之更实，虚证用攻法使其更虚。

【按语】

李杲明确阐述内伤病之寒热与外感之寒热的机制截然不同，治法上更是霄壤之别。内伤脾胃者伤于气，为不足之证；外感风寒者伤于形，为有余之证。不足当补之，有余当泻之，不可虚证用攻法使其更虚，实证用补法使之更实。内伤热中证的临证中，李杲重视脾胃，强调升发脾气，在治疗上突出对升阳益气药物的运用和处方，即甘温除热（或配以苦寒泻火药）和升阳散火。泻阴火除燥热，配用苦寒之药，只是权宜，因为阴火产生的根本原因在于脾胃虚衰，中气下陷，所以对于黄柏、地黄等药的运用，李杲均冠以"少加"二字，并明确指出甘温能除大热，大忌苦寒之药，过之而泻胃土。

第四节 《内外伤辨惑论·卷上》

【原文】

一、辨脉

古人以脉上辨内外伤于人迎[1]气口[2]，人迎脉大于气口为外伤，气口脉大于人迎为内伤。此辨固是，但其说有所未尽耳。外感风寒，皆有余之证，是从前客邪来也，其病必见于左手，左手主表，乃行阳二十五度。内伤饮食及饮食不节，劳役过甚，皆不足之病也，必见于右手，右手主里，乃行阴二十五度。故外感寒邪，则独左寸人迎脉浮紧，按之洪大，紧者急甚于弦，是足太阳寒水之脉。按之洪大而有力，中见手少阴心火之脉，丁与壬合[3]，内显洪大，乃伤寒脉也。若外感风邪，则人迎脉缓，而大于气口一倍，或二倍、三倍。内伤饮食，则右寸气口脉大于人迎一倍，伤之重者，过在少阴则两倍，太阴则三倍，此内伤饮食之脉。

【注释】

[1] 人迎：左关前一分为人迎，候六淫。
[2] 气口：右关前一分为气口，候内伤。
[3] 丁与壬合：此言十天干合化，丁壬合化为木气。

【按语】

李杲对内外伤所致发热证总结了丰富的鉴别经验。首先就是辨脉。古人所言左手关前一分为人迎脉，候外感，右关前一分为气口脉，候内伤。李杲认为此言未尽其意，所有外感风寒有余之证必现于左手寸脉与人迎脉，此时脉当浮紧，按之洪大紧急；外感风邪则人迎脉缓，但因感邪程度不同人迎会大于右手气口一倍，或二倍、三倍。若饮食不节，劳役过度，则心脉变见于气口，右手寸脉和气口脉必大于左手人迎脉一倍，内伤于少阴会大于人迎两倍，内伤在太阴则可大于人迎三倍。

【原文】

二、辨寒热

外伤寒邪，发热恶寒，寒热并作。其热也翕翕发热，又为之拂拂发热[1]，发于皮毛之上，如羽毛之拂，明其热在表也，是寒邪犯高之高者也。皮肤毛腠者，阳之分也，是卫之元气所滋养之分也。以寒邪乘之，郁遏阳分，阳不得伸，故发热也。其面赤，鼻气壅塞不通，心中烦闷，稍似袒裸，露其皮肤，已不能禁其寒矣。其表上虚热，止此而已。其恶寒也，虽重衣下幕，逼近烈火，终不能御其寒，一时一日，增加愈甚，必待传入里作下证乃罢。其寒热齐作，无有间断也。

其内伤饮食不节，或劳役所伤，亦有头痛、项痛、腰痛，与太阳表证微有相似，余皆不同，论中辨之矣。内伤不足之病，表上无阳，不能禁风寒也，此则常常有之；其躁热发于肾间者，间而有之，与外中寒邪，略不相似。其恶风寒也，盖脾胃不足，荣气下流，而乘肾肝，此痿厥气逆之渐也。若胃气平常，饮食入胃，其荣气上行，以舒于心肺，以滋养上焦之皮肤腠理之元气也；既下流，其心肺无有禀受，皮肤间无阳，失其荣卫之外护，故阳分皮毛之间虚弱，但见风见寒，或居阴寒处，无日阳处，便恶之也，此常常有之，无间断者也。但避风寒，及温暖处，或添衣盖，温养其皮肤，所恶风寒便不见矣。是热也，非表伤寒邪，皮毛间发热也。乃肾间受脾胃下流之湿气，闭塞其下，致阴火上冲，作蒸蒸而躁热[2]，上彻头顶，旁彻皮毛，浑身躁热，作须待袒衣露居，近寒凉处即已，或热极而汗出亦解。彼外伤恶寒发热，岂有汗出者乎？若得汗，则病愈矣。以此辨之，岂不如黑白之易见乎！

【注释】

[1] 拂拂发热：烦闷不安，如蛇在灰，如蚓在尘，或呕吐注泻，皆毒邪壅遏，尚未尽出，急用托里散表之剂治之。

[2] 蒸蒸而躁热：为里热，是阳邪入陷于阴中，里热而表不热也。脉沉实而渴者，宜下之。

【按语】

李杲通过恶寒发热的特点辨析外感与内伤证和发病机制。

外伤寒邪，恶寒与发热并作，皮肤毛腠症状明显，此因外邪从皮毛而入，伤于卫分，寒邪郁遏卫阳，温煦失职则恶寒，阳气不得伸而发热。外感之恶寒，覆被近火皆不能解其寒，得温而恶寒不止，此恶寒必无汗，得汗则表解而寒热即解，或寒邪由表传里则恶寒方止。内伤之病亦有寒热，但内伤之恶寒，见风、见寒、处阴寒之处便觉恶寒，且得温则止；内伤之发热为蒸蒸躁热，其热周身皆蒸蒸而发，但去衣被、移凉处其热即止，或热极之时汗出即解。

【原文】

三、辨手心手背

内伤及劳役饮食不节病，手心热，手背不热；外伤风寒，则手背热，手心不热。此辨至甚皎然[1]。

【注释】

[1] 皎然：清晰、分明之意。

【按语】

手心与手背亦为阴阳、内外、表里。手背热与手心热相对而言，是辨别外感内伤发热的临床表现之一。外感发热则手背热于手心，内伤发热则手心热于手背。李杲此法虽清晰简洁，但临证时，应全面参考临床表现。

【原文】

四、辨口鼻

若饮食劳役所伤，其外证必显在口，必口失谷味，必腹中不和，必不欲言，纵勉强对答，声必怯弱，口沃沫多唾，鼻中清涕或有或无，即阴证[1]也。外伤风寒，则其外证必显在鼻，鼻气不利，声重浊不清利，其言壅塞，气盛有力，而口中必和[2]。伤寒则面赤，鼻壅塞而干，伤风则鼻流清涕而已。

【注释】

[1] 阴证：李杲称饮食不节、劳役所伤等不足之证皆为阴证，与外感阳证相对，辨阴证阳证是李杲鉴别外感与内伤的总纲。

[2] 口中必和：指口中不燥不渴，食而知味。表示胃气正常，或津液充足。

【按语】

李杲认为，凡内伤之病必外显于口，外感之病必外显于鼻。饮食不节、劳役所伤等不足之证当见口不知谷味，纳差恶食，清涕或有或无，无鼻塞症状，言语怯弱，口中多唾。外感之病必外显于鼻，口中和，不恶食，声音重浊，鼻塞流清涕。可见李氏从口鼻之症分辨内外伤是辨证的捷径。

【原文】

五、辨头痛

内证头痛，有时而作，有时而止；外证头痛，常常有之，直须传入里实方罢。此又内外证之不同者也。

【按语】

此言内伤头痛与外感头痛的不同，内伤之头痛时作时止，外感之头痛持续不止，必待表解或传里，头痛方罢。

【原文】

六、辨渴与不渴

外感风寒之邪，三日已外，谷消水去，邪气传里，始有渴也。内伤饮食失节，劳役[1]久病者，必不渴，是邪气在血脉中有余故也。初劳役形质，饮食失节，伤之重者，必有渴，以其心火炽，上克于肺金，故渴也。又当以此辨之。虽渴欲饮冷水者，当徐徐少与之，不可纵意而饮，恐水多峻下，则胃气愈弱，轻则为胀，重则传变诸疾，必反复闷乱[2]，百脉不安，夜加增剧，不得安卧，不可不预度也。

【注释】

[1] 劳役：即强迫的劳动，这里指劳力太过。

[2] 闷乱：气闷烦乱。

【按语】

李杲从口渴与否鉴别内伤和外感证。外感风寒，初未伤阴，故不口渴。三日后谷消水去，邪气传里而化热伤阴，方有口渴。内伤久病者，则必不渴；但劳役形质，饮食失节内伤之重者，心火炽盛，上克肺金，必作渴。内伤渴欲饮冷水者，当徐徐与之，若纵意而饮冷，轻者胃气受损则胀，重者变生诸病，气闷烦乱，百脉不安，夜不安卧。

综上所述，内伤热中证与外感病的区别，李杲论述得甚为详尽。关于内伤热中证的临床表现，李杲在《脾胃论》中指出"脾证始得，则气高而喘，身热而烦，其脉洪大而头痛，或渴不止，其皮肤不任风寒，而生寒热"。这里内伤热中证和外感六淫证所表现的发热、烦渴、头痛、恶风寒有些相似，而实质上是不相同的，若不加以鉴别，治疗时就容易犯"虚虚实实"的原则错误。因此，李杲写成《内外伤辨感论》，列举辨阴证阳证、辨脉、辨寒热、辨手心手背、辨口鼻、辨头痛、辨筋骨四肢、辨渴与不渴等鉴别方法，以便后学临证掌握。如外感发热，不仅手背热，其临床特点还有起病急，病程短，多为高热伴有恶寒，且呈现壮热、潮热或寒热往来，得衣被而不减，兼见头疼无休止及身痛、鼻塞流涕、咽痛咳嗽、脉浮等外感之象；内伤发热，不仅手心热，且临床特点多为起病慢，病程长，或反复发作，其热以微热或热而不甚多见，时有高热但多无恶寒，或虽怯冷而得衣被则减，常见头晕、头痛时作时止，或兼有心悸、少寐、自汗、盗汗、脉弱无力等脏腑虚损之象。

第十章 罗天益《卫生宝鉴》 ▷▷▷▷

　　罗天益（1220—1290），字谦甫，号容斋，元代真定藁城人（今河北藁城县），另一种说法是真定（今河北正定县）人，金元时期著名医学家，为李杲入室弟子，也是易水学派早期代表医家之一。罗天益晚年，以《内经》《难经》等为理论依据，结合个人临床经验及李杲学术思想，旁参诸家之说，精编而成《卫生宝鉴》，共24卷。该书理法方药具备，因机证治悉详，分"药误永鉴""名方类集""药类法象""医验记述"四部分。其中1～3卷为"药误永鉴"，载医论25篇，以医案方式，述误用药物之鉴，以促后世医家用药精审；4～20卷为"名方类集"，集录古今名方766首，以症系方，论述治病之方，以使后来医家用药有所依据；21卷为"药类法象"，载医论21篇，阐发了张元素、李杲的药学理论，述药物的性味和功效、诊治增损，强调药证相对、名实相符、随证加减的辨证思想；22～24卷是"医验纪述"，载验案及医论18则，为罗天益临床治病的经验之谈。另有补遗一卷，系后人所增订，辑录张仲景以来历代名家治疗外感、中暑等药方。《卫生宝鉴》是罗天益所著现存唯一之作，较为完整地体现了其学术成就，是研究其学术思想的重要依据。

第一节 《卫生宝鉴·无病服药辨》

【原文】

　　谚曰：无病服药，如壁里安柱[1]。此无稽之说，为害甚大。夫天之生物[2]，五味备焉，食之以调五脏，过则生疾。故经[3]云：阴[4]之所生，本在五味。阴之五宫，伤在五味[5]。又曰：五味入胃，各归其所喜。攻[6]酸先入肝，辛先入肺，苦先入心，甘先入脾，咸先入肾，久而增气，气增而久，夭身之由也。又云：酸走筋，辛走气，苦走骨，咸走血，甘走肉，五味口嗜而欲食之，必自裁制，勿使过焉。至于五谷[7]为养，五果[8]为助，五畜[9]为益，五菜[10]为充，气味合而食之，补精益气；倘用之不时，食之不节，犹或生疾。况药乃攻邪之物，无病而可服焉？《圣济经》[11]曰：彼修真[12]者，蔽于补养[13]，轻饵药石。阳剂刚胜，积若燎原，为消狂痈疽之属，则天癸竭而荣润；阴剂柔胜，积若凝冰，为洞泄寒中之属，则真火微而卫散。一味偏胜，一脏偏伤。一脏既伤，四脏安得不病？唐孙思邈言，药势有所偏胜，令人脏气不平[14]。裴潾谏唐宪宗[15]曰：夫药以攻疾，非朝夕常用之物。况金石性酷烈有毒，又加炼以火气，非人五脏所能禁。至于张皋谏穆宗[16]曰：神虑清则气血和，嗜欲多而疾疢作。夫药以攻疾，无疾不可饵。故昌黎伯铭李子之墓[17]曰：余不知服食[18]说自何世起，杀人不可计。而世慕尚之益至，此其惑也。今直取目见，亲与之游，而以药败者，六七公，以为世诫。工部尚书归登、殿中御史李虚中、刑部尚书李逊、弟刑部侍郎建、襄阳节度使工部尚书孟简、东川节度使御史大夫卢植、金吾将军李道古，今又复取目见者言之：僧阎仲章服火炼丹砂二粒，项出小疮，肿痛不任，牙痒不能嚼物，服凉膈散半斤始缓。后饮酒辄发，药以寒凉之剂则缓，终身不愈；镇人李润之，身体肥盛，恐生风疾，至春服搜风丸[19]。月余，便下无度，饮食减少，舌不知味，口干气短，脐腹痛，足胫冷，眩晕欲倒，面色青黄不泽，日加困笃，乃告亲知曰：妄服药祸，悔将何及。后添烦躁喘满，至秋而卒。张秀才者，亦听方士之说，服四生丸[20]，推陈致新。服月余，大便或溏或泻，饮食妨阻，怠惰嗜卧，目见黑花，耳闻蝉声，神虚头旋，飘飘然身不能支，至是方知药之误也。遂调饮食，慎起居，谨于保养。三二年间，其证犹存，逾十年后方平复。刘氏子闻人言腊月晨，饮凉水一杯一月，至春而无目疾，遂饮之。旬余，觉腹中寒痛不任，咳嗽呕吐，全不思食，恶水而不欲见，足胫寒而逆。医以除寒燥热之剂急救之，终不能效。此皆无故求益生之祥，反生病焉，或至于丧身殒命，壁里安柱，果如何哉？且夫高堂大厦，梁栋安，基址固，坏涂毁墍[21]，柱于壁中，甚不近人情。洁古老人云：无病服药，乃无事生事。此诚不易之论。人之养身，幸五脏之安泰，六腑之和平，谨于摄生。春夏奉以生长之道，秋冬奉以收藏之理，饮食之有节，起居而有常。少思寡欲，恬淡虚无，精神内守。此无病之时，不药之药也。噫！彼数人者既往不咎矣，后人当以此为龟鉴[22]乎。

【注释】

[1] 壁里安柱：在墙壁里加安支柱。意指加强房屋安全性，可以达到强健的作用，实际比喻无事生非，不得长久。

[2] 天之生物：上天生养万物。

[3] 经：指《内经》。

[4] 阴：指"阴精"，出《素问·生气通天论》。

[5] 阴之五宫，伤在五味：阴之五宫，指五脏，是阴精所藏之所，五味本能养五脏，但如果五味太过反而会损伤五脏。

[6] 攻：当作"故"，见《素问·至真要大论》。

[7] 五谷：泛指粮食类。王冰注："粳米、小豆、麦、大豆、黄黍也。"《素问·脏气法时论》。下同。

[8] 五果：泛指多种水果和干果。王冰注："桃、李、杏、栗、枣也。"

[9] 五畜：泛指多种家禽及家畜。王冰注："牛、羊、豕、犬、鸡也。"

[10] 五菜：泛指多种蔬菜。王冰注："葵、藿、薤、葱、韭也。"

[11]《圣济经》：指《圣济总录》。

[12] 修真：道教中，学道修行，求得真我，去伪存真为"修真"，此指养生者。

[13] 蔽于补养：被补养所蒙蔽。

[14] 脏气不平：指机体内环境失稳和适应性调节功能失常。

[15] 裴潾谏唐宪宗：《谏宪宗服金丹疏》，出自《全唐文》，原题为《速信用方士疏》。裴潾，唐朝官员。当时，唐宪宗听信方士，服用金丹求长寿，裴潾上疏铮谏，后被贬为江陵令。

[16] 张皋谏穆宗：张皋，唐朝时期处士，曾上疏规谏唐穆宗不要信任方士，得到穆宗的称赞。

[17] 昌黎伯铭李子之墓：出自《故太学博士李君墓志铭》。昌黎，指唐代文学家韩愈。李子，即李于，为韩愈好友之孙女婿，因服方士丹药去世。

[18] 服食：道家养生法。此指服食丹药（金丹，即水银的氧化物）。

[19] 搜风丸：来源于《儒门事亲》卷十二。组成：人参、茯苓、南星、半夏、干生姜、白矾（生）、凝水石、蛤粉、薄荷、藿香。主治风证偏枯，口眼㖞斜，涎多昏愦，痰唾黏稠，或时喘咳者。

[20] 四生丸：来源于《儒门事亲》卷十二。组成：黑牵牛子、大黄、朴硝、皂角（蜜炙）各等分，主治实热便秘。

[21] 毁暨：意指将做好的事物毁坏掉。"暨"为会意字。"既"有完成之意，"旦"表示太阳初升，二者合而为"暨"，强调事物已经形成。

[22] 龟鉴：借鉴。比喻可供人对照学习的榜样或引以为戒的教训。

【按语】

服补之风自古即有，至金元时期尤为盛行，民众不知"顺应自然""谨于摄生"之理，盲目追求服药益生反而受害者众。本文是罗天益在前辈医家关于药食偏性及摄生保养等经典理论基础上，结合古医籍中的记录和自身亲历的多位"无病服药反生其害"的诸多实例撰写而成。全文针砭时弊，专论世人服食药石以追求延年益寿的错误行径，是对滥补成风的告诫与警醒，也是对正确摄生之道的申明与倡导。

1. 驳斥谬论，态度鲜明 罗天益所处的时代，世人服食药石以追求延年益寿之习日盛，竟将"无病服药，如壁里安柱"为谚语广为流传，时人均认为没有生病时服用药物，就像在墙壁里安加柱子一样，可以达到强健的作用。罗天益对此深恶痛绝，开篇便针对此错误俗谚进行严厉驳斥，认为此为无稽之谈，且具有巨大危害。无论是无病服药以强身还是壁里安柱以坚固，二者虽指代不同但本质上是一样，虽然可以短暂获得巩固，但是一旦出现根基问题，必然也会腐朽。此无病服药的流弊，实际上是对中医"治未病"思想的错误理解。

2. 五味入脏，适时节制 罗天益认为人体所需食物有相应的五味偏向，若过度偏嗜，不加节制，亦会致疾，如同《素问·生气通天论》所言，人体阴精的产生来源于饮食五味，过食五味则会损伤储藏阴精的五脏。五味入胃，各归其所喜的脏腑，所以酸味先入肝，苦味先入心，甘味先入脾，辛味先入肺，咸味先入肾，积之日久，便能增加各脏之气，这是五味入胃后所起气化作用的一般规律。《灵枢·九针论》中说明五味归于五脏，按其属性，各有一定的走向，酸味入肝，肝主筋，故酸走筋；辛味入肺，肺主气，故辛走气；苦味入心，心主血，故苦走血；咸味入肾，肾主骨，所以咸走骨；甘味入脾，脾主肌肉，所以甘走肉。五味与五脏的生理病理相通，因此要节制饮食，即使自己最爱吃的东西，也不要吃得过多，必须加以节制，适可而止。罗天益此处所论及的自我节制，意同《灵枢·九针论》中所论"病在筋，无食酸；病在气，无食辛；病在骨，无食咸；病在血，无食苦；病在肉，无食甘"，此即"五裁"。《素问·脏气法时论》里提及，五谷（粳米、小豆、麦、大豆、黄黍）用以充养五脏之气，五果（桃、李、杏、栗、枣）帮助五谷以营养人体，五畜（牛、羊、豕、犬、鸡）用以补益五脏，五菜（葵、藿、薤、葱、韭）用以充养脏腑，气味和合而服食，可以补益精气。

3. 药偏攻疾，无病忌服　罗天益认为日常食用之谷畜果蔬尚需要注意节制，否则会对人体造成损害，何况具有攻邪性质的药物，使用之时更需小心谨慎，没有疾病不能轻易服之。《圣济总录》说修真养性之人，都被补养所蒙蔽，轻易使用药石。罗天益师承李杲，李杲认为阳性药物药性以刚强为主，量大累积如燎原之火，多致消证、狂证、痈疽等疾病，甚至肾精枯竭，气血干涸；而阴性药物以阴柔为主，量大累积如凝结的冰块，多致泄泻等阴盛内寒的病证，甚至体内真火衰微，卫气消散。如果五味中某一性味过于强盛，失去平衡，就会导致相应的脏腑受到损害。人体五脏是一个整体，其中一个脏腑受到损伤就会影响剩余四脏的正常功能。孙思邈指出药对人身体各个器官的作用有所偏重，会导致五脏元气不平，所以即使有病，吃药也要非常慎重。唐宪宗晚年迷信方士，痴迷丹剂，服用金丹求长寿，大臣韩愈劝谏被贬后，裴潾仍上疏铮谏，指出药是用来治病的，不是平日里常吃的东西，再者金石都是酷烈有毒之物，再加以火炼，不是人的血肉之躯能承受的。然裴潾劝谏无果，唐宪宗后因服丹药去世。唐穆宗即位后，逐渐也开始接纳方士，服用丹药。张皋是唐穆宗时期的处士，见此情形也进行劝谏，指出凡是心性淡泊的人血气就会相和而身体康健；凡是欲望强的人则容易疾病频发，药是用来治病的东西，没有病就不该随便吃。穆宗看到这封奏疏，叹赏不已，下令寻访张皋，但最终没能找到。

罗天益引经据典说明中药之起效皆为以偏纠偏，以药之偏性，纠正疾之偏性。若无病服之，轻则伤及人体精血津液，令脏气不平，重则伤及性命。

4. 实例论证，妄服祸人　罗天益层层铺垫，只为告诫世人无病服药之祸害，并进一步列举无病或因小病胡乱服药，最终导致疾病发生或加重甚至走向死亡的实例，其中包括韩愈在《故太学博士李君墓志铭》中列举自己亲眼看到与之交往的因服金丹而死亡的"工部尚书归登、殿中御史李虚中、刑部尚书李逊、刑部侍郎建、襄阳节度使工部尚书孟简、东川节度使御史大夫卢坦、金吾将军李道古"等七人。此外还有罗天益本人所记录的四人：僧人阊仲章因服火炼丹砂导致项部与牙齿疾患，后重服凉膈散又不注重调养，最终导致终身不愈；李润之因担心自身形体肥胖导致发生风疾，自服"搜风丸"月余，原无病之体生出诸多疾患，最终悔恨离世；张秀才亦是受方士蛊惑，服"四生丸"促进排便，后对身体损害极大，幸醒悟及时，调饮食起居，谨慎保养，十余年后得以恢复；刘氏子误信谣传，在腊月早晨喝凉水以求至春无目疾，最终伤害身体根基发生疾病，医生也无法挽救。

5. 申明正道，警醒后人　罗天益经过一系列无故服药求益生反致疾病或死亡的反面论证，说明了无病服药的危害。正如张元素所说，无病服药就像是无事生事。人体养身需要珍惜脏腑安泰和平的健康稳态，要小心严谨地保养身体。顺应天地之气生长收藏的自然规律，饮食有节，起居有常，无忧无虑，清心寡欲，安静平和，摒除杂念，内守精神，这就是最好的益生之"药"。罗天益在篇末总结无病服药之弊端后，再次重申要顺应自然的正确摄生保健之道，告诫后人要明了此理。

此外，罗天益十分重视整体观念，认为各个脏器的偏强偏弱都能导致病变，影响的情况和程度不同，所发生的病变也不同，在摄生保健中也强调要做到五脏安泰及六腑和平。当然，罗天益作为脾胃学说的继承人之一，也将整体观念与重视脾胃的思想进行巧妙结合，从五脏及五行之间的生克制化关系出发，重视其他各脏腑生理及病理上对脾胃的影响。如《卫生宝鉴·名方类集》指出："论曰：脏腑泄痢，其证多种。大抵从风湿热论之，是知寒少热多，寒则不能久也。故曰暴泄非阴，久泄非阳。论云：春宜缓形，形缓动则肝木乃荣，反静密则是行秋令。金能制木，风气内藏，夏至则火盛而金去，独火木旺而脾土损矣。轻则飧泄，身热脉洪，谷不能化；重则下痢，脓血稠黏，里急后重。故曰诸泄稠黏，皆属于火。"认为飧泄或痢疾，都是肝胆影响脾胃的结果，影响轻则为飧泄而谷不能化，影响重则为下痢脓血黏稠而里急后重。此外，在脾胃病的治疗上，罗天益与其师李杲的益气升阳用药法度相同，侧重偏补，并不局限于益气升阳诸方，而是扩大使用了建中汤、理中汤、四君子汤等历代名方，真正做到学承东垣，博采众长。

罗天益针对时人不知养生之理，妄服药物乱投医的现象，痛心疾首。除本篇之外，还撰有"春服宣药辨""用药无据反为气贼""戒妄下""轻易服药戒""妄投药戒""福医治病"等篇，强调无病服药及妄服药物乱投医的危害，以为后人借鉴。罗天益除了对世人不知养生之理、胡乱服药等行为进行批判之外，同样对医者进行了要求，即为医者必"先审岁时太过不及之运，察人之血气饮食勇怯之殊，病有虚实浅深在经在脏之别，药有君臣佐使大小奇偶之制，治有缓急因用引用返正之则"，万不可像当时许多庸医"不精于医，不通于脉，不观诸经本草，赖以命通运达而号为福医"，使"病家遂委命于庸人之手，岂不痛哉"。罗天益在《卫生宝鉴·福医治病》中记载楚丘县贾君次子即为典型例子，"楚丘县贾君次子二十七岁，病四肢困倦，躁热自汗，气短，饮食减少，咳嗽痰涎，胸膈不利，大便秘，形容羸削，一岁间更数医不愈。或曰：明医不如福医，某处某医，虽不精方书，不明脉候，看证极多，治无不效，人目之曰福医。谚云：饶你读得王叔和，不如我见过病证多，颇有可信，试命治之。医至，诊其脉曰：此病予饱谙矣，治之必效。于肺腧各灸三七壮，以蠲饮枳实丸消痰导滞，不数服，大便溏泄无度，加腹痛，食不进，愈添困笃。其子谓父曰：病久瘦弱，不任其药。病剧遂卒"。在用药方面，罗天益认为无病服药易伤其正，用药无据会玩忽人命，滥用苦寒药物易损伤脾土，所以应详辨其名与实是否相符。

第二节　《卫生宝鉴·用药无据反为气贼》

【原文】

北京按察书吏李仲宽，年逾五旬，至元己巳春，患风证[1]。半身不遂，四肢麻痹，言语謇[2]涩，精神昏愦。一友处一法，用大黄半斤，黑豆三升，水一斗，同煮豆熟，去大黄，新汲水[3]淘净黑豆，每日服二三合[4]，则风热自去。服之过半，又一友云：通圣散、四物汤、黄连解毒汤，相合服之，其效尤速。服月余，精神愈困。遂还真定，归家养病。亲旧献方无数，不能悉录。又增喑哑[5]不能言，气冷手足寒。命予诊视，细询前由，尽得其说。予诊之，六脉如蛛丝细。予谓之曰：夫病有表里虚实寒热不等，药有君臣佐使大小奇偶之制。君所服药无考凭，故病愈甚。今为不救，君自取耳。未几[6]而死。

有曹通甫外郎妻萧氏，六旬有余，孤寒无依。春月忽患风疾，半身不遂，语言謇涩，精神昏愦，口眼㖞斜[7]，与李仲宽证同。予刺十二经井穴[8]，接其经络不通，又灸肩井、曲池。详病时月，处药服之，减半。予曰：不须服药，病将自愈。明年春，张子敬郎中家见行步如故。予叹曰：夫人病全得不乱服药之力。由此论李仲宽乱服药，终身不救。萧氏贫困，恬淡自如获安。《内经》曰：用药无据，反为气贼，圣人戒之。一日，姚雪斋举许先生之言曰：富贵人有二事反不如贫贱人，有过恶不能匡救[9]，有病不能医疗。噫！其李氏之谓欤！

【注释】

[1] 风证：证候名，是外风证与内风证的统称。此处指脏腑阴阳气血失调而致动风的证候（内风证）。

[2] 謇（jiǎn）：迟滞，不流利。

[3] 新汲水：就是刚打的井水。

[4] 合（gě）：量词。一升的十分之一。

[5] 喑（yīn）哑：指嗓子干哑，不能说话。

[6] 未几：没有多久，很快。

[7] 口眼㖞（wāi）斜：症状名。指口眼向一侧歪斜的症状。

[8] 十二经井穴：井穴，五俞穴的一种，穴位均位于手指或足趾的末端处。《灵枢·九针十二原》："所出为井。"也就是指在经脉流注方面好像水流开始的泉源一样。"井"为地下出泉；形容脉气浅小。全身十二经脉各有一个井穴，故又称"十二井穴"。

[9] 匡救：扶正挽救。

【按语】

本文中两患者均在春季同患中风，症状相似，但最终结果截然相反，一者听信他人之言胡乱服药而亡，一者经罗天益调治慎用药物而愈。罗天益将二者进行对比论述，目的在于告诫世人不要毫无根据地乱服药物，强调"用药无据"之害。

本文两患者均为年高之人，气血不足，感受风邪，中于经络，故见半身不遂、四肢麻痹、言语謇涩、口眼㖞斜等症，并由经络而及脏腑。按察书吏李仲宽，富贵之人，阿谀奉承之人众，不明医理，用药无据，最后不治；而曹通甫外郎妻萧氏，六旬有余，孤寒无依，同患中风，只施针灸，即使用药，也是根据疾病发展的各个阶段，辨证施治，且减半使用，故"明年春，张子敬郎中家见行步如故"。联想到李仲宽乱服药，终身不救，罗天益感叹"夫人病全得不乱服药之力"。另外，由文中两则医案治疗经过可见元代对于中风的认识还比较混乱。

金元时期，世人追求服宣药以养生保健蔚然成风，罗天益及其师李杲对此现象深恶痛绝，认为殆无此理。罗天益在《卫生宝鉴·春服宣药辨》中提及："在世传宣药，以牵牛、大黄之类，或丸或散，自立春后，无病之人服之，辄下数行。云凡人于冬三月，厚衣暖食，又近于火，致积热于内，春初若不宣泄，必生热疾。又云：解三焦积热，去五脏余毒，殆无此理。方冬严气凝寒，厚衣暖食近火，所以敌天气之寒也。"本文中李仲宽一案，中风之后不行辨证论治，反胡乱服药，所服之品皆为大黄、通圣散、黄连解毒汤等宣药之属及寒凉之品，损伤阳气，故后期出现气冷手足寒等症状，以致不治而亡，即为乱服药物所致。《卫生宝鉴·轻易服药戒》还记载一女子幼年时伤冷腹痛，于药铺购得神穹丸服之，服后七八年间腹痛更变为冷痛，时发时止。寒凉所伤本应以热治之，该案中却误用寒下，更伤脾胃，后罗天益治以温中养气，服之月余方愈。罗天益就此指出，"凡人之脾胃，喜温而恶冷"，由此不难看出滥用寒凉之弊。

罗天益中年时被召为军医，其间随窦汉卿研习针灸之术，并积累了大量治疗经验，推崇针药结合的诊疗方式。在为萧氏诊治过程中，"刺十二经井穴，接其经络不通，又灸肩井、曲池。详病时月，处药服之，减半"。罗天益称萧氏所使用的针灸治疗方法为"大接经法"，是专治中风偏枯的特殊配穴法。有"从阳引阴"和"从阴引阳"二法，皆取十二经井穴。"接经"，顾名思义就是指"接气通经"或"通经接气"之义。大接经法的具体应用《内经》《难经》等经典著作中均有相关论述，并得到了后世医家的发挥，罗天益在《卫生宝鉴》中具体介绍了大接经法的概念等相关知识，并将其应用于治疗中风偏枯，本案便是经典案例之一。罗天益经过自身的实践对大接经法的效果进行验证，并在一定程度上扩大了大接经法的应用范围，使得大接经法的运用得到传承，至今仍广泛用于临床，特别是用于治疗神经系统疾病。

第三节 《卫生宝鉴·饮食自倍肠胃乃伤论》

【原文】

《痹论》[1]云：阴气[1]者，静则神藏[2]，躁则消亡。饮食自倍，肠胃乃伤。谓食物无务于多，贵在能节，所以保冲和[3]而遂颐养[4]也。若贪多务饱，饫[5]塞难消，徒积暗伤，以召疾患。盖食物饱甚，耗气非一，或食不下而上涌，呕吐以耗灵源[6]；或饮不消而作痰，咯唾以耗神水[7]；大便频数而泄，耗谷气之化生；溲便滑利[8]而浊，耗源泉之浸润。至于精清冷而下漏，汗淋漉[9]而外泄，莫不由食物之过伤，滋味之太厚。如能节满意之食，省爽口之味，常不至于饱甚者，即顿顿必无伤，物物皆为益。糟粕变化，早晚溲便按时；精华和凝，上下津液含蓄。神藏内守，荣卫外固，邪毒不能犯，疾疢无由作。故圣人立言垂教[10]，为养生之大经[11]也。

【注释】

[1] 阴气：指五脏的精气。
[2] 神藏：神气内藏。
[3] 冲和：指真气、元气。
[4] 颐养：保养；保护调养。
[5] 饫（yù）：饱，足。
[6] 灵源：此处指代人体津液。
[7] 神水：唾液的别名，《本草纲目·口津唾》："人舌下有四窍，两窍通心气，两窍通肾液，心火流入舌下为神水，肾液流入舌下为灵液。"此处与"灵源"共同指代人体津液。
[8] 滑利：指顺畅，无滞碍。
[9] 漉：渗。
[10] 垂教：指垂训，赐教。
[11] 大经：常道，常规。

【按语】

本篇是罗天益饮食伤脾胃论的总述。罗天益以《素问·痹论》"饮食自倍，肠胃乃伤"及其师"内伤脾胃，百病由生"的观点，提出养生之道在于节食。他指出进食食物不在于多少，重要的是能节制饮食，这样才能保养元气。如果进食务求尽可能吃饱，饱食难以消化，只会增加内在损伤，最后导致疾病发生。进食过饱对正气的损耗不只是单方面的，可能会导致饮食不下传胃肠而上涌，发生呕吐而损伤津液；或水饮停聚形成痰，咳唾耗伤津液；或大便次数增加发生泄泻，阻碍谷气的化生；或小便滑利浑浊，影响津液浸润。而精液清冷外漏，汗液淋漓渗出，都是由于饮食太过，滋味厚腻导致的。如果能够适当节制饮食，控制口欲，不过度饱胀，那么每顿饮食都不会对身体造成损害，所食之物也能发挥益处。如此正常进行糟粕变化则早晚二便按时排泄，精华和凝则津液传输正常运行。如此则脏腑神气内守，营气卫气固外，内外毒邪不能侵犯人体，疾病也无从发生，所以圣人著书立说训世，这是养生中最基础、最主要的。

罗天益在李杲的理论基础上，对其学术思想进行进一步发挥，提出"食伤脾胃论"与"饮伤脾胃论"，并在《卫生宝鉴》中分篇专论之。

食为固形之食物，罗天益在《卫生宝鉴·食伤脾胃论》中，对食伤的发病及治疗进行详细阐述。其曰："人之生也，由五谷之精，化五味之备，故能生形。经曰：味归形，若伤于味亦能损形。今饮食反过其节，以致肠胃不能胜，气不及化，故伤焉。"指出食伤的病机关键在饮食失节，肠胃不能胜，气不及化。他强调治疗应依据《内经》"其高者，因而越之，在下者，引而竭之"的原则，根据脉象与临床表现，按病情轻重选用不同的治法和方剂。即"气口一盛得脉六至，则伤于厥阴，乃伤之轻也，枳术丸之类主之，气口二盛，脉得七至，则伤于少阴，乃伤之重也，雄黄圣饼子、木香槟榔丸、枳壳丸之类主之；气口三盛，脉得八至九至，则伤太阴，填塞闷乱则心胃大痛，备急丸、神保丸、消积丸之类主之；兀兀欲吐则已，俗呼食迷，风是也。经曰：上部有脉，下部无脉，其人当吐，不吐者死。瓜蒂散吐之，如不能吐，则无治也"。罗天益治疗食伤所致脾胃内伤，注重消滞的同时不忘健脾和胃，白术为常用药，但用白术并不单取其消食之功，而是意在久服增强胃气，以此治本。

饮为流体之食物，罗天益认为饮伤为"无形之气"，指嗜酒过度或饮水、乳等损伤脾胃，同样也依据其临床表现的轻重，在治疗上有所区别。酒伤多见吐逆恶心、头目昏眩、神困多睡、志意不清、脾泄泻利等，其治疗当发汗、利小便，用葛花解醒汤、法制生姜散、五苓散、导饮丸等；他告诫人们酒伤不宜用牵牛、大黄攻下，因酒性大热，已伤元气，再泻则更伤正气；水伤则多见胸膈痞闷、呕吐痰水、嗳气吞酸、呕逆恶心、头目昏眩等，方用法制生姜散、藿香散、枳术汤、导饮丸等；对冷水及潼乳酪水所伤，临床见腹痛肠鸣、米谷不化等，用神应丸（巴豆、杏仁、生姜、丁香、百草霜、木香）治之，以分消水湿。罗天益消水饮之方常常健脾消滞兼施，如葛花解醒汤用人参、白术、茯苓，也有缩砂仁、神曲、木香；法制生姜散用白术、炙甘草、缩砂仁，也用青皮、半夏、白豆蔻；导饮丸中用白术、白茯苓、陈皮，也用木香、槟榔、枳实，如此则健脾不忘行气，补而不滞中，消滞不伤脾。

此外，针对脾胃病的病因病机，罗天益还根据《内经》《内外伤辨惑论》及其临床经验明确提出"劳倦所伤虚中有热"的理论，即劳倦伤脾，可耗损元气而致阴火亢盛，并对李杲"升阳益气"的思想进行进一步发挥，提出以甘温养其中气，甘寒泄其热的治疗方法，如《卫生宝鉴·古方名实辨》云："饥则损气，饱则伤胃，劳则气耗，逸则气滞。其证不同，治法亦异。盖劳者温之，损者补之，逸者行之，内伤者消导之。"

第十一章　朱震亨《格致余论》《丹溪心法》 ▷▷▷▷

朱震亨（1281—1358），字彦修，婺州义乌（今浙江义乌）人，因世居丹溪，故人称朱丹溪，或尊称为丹溪翁。其于医学理论与临床实践均有独特的见解与发挥，创立了"阳常有余，阴常不足""相火论"等学说，并对于杂病提出了气、血、痰、郁的辨证治疗方法，为滋阴学派的代表人物，被后世誉为"金元四大家"之一。《格致余论》是朱震亨晚年所作的医学论文集，成书于1347年，集中反映了他的学术思想，取儒家"格物致知"之意为该书命名。该书共载医论文章四十余篇，涉及内、外、妇、儿各科，包括脉法、身体调理、优生、治法、医案等内容，也收录了朱震亨对气血痰郁病机的探究，对指导临床、帮助身心养护具有重要意义。《丹溪心法》是一部综合朱震亨医学理论和临床经验的著作，成书于1450～1456年，全面反映了朱震亨的主要学术思想与临证经验。该书系其门人弟子据其学术经验纂辑而成，全书共5卷，首载"十二经见证"等医论6篇，而后5卷包括外感、内伤、外证、妇科、幼科等各科病证100篇。每一病证，先引朱震亨的原论，次记其弟子戴思恭有关辨证的论述，再介绍治疗该病证的方药。本书刊行后，深受后世医家的推崇，流传甚广。

第一节　《格致余论·阳有余阴不足论》

【原文】

人受天地之气以生。天之阳气为气，地之阴气为血。故气常有余，血常不足。何以言之？天地为万物父母。天，大也，为阳，而运于地之外；地居天之中为阴，天之大气举之。日，实也，亦属阳，而运于月之外；月，缺也，属阴，禀日之光以为明者也。人身之阴气，其消长视月之盈缺。故人之生也，男子十六岁而精通，女子十四岁而经行。是有形之后，犹有待于乳哺水谷以养，阴气始成，而可与阳气为配，以能成人，而为人之父母。古人必近三十、二十而后嫁娶，可见阴气之难于成，而古人之善于摄养也。《礼记》注曰：惟五十然后养阴者有以加。《内经》曰：年至四十阴气自半，而起居衰矣。又曰：男子六十四岁而精绝，女子四十九岁而经断。夫以阴气之成，止供给得三十年之视听言动，已先亏矣。人之情欲无涯，此难成易亏之阴气，若之何而可以供给也？经曰：阳者，天气也，主外；阴者，地气也，主内。故阳道实，阴道虚[1]。又曰：至阴虚，天气绝，至阳盛，地气不足。观虚与盛之所在，非吾之过论。主闭藏者肾也，司疏泄者肝也。二脏皆有相火，而其系上属于心。心，君火也，为物所感则易动，心动则相火亦动，动则精自走，相火翕然而起，虽不交会，亦暗流而疏泄矣。所以圣贤只是教人收心养心，其旨深矣。

【注释】

［1］阳道实，阴道虚：道，即规律。从阴阳的基本属性来看，此语概括出了阴阳的基本内涵，即凡属于阳的事物，皆有充实、满盛、向上、向外的特点；而属于阴的事物，则有柔弱、不足、向下、向内的特点。

【按语】

"阳有余阴不足"论是朱震亨阐述人体阴阳属性的基本观点，是他通过对天地日月阴阳状况的观察，结合人的生命发生、发展的自然过程，以《素问》"阳者，天气也，主外；阴者，地气也，主内"等理论为立论依据推理分析得出的结论，并以天地、日月为例进行说明。朱震亨早年师从许谦学习理学，理学的学术内涵对其学术思想的形成有着较多的学术渗透。理学是宋明儒家哲学思想，主张附会经义而谈天人性命之理，提倡清心寡欲，节制声色嗜好，认为"天地阴阳之运，升降盈虚，未尝暂息，阳常盈，阴常亏"。这些思想被朱震亨吸收在《格致余论》之中，并成为丹溪学说的核心理论。

1. 天地日月相应，阳有余阴不足　朱震亨指出"天大也为阳，而运于地之外；地居于天之中而为阴，天之大气举之。日实也，亦属阳，而运于月之外；月缺也，属阴，禀日之光以为明者也"。以天地而论，天在地之外属于阳，地在天之中属于阴，而天大于地，地以天之大气举之，故天盛于地；以日月而言，日恒圆属阳，月常缺属阴，说明自然界普遍存在着"阳有余阴不足"的现象。朱震亨由此联系到正常人的生理变化，认为"人受天地之气以生，天之阳气为气，地之阴气为血，故气常有余，血常不足"，因日明于月，"人身之阴气，其消长视月之盈缺"。人与自然相应，与天地相参，天犹人之阳气，地犹人之血，所以气常足而血常不足，人身也同样是阳有余而阴不足。

2. 人之生长壮老，阴精难成易亏　朱震亨认识到在人体的生命过程中，体内的阴气只有在壮年时期相对充盛，其他大部分时期都处于不足状态。人的一生中，男子十六岁以后精满溢泻，女子十四岁以后天癸至，先天之精也需要后天水谷之精的滋养和补充，阴精充盛可与阳气相配，便有了繁殖后代的能力。古人必近三十岁而娶，二十岁而嫁，说明稚幼与垂老之年阴气俱亏，前者未充，后者易乏，只有到了青壮年时期才相对充盛。《礼记》中说道，只有五十岁以后仍然注重养生者才能保住阴精。此难成易亏的阴精是人视、听、言、动等生理功能的物质基础，旺盛的生机活力以此为根本。《内经》认为人至四十，阴精减少。男子六十四岁，女子四十九岁以后，阴精减少，已无多余的阴精外泄，可见人的阴精充盛阶段只有三十余年。人体阴精来迟而早逝，故"阴气难成而易亏"，大多处于阳有余阴不足的状态。

3. 人之情欲无涯，相火妄动伤阴　人的"视听言动"等生命活动的进行，都需要阴气的维持，更何况因情欲过度，引致相火妄动，使阴精耗伤，势必加剧这种不平衡状态而发生病变。肾主藏精，肝主疏泄，但肝肾二脏均有相火。相火与君火不同，君火以名，相火以位，心主君火而肝肾司相火，心主静而相火主动，君相之火又相互联系，互相影响。朱震亨认为，外界的各种刺激被人所接受，首先影响到心神，使心神为物所感而动，心动则君火亦动，君火之动，可引动下焦肝肾相火，火旺则耗伤阴精，久之则导致阴虚火旺，形成病理上阳有余而阴不足的状态。人体在一般生理状况下，已有阳有余而阴不足的情况存在，在外界物质环境的影响下，人易受外界诱惑而心动，"心动则相火亦动，动则精自走，相火翕然而起，虽不交会，亦暗流而疏泄矣"，所以强调人要正心，主静，否则会耗伤阴精。

【原文】

夫夏月火土之旺，冬月火气之伏，此论一年之虚耳。若上弦[1]前下弦[2]后，月廓月空[3]，亦为一月之虚。大风大雾，虹霓飞电，暴寒暴热，日月薄蚀，忧愁忿怒，惊恐悲哀，醉饱劳倦，谋虑勤动，又皆为一日之虚。若病患初退，疮痍正作，尤不止于一日之虚。今日多有春末夏初，患头痛脚软，食少体热，仲景谓春夏剧秋冬差[4]，而脉弦大者，正世俗所谓疰夏病[5]。若犯此四者之虚，似难免此。夫当壮年便有老态，仰事俯育[6]，一切隳坏[7]。兴言至此，深可惊惧。古人谓，不见所欲，使心不乱。夫以温柔之盛于体，声音之盛于耳，颜色之盛于目，馨香之盛于鼻，谁是铁汉，心不为之动也？善摄生者，于此五个月出居于外。苟值一月之虚，亦宜暂远帷幕，各自珍重，保全天和，期无负敬身之教，幸甚！

【注释】

[1]上弦：农历每月初七、初八，月亮左缺，称上弦。

[2]下弦：农历每月二十三前后，月亮右缺，称下弦。

[3]月廓月空：农历月末、月初，即月晦之时。

[4]差：同"瘥"，病愈。

[5]疰夏病：病证名。多由于脾胃虚弱或气阴不足所致。因有明显的季节性，每于夏季发病，故名。

[6]仰事俯育："仰事"谓对上侍奉父母；"俯育"谓对下养育儿女。

[7]隳（huī）坏：毁坏。

【按语】

宋元以前，医家对节欲并不很重视，养生法主要是食养、导引及服药石。北宋以后，理学颇兴，其"存天理，灭人欲"的思想也影响到医学，朱震亨开风气之先。朱震亨的理学经历，对其医学思想的形成，产生了深刻的影响。如周敦颐《太极图说》"太极动而生阳，静而生阴"为朱震亨"太极动而生阳""凡动皆属火"之立论依据。再如《易传》"吉凶晦吝皆生乎动"，朱震亨引申为"人之疾病亦生于动，其动之极也，病而死矣"。又如，周敦颐在《太极图说》"一动一静，互为其根"的基础上，提出"主静"原则，认为"圣人定之以中正仁义而主静"，朱震亨也深深体会到"动易而静难"，强调养生必须"主之以静"。朱震亨把养阴抑阳作为贯穿人生从小到壮到老全过程的主要摄生原则，养阴是针对阴不足，扶养阴气阴精；抑阳是抑制情欲相火，针对阳有余，通过节制情欲，防止相火妄动伤阴，以达到保护阴气的目的。因此，阴不足固然要培补阴气，但抑阳保阴同样必不可少。

朱震亨认为，脏腑盛衰应之四时盈虚，人须顺时而养，方可体强延寿。《素问·宝命全形论》云："人以天地之气生，四时之法成。"人类作为自然界的产物和组成部分，必然受自然规律的支配与制约，而自然界的运动变化也直接或间接地影响人体，反映出与之相应的生理活动或病理变化。朱震亨针对节欲养生所提出的"一年之虚""一月之虚""一日之虚"和"病时之虚"等四时之虚，也是顺应四时养生的规律总结而来的。夏天火土旺，冬天阳气蛰伏，这是一年之虚，指的是农历四、五、六、十、十一月，若这几个月不注意养生而嗜欲，则会于春月患温热病。农历初七初八之前，二十三之后，月亮亏虚，这是一月之虚，此时天人相应，在人则阴血亏虚。大风大雾，暴寒暴热，出现日食、月食及忧愁忿怒，惊恐悲哀，醉饱劳倦，劳累过度，这些都是一日之虚。如果疾病初退、疮痍发作，这就不仅仅是一日之虚了，是病时之虚。此年、月、日之虚，连同"疰夏病"，朱震亨以为"四者之虚"，如不重视摄养，则"大当壮年，便有老态，仰事俯育，一切隳坏"，正当壮年，身体却像个老年人。

人的"视听言动"等生命活动的进行，都需要阴气的维持，若因情欲过度，引致相火妄动，阴精耗伤，则势必加剧这种不平衡状态而发生病变。在生理状况下，人体已有阳有余阴不足的情况存在，又在外界物质环境的影响下，人之"情欲无涯"而易致心动，因"温柔之盛于体，声音之盛于耳，颜色之盛于目，馨香之盛于鼻。谁是铁汉，心不为之动也"。故朱震亨认为，外界的各种刺激被人所接受，首先影响到心神，使心神为物所感而动，君火因之而动，君火一动，引动下焦肝肾相火，虽然没有交会的行为，也会损失阴精，过而久之则导致阴虚火旺，形成病理上的阳有余而阴不足。所以圣贤之人教诲人们收心养性，若不能正心主静，阴精就会随之耗伤。故朱震亨在《格致余论》中首列"饮食箴""色欲箴"两篇，示人要节制饮食与色欲，不使相火妄动；强调"主之以静""动而中节"，以保持阴平阳秘。由此可见，"阳有余阴不足论"的主旨为抑制妄动相火，保护易亏的阴精。

第二节 《格致余论·相火论》

【原文】

太极[1]动而生阳，静而生阴。阳动而变[2]，阴静而合[3]，而生水、火、木、金、土，各一其性。惟火有二：曰君火，人火也；曰相火，天火也。火内阴而外阳，主乎动者也，故凡动皆属火。以名而言，形气相生，配于五行，故谓之君；以位而言，生于虚无，守位禀命，因其动而可见，故谓之相。天主生物，故恒于动，人有此生，亦恒于动，其所以恒于动，皆相火之为也。见于天者，出于龙雷，则木之气；出于海，则水之气也。具于人者，寄于肝肾二部，肝属木而肾属水也。胆者，肝之腑；膀胱者，肾之腑；心胞络者，肾之配；三焦以焦言，而下焦司肝肾之分，皆阴而下者也。天非此火不能生物，人非此火不能有生。天之火虽出于木，而皆本乎地。故雷非伏，龙非蛰，海非附于地，则不能鸣，不能飞，不能波也。鸣也，飞也，波也，动而为火者也。

【注释】

［1］太极：古代哲学家所称最原始的混沌之气。
［2］变：变化。
［3］合：聚合。

【按语】

相火之谓，早见诸《内经》，但属运气概念，指时令节序的六气变化。如《素问·天元纪大论》有"君火以明，相火以位"之说，指在正常的情况下相火必须顺随君火之后发挥作用。此后，医家逐渐把相火理论从自然的运气概念引申到人体脏腑之中。如刘完素称肾为相火，李杲称相火为三焦包络之火、元气之贼，张从正称胆为相火等。朱震亨在总结前人论述相火的基础上，撰"相火论"一篇，从其常与变两个方面对相火加以全面阐发。

朱震亨认为阳运动则变化，阴静止则聚合，从而产生水、火、木、金、土五气，五气各有其特性，唯独火有两种，一种叫君火；另一种叫相火。火内为阴、外为阳。火主运动，所以凡是运动发热都属于火。以名称上来说，形气相互滋生，分配给五行，故称为君；以地位来说，火产生于虚无，守位秉承天之命，因为火变动可以显现，故称为相。朱震亨认为，心主火，心为君主之官，故谓之君火。相火是相对君火而言的，相需行君之命，故其受心君的支配，可辅佐君火发生作用，故称为相火。

朱震亨认为动是自然界一切生物的生命象征，而任何运动都是相火作用的结果。他说："天主生物，故恒于动，人有此生，亦恒于动，其所以恒于动，皆相火之为也。"天主司化生万物，所以天要恒久地运行，人有生命，也是在于持续地运动，之所以能够持续地运动，皆是因为相火的作用，一旦离开了相火，一切生机就停息。天没有此火不能化生万物，人没有此火不能有生命。对人体而言，生命的延续、脏腑经络的正常功能活动，都体现着相火的作用，此为相火之常。

火之属性"内阴而外阳"，在外之阳动源于内在之阴质。朱震亨以自然界中的龙、雷、海水的活动作比喻：天的火虽然出自木，然而都根源于大地。因此雷不潜藏，龙不蛰伏，大海不依附于大地，雷就不能鸣响，龙就不能腾飞，大海就没有波澜，说明雷鸣、龙飞、海波皆离不开地，这就是根柢于阴之理；同理，人体的相火也以精血阴液为基础，"寄于肝肾二部"，肾藏精属水，肾中相火为"水中之火"，肝藏血属木，肝中相火为"木中之火"，所谓"肝肾之阴，悉具相火"。此外，朱震亨还认为相火分属于胆、膀胱、心包络、三焦等脏腑，这是因为胆是肝之腑，膀胱是肾之腑，心包络系属于肾，三焦以焦来命名，下焦有主司肝肾的职责，皆属于阴而且位置在下部。朱震亨论相火为人身之动气说，对后世薛己、赵献可、张介宾等论"命门之火"深有影响。

【原文】

相火易起，五性厥阳之火相扇[1]，则妄动矣。火起于妄，变化莫测，无时不有，煎熬真阴，阴虚则病，阴绝则死。君火之气，经以暑与湿言之；相火之气，经以火言之，盖表其暴悍酷烈，有甚于君火者也，故曰相火元气之贼。周子[2]又曰：圣人定之以中正仁义而主静。朱子[3]曰：必使道心常为一身之主，而人心每听命焉。此善处乎火者，人心听命乎道心，而又能主之以静。彼五火之动皆中节[4]，相火惟有禅补造化，以为生生不息之运用耳，何贼之有？

【注释】

[1] 扇：同"煽"。
[2] 周子：指周敦颐，北宋哲学家，为宋明理学的创始人之一。
[3] 朱子：指朱熹，南宋哲学家，宋明理学之集大成者。
[4] 中节：符合节律。

【按语】

本文言相火的病理特点，即"相火之变"。正常的相火是生命之动力，而过度的相火便成了妄动，妄动则为元气之贼，在这点上朱震亨与李杲的观点是一致的。"相火，下焦包络之火，元气之贼也。火与元气不两立，一胜则一负"。李杲只言其害，朱震亨则提出了相火的常与变、利与害的两重性，是对李杲学说的补充和发展。

朱震亨十分重视相火妄动这个致病因素，他在《格致余论·疝气论》中说道："大劳则火起于筋，醉饱则火起于胃，房劳则火起于肾，大怒则火起于肝。"说明饮食劳倦、阴阳喜怒乃病的症结所在，其中以房劳、情志之伤尤最。朱震亨认为相火易起，情志之伤激起脏腑之火相互煽动，相火就开始妄动了。火起自妄动，变化莫测，火热煎熬真阴，阴虚就会发病，阴精穷尽就会死亡，故朱震亨把许多疾病的产生，都归咎于相火之妄动。关于相火妄动所致的具体病证，他认为《内经》病机十九条中的火证，皆出自脏腑的相火病变，即《局方发挥》"诸火病自内作"。以《内经》病机属火的五条内容为纲，对相火妄动的病证进行了总结，明确指出相火妄动必然耗伤阴精，其症无时不有，变化莫测，以致"煎熬真阴，阴虚则病，阴绝则死"，可见相火妄动所造成的病变其害甚大，其死甚暴，给人体带来严重危害。

在丹溪学说中，相火妄动，阴虚阳亢是病机的核心，因此在预防相火妄动的方法上，朱震亨一方面推广河间、戴人、东垣诸公的方法，补水泻火，另一方面，则参照理学家的思想制定治疗原则。他引用理学家周敦颐之说"圣人定之以中正仁义而主静"，并注"无欲故静"，所谓"静"，就是内心平静，所谓"无欲"就是没有个人欲望，随遇而安，不追求现实利益。朱熹又说："必使道心常为一身之主宰，而人心每听命焉。"根据这些观点，朱震亨提出人心要听命于道心，而且又能够以静来控制火。只有无欲而静，心不迁于外物，不为情感所累，五志之火才能动而有节制，以此来维持人体正常的生理状态。可见，朱震亨把理学的修身方法，针对性地移植到医学中，使之成为防病治病的指导原则，这是他医学思想的重要特点。

朱震亨的相火论为其"阳有余而阴不足论"学说奠定了理论基础，同时也是他"滋阴降火"这一治法的重要依据，使得相火论的影响深远。

第三节 《格致余论·养老论》

【原文】

人生至六十七十以后，精血俱耗，平居无事，已有热证。何者？头昏，目眵，肌痒，溺数，鼻涕，牙落，涎多，寐少，足弱，耳聩[1]，健忘，眩运，肠燥，面垢，发脱，眼花，久坐兀睡[2]，未风先寒，食则易饥，笑则有泪，但是老境，无不有此。或曰：《局方》乌附丹剂，多与老人为宜，岂非以其年老气弱下虚，理宜温补，今子皆以为热，乌附丹剂将不可施之老人耶？余晓之曰：奚止[3]乌附丹剂不可妄用，至于好酒腻肉、湿面油汁、烧炙煨炒、辛辣甜滑，皆在所忌。

【注释】

[1] 聩：耳聋。
[2] 兀睡：打瞌睡。
[3] 奚止：岂止、何止。

【按语】

对于养老问题，朱震亨怀有养阴抑阳的理念，并以之为摄生养老的主要原则。朱震亨摄生思想的主旨是怡养寡欲以聚存阴精，不使相火妄动；尤其在老年养生的问题上既反对服食乌附金石丹，也反对饮食厚味滋补，而主张食养茹淡。他认为人到六十、七十岁以后，精血都损耗了，平时没有问题，但已经有虚热证。具体表现为头脑模糊不清、眼分泌物增多、肌肤瘙痒、尿频、流鼻涕、牙齿脱落、口水多流、眠差、双脚无力、耳聋、记忆力减退、眩晕、大便燥结、面色暗沉、掉发、眼花、久坐容易打瞌睡，以及未受风先畏寒、进食后容易饿、笑的时候会流泪。其主要原因是阴气不足、精血俱耗而致衰老，不可滥用温补之法，如《局方》中的乌附丹剂，更属热剂，至于好酒腻肉、湿面油汁、烧炙煨炒、辛辣甜滑，也不适合老年人服用，而应重视对精血的保护，通过养阴抑阳实现却老延年。

【原文】

彼老年之人，质虽厚，此时亦近乎薄；病虽浅，其本亦易以拔，而可以劫药[1]取速效乎？若夫形肥者血少，形瘦者气实，间或可用劫药者，设或[2]失手，何以取救？

吾宁稍迟，计出万全，岂不美乎？乌附丹剂，其不可轻饵也明矣。至于饮食，尤当谨节。夫老人内虚脾弱，阴亏性急。内虚胃热则易饥而思食，脾弱难化则食已而再饱，阴虚难降则气郁而成痰，至于视听言动，皆成废懒。百不如意，怒火易炽，虽有孝子顺孙，亦是动辄扼腕[3]。况未必孝顺乎！所以物性之热者，炭火制作者，气之香辣者，味之甘腻者，其不可食也明矣。虽然肠胃坚厚，福气深壮者，世俗观之，何妨奉养，纵口固快一时，积久必为灾害。由是观之，多不如少，少不如绝，爽口作疾，厚味措[4]毒，前哲格言，犹在人耳，可不慎欤！或曰：如子之言，殆将绝而不与，于汝安乎？予曰：君子爱人以德，小人爱人以姑息，况施于所尊者哉！惟饮与食将以养生，不以致疾。若以所养转为所害，恐非君子之所谓孝与敬也。然则如之何则可？曰：好生恶死，好安恶病，人之常情。为子为孙，必先开之以义理，晓之以物性，旁譬曲喻，陈说利害，意诚辞确，一切以敬慎行之，又次之以身先之，必将有所感悟而无扞格[5]之逆矣。吾子所谓绝而不与，施于有病之时，尤是孝道。若无病之时，量酌可否，以时而进。某物不食，某物代之，又何伤于孝道乎？若夫平居闲话，素无开导诱掖[6]之言，及至饥肠已鸣，馋涎已动，饮食在前，馨香扑鼻，其可禁乎？经曰：以饮食忠养[7]之。"忠"之一字，恐与此意合，请勿易看过。予事老母，固有愧于古者，然母年逾七旬，素多痰饮，至此不作。节养[8]有道，自谓有术。

【注释】

[1] 劫药：攻劫之药。中医称能够迅速减轻症状、控制病情发展的药物为"劫药"。

[2] 设或：假如。

[3] 扼腕：生气、发火。

[4] 措：通"错"，夹杂。

[5] 扞（hàn）格：相互抵触。

[6] 诱掖：引导、鼓励。

[7] 忠养：诚敬奉养。

[8] 节养：自奉俭省。

【按语】

朱震亨指出老年之人即使体质敦厚，但也接近虚弱，即使病情尚浅，也不可使用攻劫药物来控制疾病。至于形肥者血少，形瘦者气实，有时可用攻劫之品，假若失手，则难以补救，所以宁愿稍迟，想出万全之策，不可轻用乌附丹剂等温热之品。朱震亨提倡节制饮食，反对饕餮厚味，认为老年人体虚脾弱，阴精亏虚，性情急躁，体虚而胃热就容易饥饿，脾弱难以消化则食后饱胀，阴精亏虚胃气难降则易气郁结而成痰，导致视力、听力、语言、运动功能都衰退。加之各种事难遂愿，情绪容易激动，怒火容易炽盛，所以热性的食物、炭火烤制的食物、气味香辣的食物、肥甘厚腻的食物，老年人都是不能吃的。吃多不如吃少，不宜吃的不如不吃，饮食是用来养生的，而不是致病的。

主张通过脾胃以养阴气，从而达到阴升阳降的目的。作为子孙，应当用义理之词加以开导，告诉老年人食物的偏性，说明利害关系，用意要真诚，言辞要恳切，并且要以身作则。没有生病的时候根据具体情况决定是否服药，即使服用也应按时令而进服。某种食物不能吃，可用其他食物代替，这也是作为子孙的孝道。

本篇详细描述了老年人阴精虚而致阳盛的具体表现，强调了精血亏耗是人体衰老的主要原因，对后世养生的研究有重要的指导意义。另外，朱震亨批判了"甘旨养老"的养生观及《局方》滥用温燥的流行时弊，提出了许多养生新观念及方法，如"补肾不如补脾"，脾胃得到温养，食物更容易消化吸收；"至于饮食，尤当谨节"，多吃不如少吃，不宜吃的不如不吃，爽口美味的食物会导致疾病，味道浓厚的食物对人体有害；尤其作为子孙要正确侍奉父母，正确引导老人饮食习惯，做到"忠养"。

第四节　《格致余论·慈幼论》

【原文】

人生十六岁以前，血气俱盛，如日方升，如月将圆。惟阴长[1]不足，肠胃尚脆而窄，养之之道，不可不谨。童子不衣裘帛，前哲格言，具在人耳。裳，下体之服；帛，温软甚于布也。盖下体主阴，得寒凉则阴易长，得温暖则阴暗消。是以下体不与帛绢夹厚温暖之服，恐妨阴气，实为确论。血气俱盛，食物易消，故食无时。然肠胃尚脆而窄，若稠黏干硬，酸咸甜辣，一切鱼肉木果湿面、烧炙煨炒，但是发热难化之物，皆宜禁绝。只与干柿熟菜白粥，非惟无病，且不纵口，可以养德。此外生栗味咸，干柿性凉，可为养阴之助。然栗大补，柿大涩，俱为难化，亦宜少与。妇人无知，惟务姑息，畏其啼哭，无所不与。积成痼疾，虽悔何及！所以富贵骄养，有子多病，迨至成人，筋骨柔弱，有疾则不能忌口以自养，居丧则不能食素以尽礼。小节不谨，大义亦亏。可不慎欤！至于乳子之母，尤宜谨节。饮食下咽，乳汁便通。情欲动中，乳脉便应。病气到乳，汁必凝滞。儿得此乳，疾病立至。不吐则泻，不疮则热。或为口糜，或为惊搐，或为夜啼，或为腹痛。病之初来，其溺必甚少，便须询问，随证调治。母安亦安，可消患于未形也。夫饮食之择，犹是小可。乳母禀受[2]之厚薄，情性之缓急，骨相之坚脆，德行之善恶，儿能速肖，尤为关系。或曰：可以已矣。曰：未也。古之胎教，具在方册，愚不必赘。若夫胎孕致病，事起茫昧[3]，人多玩忽[4]，医所不知。儿之在胎，与母同体，得热则俱热，得寒则俱寒，病则俱病，安则俱安。母之饮食起居，尤当慎密。

【注释】

[1] 长：通"常"，常常。

[2] 禀受：指受于自然的品性或资质，此处特指受于父母的品性或资质。

[3] 茫昧：模糊不清。

[4] 玩忽：忽视，不认真对待。

【按语】

本篇章开篇就论述了小儿的生理特点，认为人十六岁以前，气血俱旺盛，如太阳刚升起，如同月亮将圆，只是阴精还不足，肠胃还虚弱，所以养育的方法不可不谨慎。

针对小儿的生理特点，朱震亨给出了具体的喂养方法及孩子生活习惯的培养方法，如"童子不衣裘帛"，小孩子不穿皮毛和丝织物制作的衣服。因为下肢主阴，在寒冷的情况下，人体的阴气容易增长，在温暖的情况下，人的阴气会慢慢消减，因此下身不穿帛绢厚重的衣服，是担心妨碍阴气的增长。又因为小儿肠胃还没有发育成熟，所以稠黏干硬、酸咸甜辣，以及一切鱼肉、木果、湿面、烧炙、煨炒，只要是发热、难以消化的食物都应该禁止食用。朱震亨推荐吃干柿子、熟菜、白粥，这样的话，不仅不会生病，而且不纵口欲，还可以培养良俭的德行，因为生栗子味咸，干柿子性凉，可以帮助养阴。但是栗子大补，柿子味涩，都难以消化，也应适当少吃。

朱震亨指出了哺乳期的注意事项，引出"胎教"这一概念，重点阐述孕期养护的重要性，指出孩子的健康与孕育期间母亲的身体状况、饮食和情绪等有着密切的关系。如情绪波动，乳脉能感应，病气到乳，乳汁必然会凝滞，孩子喝了乳汁，就会产生疾病，不是呕吐就是腹泻，不是生疮就是发热，或口舌溃烂，或受惊抽搐，或晚上啼哭不止，或腹中疼痛。母亲先天禀赋的多少，性情的缓慢与急躁，骨骼的坚硬与疏脆，道德行为的善恶，都与孩子关系密切。所以，哺乳期的母亲，尤其应该谨慎节制。

第五节 《格致余论·茹[1]淡论》

【原文】

或问：《内经》谓精不足者补之以味[2]，又曰地食人以五味；古者年五十食肉，子今年迈七十矣，尽却盐醯[3]，岂中道乎？何子之神茂而色泽也？曰：味有出于天赋者，有成于人为者。天之所赋者，若谷、菽、菜、果，自然冲和之味，有食人补阴之功，此《内经》所谓味也。人之所为者，皆烹饪调和偏厚之味，有致疾伐命之毒，此吾子[4]所疑之味也。今盐醯之却[5]，非真茹淡者，大麦与栗之咸，粳米、山药之甘，葱、薤之辛之类，皆味也。子以为淡乎？安于冲和[6]之味者，心之收，火之降也。以偏厚之味为安者，欲之纵，火之胜也，何疑之有？《内经》又曰：阴之所生，本在五味。非天赋之味乎？阴之五宫，伤在五味，非人为之味乎？圣人防民之具，于是为备。凡人饥则必食。彼粳米甘而淡者，土之德也，物之属阴而最补者也。惟可与菜同进，经以菜为充者，恐于饥时顿食，或虑过多，因致胃损，故以菜助其充足，取其疏通而易化，此天地生物之仁也。

【注释】

[1] 茹：吃。

[2]味：指药物饮食之味。因其有质而沉降，故属阴。《内经》强调药物饮食五味有滋养人之形体的作用。本文中，主要指的是饮食之味。

[3]醯（xī）：醋。

[4]吾子：对平辈人的一种亲切的称呼，可译为"您"。

[5]却：推却；推辞；拒绝。

[6]冲和：淡泊平和。

【按语】

朱震亨强调清淡饮食，反对过多食用肥甘厚味。本篇的淡味不是指吃素，而是指口味要清淡，尽量少吃调料。朱震亨认为味道有自然赋予的，也有人工合成的。像谷物、豆类、蔬菜、水果这类食物有本身赋予的自然冲和之味，更有利于人体的吸收，吃了对人体有补阴的功效，这就是《内经》中所说的"味"。人为加工的，都是烹饪调和而具有偏重口味的，而人工添加剂味道往往会过度刺激人的味蕾，提高人们的口味阈值，使其再也无法体会到食物本身的自然冲和之味，这就有导致疾病和侵害生命的毒性。习惯于淡泊平和之味的人，心神可以收藏，火得以下降；习惯浓重味道的人，容易放纵自己的欲望，导致相火的亢盛。其对味的分类，是对《内经》"阴之所生本在五味，阴之五宫伤在五味"很好的解释。《内经》说人体阴精的产生，来源于饮食五味，这里的"味"，是指的自然赋予的味道；而储藏阴精的五脏，会因为过多食用五味而受到损伤，这里的"味"，是指的人工烹饪的滋味。饥饿的时候一定要吃，如粳米甜美而淡，是土地给予人们的恩惠，食物属阴，是最滋补的，但需要与蔬菜同吃，因为蔬菜辅助畅通肠胃而易消化。

与此同时，他还认为吃的肥甘厚味过多，容易化作阴火。建议人们应该少吃肉，少喝酒。

第六节　《丹溪心法·痰》

【原文】

大凡治痰，用利药过多，致脾气虚，则痰易生而多。湿痰用苍术、白术；热痰用青黛、黄连、芩；食积痰用神曲、麦芽、山楂；风痰用南星；老痰用海石、半夏、瓜蒌、香附、五倍子作丸服。痰在膈上，必用吐法，泻亦不能去。风痰多见奇证，湿痰多见倦怠软弱，气实痰热结在上者，吐难得出。痰清者属寒，二陈汤[1]之类。胶固稠浊者，必用吐。热痰挟风，外证为多，热者清之；食积者必用攻之；兼气虚者，用补气药送。痰因火盛逆上者，以致火为先，白术、黄芩、软石膏之类。内伤挟痰，必用参、芪、白术之属，多用姜汁传送，或加半夏，虚甚加竹沥。中气不足加参、术。痰之为物，随气升降，无处不到。脾虚者，宜清中气，以运痰降下，二陈汤加白术之类，兼用升麻提起。中焦有痰则食积，胃气亦赖所养，卒不便虚，若攻之尽，则虚矣。痰成块或吐咯不出，兼气郁者，难治；气实痰热者难治，痰在肠胃间者，可下而愈；在经络中，非吐不可。吐法中就有发散之义焉，假如癫病因惊而得，惊则神出舍，舍空则痰生也。血气入在舍，而拒其神不能归焉。血伤必用姜汁传送。黄芩治热痰，假[2]其下火也。竹沥滑痰，非姜汁不能行经络。五倍子能治老痰，佐他药大治顽痰。二陈汤，一身之痰都治管，如要下行，加引下药；在上加引上药。凡用吐药，宜升提其气便吐也，如防风、山栀、川芎、桔梗、芽茶、生姜、斋汁之类，或用瓜蒂散[3]。凡风痰病，必用风痰药，如白附子、天麻、雄黄、牛黄、片芩、僵蚕、猪牙、皂角之类。

凡人身上中下有块者多是痰，问其平日好食何物，吐下后方用药。许学士[4]用苍术治痰成窠囊[5]一边行极妙。痰挟瘀血，遂成窠囊。眩运嘈杂，乃火动其痰，用二陈汤，加山栀子、黄连、黄芩之类。噫气吞酸，此食郁有热，火气上动，以黄芩为君，南星、半夏为臣，橘红为使，热多加青黛。痰在胁下，非白芥子不能达；痰在皮里膜外，非姜汁、竹沥不可导达；痰在四肢，非竹沥不开；痰结核在咽喉中，燥不能出入，用化痰药，加咸药软坚之味，瓜蒌仁、杏仁、海石、桔梗、连翘，少佐朴硝，以姜汁蜜和丸，噙服之。海粉即海石，热痰能降，湿痰能燥，结痰能软，顽痰能消，可入丸子、末子，不可入煎药。枳实泻痰，能冲墙壁。小胃丹治膈上痰热、风痰、湿痰、肩膊诸痛，能损胃气，食积痰实者用之，不宜多。

喉中有物咯不出、咽不下，此是老痰，重者吐之，轻者用瓜蒌辈，气实必用荆沥。天花粉大能降膈上热痰。痰在膈间，使人颠狂，或健忘，或风痰，皆用竹沥，亦能养血，与荆沥同功，治稍重能食者用此二味效速稳当，二沥治痰结在皮里膜外，及经络中痰，必佐以姜汁。韭汁治血滞不行，中焦有饮，自然汁冷吃两三银盏，必胸中烦躁不宁，后愈。参萸丸[6]能消痰。

【注释】

[1]二陈汤：出自《太平惠民和剂局方》，由半夏、橘红、白茯苓、生姜、乌梅、甘草组成，燥湿化痰、理气和中。

[2]假：假借、借助、凭借。

[3]瓜蒂散：出自《伤寒论·辨太阳病脉证并治》，由瓜蒂、赤小豆组成，可涌吐痰涎宿食，主治痰涎宿食，壅滞胸脘证。

[4]许学士：指许叔微，南宋著名伤寒学家。

[5]窠囊：即痰瘀相搏成积。

[6]参萸丸：出自《丹溪心法》卷五，由滑石、甘草、吴茱萸组成，主治湿热甚者。

【按语】

《内经》对痰没有明确记载，自张仲景始有痰饮之说，但大多将痰与饮混为一谈。隋代《诸病源候论》中有"热痰""冷痰""诸痰"等病候，开始对痰进行专门讨论，并首提痰饮分治及痰厥头痛。唐代《备急千金要方》《外台秘要》中的痰饮篇，对痰病某些症状的描述又有进一步发展，并出现了一些治痰专方如温胆汤等。到宋元时期随着实践发展，痰病证治进一步扩大，如《太平惠民和剂局方》的二陈汤。朱震亨在前人的基础上，深入研究痰证，对后世论治痰证影响较大。

1. 痰证病因病机　朱震亨认为痰病无处不在，"痰之为物，随气升降，无处不到"。痰证因多种原因产生，"或因忧郁，或因厚味，或因无汗，或因补剂，气腾血沸，清化为浊，老痰宿饮，胶固杂揉"，即痰由外感六淫、内伤七情、恣食膏粱厚味、生冷之物等，致气化功能失常，气血津液输布失调，熏蒸结聚而成。病机与脾虚和气郁密切相关，脾虚则运化无权，水谷之气悉化为痰；气郁则火逆，熬炼津液成痰。"东南之人，多是湿土生痰""七情郁而生痰动火"，前者主脾虚，后者属气郁，皆为生痰之由。

2. 痰证临床表现　朱震亨认为痰之为病，来去无定，聚散无常，或停于五脏六腑，或客于经络四肢，引起疾病的范围极广。痰成之后，随气机之升降流注全身，产生多种病证，"为咳为嗽，为吐为利，为眩为晕，为嘈杂惊悸，为寒热痛肿，为痞膈，为壅塞，或胸胁间辘辘有声，或背心一片常为冰冷，或四肢麻痹不仁，皆痰饮所致"，故有"百病多有兼痰者"。朱震亨对各种痰证的认识非常全面深入，将痰证明确分为湿痰、热痰、寒痰、风痰、老痰、食积痰、郁痰等类。如论热痰，则多烦热、惊悸，结于咽喉，为喉痹肿痛；结于胃中为呕吐，为嗳气，为嘈杂；若七情郁而生痰动火，随气上厥为眩晕。气痰阻于咽喉，如絮如膜，甚至如梅核；痰气滞于膈间，为气膈；积于胸腹为癥瘕积聚。风痰致病，上攻头目，为头痛，为眩晕，为目眶痛，流注经络，为肢节臂痛，为偏瘫。湿痰积于心下为痞，攻于头部为重痛，出现倦怠软弱等系列症状。老痰则喉中有物咯不出、咽不下等。

3. 痰证治疗　朱震亨认为治痰当分标本，"治痰者，实脾土，燥脾湿是治其本"。脾得健运则痰湿自化，故治痰应注重健脾胃、燥湿土，令津液畅行而不致停留聚湿，则痰无由生。另外，朱震亨认为治痰必先治气，指出"善治痰者，不治痰而治气，气顺则一身之津液随气而顺矣。古方治痰饮用汗、吐、下、温之法，愚见不若以顺气为主，分导次之"。其常用理气药有香附、青皮、陈皮、枳实等。他反对过用峻利药，指出"治痰用利药过多，致脾气虚，则痰易生而多"。

朱震亨以二陈汤为治痰基本方，燥湿健脾、理气和中，认为"一身之痰都管治，如要下行，加引下药，在上加引上药"，力主审因论治，配以行气、祛痰、逐痰、化痰等药物，随证加减。在具体用药上，根据痰的不同性质用药："湿痰用苍术、白术；热痰用青黛、黄连、黄芩；食积痰用神曲、麦芽、山楂；风痰用南星；老痰用海石、半夏、瓜蒌、香附、五倍子作丸服……痰因火盛逆上者，以治火为先，白术、黄芩、石膏之类；内伤夹痰，必用参、芪、白术之属，多用姜片传送，或加半夏，虚甚加竹沥"。根据不同部位的痰证，选用不同药物，"痰在胁下，非白芥子不能达；痰在皮里膜外，非用竹沥、姜汁不可导达；在四肢，非竹沥不开"。其辨证治痰，选方用药，至臻至善，经验极其丰富，常为后世医家所广泛采用。

在治法上，朱震亨重视运用吐法，如"胶固稠浊者，必用吐""痰在膈上，必用吐法""痰……在经络中，非吐不可"。他认为，运用吐法可以调顺气机、逐邪外出，在具体运用吐法时，往往根据不同的病证特点选用不同的药物，如轻者用瓜蒂、稀涎散、齑汁，重者用藜芦等。同时，朱震亨还选用二陈汤加味作为涌吐剂，"有吐者以二陈汤探吐"，二陈汤作为涌吐剂也是他根据治痰之经验所创。

朱震亨对痰证的认识并不是孤立的，认为"气血痰郁"之间是相互影响、相互作用的，"气血冲和，万病不生，一有怫郁，诸病生焉"。气滞、血瘀、痰滞均是引起郁证的主要原因，而机体的郁滞不畅也会导致气血的紊乱，出现痰湿的凝滞。气血痰郁的相互影响使病邪胶固难治，"痰夹瘀血，遂成窠囊""眩晕嘈杂乃火动其痰""气结则生痰，痰盛则气愈结，故调气必先豁痰"，这些论述均注意到了痰与瘀、痰与火、痰与气胶结为害的病理状态，体现了气、血、痰、郁的病机整体相关性，采用相应的治疗方法，极大地丰富了中医痰病学的内容。

第七节 《丹溪心法·六郁》

【原文】

气血冲和，万病不生，一有怫郁[1]，诸病生焉。故人身诸病，多生于郁。

苍术、抚芎，总解诸郁，随证加入诸药。凡郁皆在中焦，以苍术、抚芎开提其气以升之。假如食在气上，提其气则食自降矣，余皆仿此。

戴[2]云：郁者，结聚而不得发越也，当升者不得升，当降者不得降，当变化者不得变化也，此为传化失常，六郁之病见矣。气郁者，胸胁痛，脉沉涩；湿郁者，周身走痛，或关节痛，遇阴寒则发，脉沉细；痰郁者，动则喘，寸口脉沉滑；热郁者，瞀闷，小便赤，脉沉数；血郁者，四肢无力，能食，便红，脉沉；食郁者，嗳酸，腹饱，不能食，人迎脉平和，气口脉繁盛者是也。

【注释】

[1] 怫郁：郁结不舒。

[2] 戴：即朱震亨弟子戴思恭，明代著名医学家，被后人誉为"明代医学之冠"。

【按语】

朱震亨在杂病的辨证中非常重视"郁"在发病学上的作用，强调在气、血、痰、郁的致病问题上，"郁"起着主要的作用。

1. 郁证病因病机 郁，有滞而不通之义。郁证由情志内伤、六淫外感、饮食失节等因素导致人体气血郁结不舒而产生。朱震亨认为"气血冲和，万病不生，一有怫郁，诸病生焉。故人身诸病，多生于郁"。若人体的气血达到一种平衡、协调、通畅、有序的冲和平衡状态，就能保持精力充沛，身心舒畅，体魄强健，益寿延年；气血郁滞为郁证之病机，如果气郁结在内，不能正常运动，人体脏腑的运转、物质的运输和排泄都会出现一定程度的障碍，从而产生各种疾病。其弟子戴思恭亦强调"郁者，结聚而不得发越也，当升者不升，当降者不得降，当变化者不得变化也。此为传化失常，六郁之病见矣"。说明郁证是气机升降失常的一种病理变化。

2. 郁证病位　朱震亨接受李杲脾胃为升降之枢的观点，认为脾胃之气不得升降，五脏之气血及周身上下之气血均不得通达，从而形成郁证，认为"凡郁皆在中焦"。

3. 郁证辨证　朱震亨认为郁有六种，包括气郁、湿郁、痰郁、热郁、血郁、食郁。气郁则胸部、胁肋部疼痛，脉象沉涩；湿郁则周身游走性疼痛，或出现关节痛，遇阴寒之邪则发，脉象沉细；痰郁则行动后气喘，寸口脉象沉滑；热郁则瞀闷，小便赤，脉沉数；血郁则四肢无力，能食便红，脉沉；食郁则嗳酸，腹饱不能食，人迎脉平和，气口脉繁盛，左手寸口脉小于右手寸口脉。六郁病机相互夹杂，互为因果，可以单独为病，也可以相因而发病，但总以气郁为关键。

4. 郁证治疗　朱震亨治郁重在调气，郁久则兼以清火；同时认为火郁也可产生气郁等其他郁证，故制越鞠丸统治诸郁。越鞠丸为治疗气郁所致血、痰、火、湿、食诸郁轻症的常用方，主用香附、苍术、川芎等药，认为苍术、川芎总解诸郁，随证加入诸药而治之。香附开气郁，苍术燥湿郁，川芎调血郁，栀子解火郁，神曲消食郁。临证时可针对不同病情灵活化裁分而治之，如治气郁，宜香附、苍术、川芎；治湿郁，宜白芷、苍术、川芎、茯苓；治痰郁，宜海浮石、香附、胆南星、瓜蒌；治热郁，宜山栀子、青黛、香附、川芎；治血郁，宜桃仁、红花、川芎、香附；治食郁，宜苍术、香附、山楂、神曲。从上述用药中不难看出，苍术、川芎和香附，是治郁的必用之药，体现出朱震亨治疗郁证重视调气的特点。越鞠丸在后世应用十分广泛，治疗所涉及的病种大致包括与中医脾胃肝胆相关病证，如腹部手术后痞胀、胃与十二指肠溃疡、新生儿腹胀症、功能性消化不良、慢性胃炎、胆石症、胆囊炎、肝炎、肋间神经痛、偏头痛、带状疱疹后遗神经痛、乳腺增生、月经病、抑郁症、神经症等。

朱震亨治疗杂病以气、血、痰、火、郁为纲，明代王纶《明医杂著·医论》说："丹溪先生治病，不出乎气血痰郁，故用药之要有三：气用四君子汤，血用四物汤，痰用二陈汤，久病属郁，主治郁之方曰越鞠丸。"

第十二章 缪希雍《先醒斋医学广笔记》 ▷▷▷▷

缪希雍（1546—1627），字仲淳，号慕台，海虞（今江苏常熟）人，明代著名医学家，著有《先醒斋医学广笔记》《神农本草经疏》《本草单方》等书。《先醒斋医学广笔记》是一部笔记体裁的医学著作，原名《先醒斋笔记》，为门人丁元荐收集缪希雍常用之方及其他治验而成。后经缪氏补充增益群方，兼采众药，并补入伤寒、温病、时疫、治法要旨等内容，易名为《先醒斋医学广笔记》。全书分为四卷，卷一至卷三主要记录了缪希雍治疗内、外、妇、儿等各科常见病的治疗心得、所用方剂和经验案例，总结了一些病证的发展和治疗规律，如中风治法大略、伤寒治法总要及著名的"吐血三要法"等。卷四为药物的炮制大法，选录了常用药物四百余味，详细说明了这些药物的炮制方法和畏恶宜忌及丸散膏丹的制法和适应证，对煎药和服药的方法也都作了论述。全书有理、有法、有方、有案，要言不繁，切中临床，是一部流传甚广且颇有影响的笔记体临证医学著作。

第一节 《先醒斋医学广笔记·寒》

【原文】

夫伤寒[1]者，大病也。时者，圣人所不能违者也。以关乎死生之大病，而药不从时，顾不殆[2]哉！仲景医门之圣也，其立法造论，后之明师如华佗、孙思邈辈，莫不宗之。汉末去古未远，风气犹厚，形多壮伟，气尚敦庬[3]，其药大都为感邪即病而设，况南北地殊，厚薄不侔[4]，故其意可师也，其法不可改也。循至今时，千有余年，风气浇[5]矣，人物脆矣，况在荆、扬、交、广、梁、益之地，与北土全别，故其药则有时而可改，非违仲景也，实师其意，变而通之，以从时也。如是则法不终穷矣。故作斯议，条列其方，稍为损益，以从时地。俾后之医师，知所适从。庶几患斯疾者，可免于夭枉尔！

【注释】

[1] 伤寒：外感病总称。

[2] 殆：危险。

[3] 敦庬（máng）：意为丰厚，富足，敦厚。出自《左传·成公十六年》："是以神

降之福，时无灾害，民生敦庞，和同以听。"杜预注："敦，厚也；庞，大也。"

　　［4］不侔：即不相等，不同、不能比之意。《说文解字》谓："侔，齐等也。"

　　［5］浇：浮薄，浅薄之义。

【按语】

　　外感热病是"关乎死生之大病"，缪希雍对其十分重视，并根据南方地域气候特征及人体禀赋，深入研究探讨其邪气侵犯途径、病邪性质、发病特点、临床特征，灵活变通仲景之法，创制羌活汤新法，补充《伤寒论》之未备。

　　张仲景著《伤寒论》治疗外感病，为后世医家所推崇和效法，但缪希雍认为，《伤寒论》一书流传至今已有千余年的历史，"汉末去古未远，风气犹厚，形多壮伟，气尚敦庞，其药大都为感邪即病而设"。随着历史的发展，不仅时气变异、方土有殊，而且人的体质亦有差异，"循至今时，千有余年，风气浇矣，人物脆矣"。故古方不能套用以治今病，用药应因时因地，师仲景之意，变而通之。因此，缪希雍论治伤寒病，颇多独开门户，化裁仲景成法。缪希雍主张在治疗上应以清润为原则，清其邪热、护其津液为首要。对于太阳病的治疗，缪希雍主张用羌活汤，用羌活祛风散寒除湿为君，以适江南之域多有湿热之患的情况。至于羌活汤中加用葛根，是因缪希雍认为伤寒瘟疫阳明病证多见，故治太阳病时要顾及阳明，治阳明又重视经证，提出治阳明宜急解其表，化裁白虎汤为竹叶石膏汤。这种重视阳明、善用清法、顾护津液的见解，对温病学的形成有深远影响。

【原文】

　　伤寒、温疫，三阳证中，往往多带阳明者，以手阳明经属大肠，与肺为表里，同开窍于鼻；足阳明经属胃，与脾为表里，同开窍于口。凡邪气之入，必从口鼻，故兼阳明证者独多。

　　邪在三阳，法宜速逐，迟则胃烂发斑。或入于里，则属三阴。邪热炽者，令阴水枯竭，于法不治矣。此治之后时之过也。

【按语】

　　关于感受外邪的途径，目前主要有两种认识，一是邪从皮毛而入。如《内经》"风雨寒暑循毫毛而入腠理"，《灵枢·百病始生》"虚邪之中人也，始于皮肤，皮肤缓则腠理开，开则邪从毛发入"，明清前许多医家持此说。二是由口鼻而入。至清以后，随着对伤寒、温疫等疾病认识的深入，关于邪气的侵犯途径，缪希雍不从皮毛侵入论述，而是提出"凡邪气之入，必从口鼻"，打破了几千年来邪从皮毛而入的藩篱。此后，吴有性提出"伤寒之邪，多从毛窍而入；瘟疫之邪，多从口鼻而入"，首次指出"温疫之为病，非风、非寒、非暑、非湿，乃天地间别有一种异气所感"，创"杂气论"。清代喻昌也认为"邪从口鼻而入"，进一步认识到病邪入侵人体的真正途径。

　　缪希雍认为口鼻为肺胃之门户，"伤寒、温疫，三阳证中，往往多带阳明者，以手阳明经属大肠，与肺为表里，同开窍于鼻；足阳明经属胃，与脾为表里，同开窍于口"。邪从口鼻而入，所以伤寒之病及瘟疫之病以阳明证为多。阳明病本属实热，易于热化；且江南气候多温热，患者多热多痰，所以缪希雍认为伤寒多为热证。

缪希雍治疗热病强调速逐热邪。他认为热邪传变迅速，易犯营血，耗竭阴液，如不即时救治，往往见邪热上攻，内扰神明，头痛如劈，狂乱谵语；或深入血分，则吐衄、发斑；甚者肾阴耗伤，水不涵木，手足蠕动，时时欲脱，阴损及阳，冷汗淋漓，四肢厥逆。而阳明之经又不同于其他之经，"阳明多气多血，津液所聚而荫养百脉，故阳明以津液为本"，治疗应迅速截其病势，避免病邪深入下焦肝肾、劫夺阴液，这种急速祛邪存阴的思想，为温病学派的辨治原则提供了宝贵的实践经验。

第二节 《先醒斋医学广笔记·吐血三要法》

【原文】

宜行血，不宜止血。

血不循经络者，气逆上壅也。行血则血循经络，不止自止。止之则血凝，血凝则发热，恶食，病日痼[1]矣。

宜补肝，不宜伐肝。

经曰：五脏者，藏精气而不泻者也。肝为将军之官，主藏血。吐血者，肝失其职也。养肝则肝气平而血有所归，伐之则肝虚不能藏血，血愈不止矣。

宜降气，不宜降火。

气[2]有余，即是火[3]。气降则火降，火降则气不上升，血随气行，无溢出上窍之患矣。降火必用寒凉之剂，反伤胃气。胃气伤则脾不能统血，血愈不能归经矣。今之疗吐血者，大患有二：一则专用寒凉之味，如芩、连、山栀、四物汤、黄柏、知母之类，往往伤脾作泄[4]，以致不救。一则专用人参，肺热还伤肺，咳嗽愈甚。亦有用参而愈者，此是气虚喘嗽。气属阳，不由阴虚火炽所致，然亦百不一二也。

【注释】

[1] 痼：经久难治愈的病。

[2] 气：指人体的阳气。

[3] 火：火热症状。

[4] 作泄：泄泻。

【按语】

缪希雍深入研究吐血的病因病机，总结治疗方药，于《先醒斋医学广笔记》中提出治疗吐血证三要法，对吐血证治的分析独具特色，对后世医家治疗血证具有重要的指导意义。

1. 宜行血不宜止血 缪希雍认为，出血系血不能循经运行，气血上壅所致。壅者宜行，逆者宜降，行血如同禹凿渠治水，因势利导，使得血行经络，则无壅溢之患，不必止血而血自止。如一见出血就行止血，虽能取效一时，但其弊随之而至，反复出血、发热、发闷、恶食，甚至胸胁疼痛，病情日益痼结难解。

行血一法可以疏闭畅流，使血归于经，环行上下，不复壅遏，有不止血而血自止之妙。此法对慢性出血、色暗不鲜、量少不畅、连绵不断者尤为适宜，且对其他类型的出血也有积极的意义。其一，可消除体内离经外溢之血，防止恶血内留瘀积而衍生他症；其二，可消散经隧中的瘀血，避免瘀血阻滞损伤经脉导致新的出血；其三，祛瘀生新，有利于新血的化生和正常运行；其四，有的行血药兼可以止血，标本同治，达到快速止血的目的。

行血一法，后世医家多有继承和发挥，如叶桂强调"莫见血以投凉，勿因嗽而理肺"。对于出血病证，处方用药中，止血治标药用得很少，仅在个别案中出现一二，然而方中却常用郁金、琥珀、丹参、降香、牛膝、童便、川贝等宣通之品。如《临证指南医案·吐血》邵新甫按语："若慎怒而动及肝阳，血随气逆者，用缪氏气为血帅法，如苏子、郁金、桑叶、丹皮、降香、川贝之类也；若郁勃日久而伤及肝阴，木火内燃阳络者，用柔肝育阴法，如阿胶、鸡子黄、生地、麦冬、白芍、甘草之类也。"这充分体现了其对缪希雍治吐血三要法的领悟。血证大家唐容川也指出"凡有所瘀，莫不壅塞气道，阻滞生机，久则变为骨蒸、干血、劳瘵，不可不急去之也。且经隧之中，既有瘀血踞住，则新血不能安行无恙，终必妄走而吐溢矣……故旧血不去，则新血断然不生，而新血不生，则旧血亦不能自去也。此血在身，不能加于好血，而反阻新血之化机……一切不治之证，总由不善祛瘀之故。凡治血者，必先以祛瘀为要"。可见其深明缪希雍吐血三要法之旨。

缪希雍提出"宜行血，不宜止血"，并非否定前人出血止血的重要性和积极意义，而是强调对于出血一证，不要机械教条，告诫医者治疗血证时，要审证求因，明确止血和行血的关系，在不影响血液畅通运行的前提下遣方选药，以实现止血目标，甚至借助行血达到止血的目的。

2. 宜补肝不宜伐肝 肝藏血主疏泄，体阴用阳是其生理特点；肝阴肝血易虚、肝气易郁、肝阳易亢是其病理特点。肝疏泄气血，在体内无处不到，所以肝病涉及面广，证候多样，病因病机最为复杂，大多始为实证，继而由实转虚，形成虚实夹杂或本虚标实之证。但世人对肝病吐血，常常只看到肝火盛、肝阳亢等标象，却不去追究其亢盛之势的起因，就简单运用黄芩、龙胆草、夏枯草、山栀子等清肝伐肝的药物，治标有余，治本不足，甚至完全背离病本，因而每每造成病机未除而肝阴肝阳两伤的严重后果。最终肝火未必得清，阳亢未必得平，疾病却反复发作，患者体质也每况愈下。所以缪希雍明确提出"宜补肝不宜伐肝"。

缪希雍"宜补肝，不宜伐肝"之说，一是基于其对肝苦欲补泻及肝的生理特性的深刻认识。他在《神农本草经疏·五脏苦欲补泻论》中说："肝为将军之官，言不受制者也。急则有摧折之意焉，故苦而恶之。缓之，是使遂其性也。甘可以缓，甘草之属是已。扶苏条达，木之象也；升发开展，魂之用也。故其性欲散，辛以散之，解其束缚也，是散即补也。辛可以散，川芎之属是已。若其太过，则屈制之，毋使逾分，酸可以收，芍药之属是已。急也，敛也，肝性之所苦也，违其性而苦之，肝斯虚矣。补之以辛，是明以散为补也，细辛、生姜、陈皮之属是已。"二是其抓住肝病血证之本质。肝以血为体，失血则血损，血损则肝失所养，肝体不足；木实则乘土，土弱不能植木，久则肝木不荣；肝为刚脏，气常有余，体常不足，肝气过旺，肝体必伤，诚如唐容川在《血证论》补肝之论中说："肝为藏血之脏，血所以运行周身者，赖冲、任、带三脉以管领之，而血海胞中，又血所转输归宿之所，肝则司主血海，冲、任、带三脉又肝所属，故补血者总以补肝为要。李时珍谓肝无补法，盖恐木盛侮土，故为此论。不知木之所以克土者，肝血虚则火扰胃中，肝气虚则水泛脾经，其侮土也如是，非真肝经之气血有余也。"

3.宜降气不宜降火　缪希雍曰："天地之间，动静之为者，无非气也；人身之内，转运升降者，亦气也。"其视气机之升降顺调与否为病之枢要，指出升降乃治法之大机。因此他认为血病为患，多气郁化火，火随气升，迫血上溢所致，治宜降气。气降则火自降，火降则气归元，阳交于阴，血自止。他更进一步指出，如用苦寒之剂降火，最容易损伤中阳，一方面可能因为脾阳虚惫、血失统摄而出血加重，另一方面又可因中气虚衰，气血生化乏源或气机升降失序而变生他病。

缪希雍之降气法，主要指引导气机下行，削夺其势，减少气的壅滞、蓄积、逆乱，而不致生热化火、亢而为害，此外还有行气、调气以疏其郁滞的涵义，因而可广泛运用。再者降气一法，巧妙之处还在于常常和甘凉濡润之剂相配伍，与养阴之法并进，从而避免降气药克伐胃气、耗伤津液。因此"宜降气，不宜降火"一说对后世医家治疗血证有深远影响。医家程履新《易简方论》治血证分为八法，首法就是降气，认为"血循气行，气升则升，气降则降，火气上升，逼于火则血因之上溢；湿气下行，滞于湿则血因之而下渗。故治上溢无如降气，治下渗无如升阳"。鲜明突出了降气法的价值。在《血证论》中唐容川提出止血、消瘀、宁血、补虚通治血证四法，在阐述四法的具体内容时受到了缪希雍见解的深刻影响。《血证论·吐血论》云："顾止血之法虽多，而总莫先于降气，故沉香、降香、苏子、杏仁、旋覆、枳壳、半夏、贝母、厚朴、香附之类，皆须随宜取用。"治血证要"降其肺气，顺其胃气，纳其肾气，气下则血下，血止气亦平复"。

缪希雍之"宜降气不宜降火"，体现了气火同源，火气相因，消长平衡的整体观思想。对轻微的火证，通过降气，就可以达到降火的目的，又无降火的弊端。当然，如果真是火热实证，又须降火直折火势，佐以降气之品则疗效更佳。他提示对苦寒清热法则的应用必须有很强的针对性，确有火热实证，才能使用，并且时时不忘顾护脾胃，中病即止，否则可能南辕北辙，雪上加霜，使治疗陷入困境，给患者造成更大的痛苦，或事倍功半，留下很多后患，不能长治久安。

缪希雍在提出"三要法"的同时，也指出时人治疗血证不辨病机的弊端。他指出当时治疗吐血者，大患有二：一则专用寒凉之味，如黄芩、黄连、山栀子、四物汤、黄柏、知母之类，往往伤脾作泄，以致不救。一则专用人参，肺热还伤肺，咳逆愈甚。临床医家多宗血得热则行、得寒则止的教条，不究出血之因，不求证候性质，而是简单集合凉血止血药物进行治疗，或有效，或无效，或取效于一时而贻害一生，成不知其所以成，败不知其何以败，殊不知吐血原因复杂，证候性质寒热虚实不尽相同，甚至错杂互见。缪希雍在深入研究吐血病因病机基础之上，结合临床实践，创造性地提出"吐血三法"，发前人所未发，立意独特，影响深远，具有宝贵的实用价值。

第三节 《先醒斋医学广笔记·中风》

【原文】

凡言中风，有真假内外之别。差之毫厘，谬以千里。何者？西北土地高寒，风气[1]刚猛，真气[2]空虚之人，猝为所中，中脏者死，中腑者成废人，中经络者可调理而瘳。治之之道，先以解散风邪为急，次则补养气血。此真中外来风邪之候也。其药以小续命汤，桂枝、麻黄、生熟附子、羌独活、防风、白芷、南星、甘草之属为本。若大江以南之东西两浙、七闽、百粤、两川、滇南、鬼方，荆、扬、梁三州之域，天地之风气既殊，人之所禀亦异。其地绝无刚猛之风，而多湿热之气。质多柔脆，往往多热多痰。真阴[3]既亏，内热弥甚，煎熬津液，凝结为痰，壅塞气道，不得通利，热极生风，亦致猝然僵仆类中风证。或不省人事，或言语謇涩，或口眼㖞斜，或半身不遂。其将发也，外必先显内热之候，或口干舌苦，或大便闭涩，小便短赤，此其验也。刘河间所谓此证全是将息[4]失宜，水不制火。丹溪所谓湿热相火，中痰中气是也。此即内虚暗风[5]，确系阴阳两虚，而阴虚者为多，与外来风邪迥别。法当清热顺气，开痰以救其标；次当治本，阴虚则益血，阳虚则补气，气血两虚则气血兼补，久以持之。设若误用治真中风药，如前种种风燥之剂，则轻变为重，重则必死。祸福反掌，不可不察也。初清热则天门冬、麦门冬、甘菊花、白芍药、白茯苓、栝楼根、童便；顺气则紫苏子、枇杷叶、橘红、郁金；开痰则贝母、白芥子、竹沥、荆沥、栝楼仁。次治本，益阴则天门冬、甘菊花、怀生地、当归身、白芍药、枸杞子、麦门冬、五味子、牛膝、人乳、白胶、黄柏、白蒺藜之属；补阳则人参、黄芪、鹿茸、大枣。

【注释】

[1] 风气：指自然界气候变化。

[2] 真气：指人体阳气。

[3] 真阴：肾阴。

[4] 将息：调养，休息。

[5] 内虚暗风：因阴血虚而生风，阴血不养筋，出现筋脉拘挛等内风症状。

【按语】

对中风病的认识，唐宋以前主要以"外风"学说为主，多以"内虚邪中"立论；唐宋以后，特别是金元以降，突出以"内风"立论，如刘完素的主火说、李杲的气虚说、朱震亨的湿热痰说、薛己的肝肾亏损说等。缪希雍根据南北地域不同，认为中风有真假内外之别，应因地、因时制宜，提出了"内虚暗风"说。

缪希雍认为西北土地高寒，风气刚猛，真气空虚之人，病多外风所致，多真中外来风邪之候，其中脏者死，中腑者成废人，中经络者可调理而愈。治疗大法，先以解散风邪为急，次之补养气血，药以小续命汤，桂枝、麻黄、生熟附子、南星等。而南方地域多湿热之气，人体质多柔脆，往往多热多痰。他吸取刘完素、朱震亨二人学说，从实际出发，提出"真阴既亏，内热弥甚，煎熬津液，凝结为痰，壅塞气道，不得通利，热极生风"可致类中风证，属"内虚暗风"。"内虚"为阴阳两虚，以阴虚为主；"暗风"是痰热胶结，热极化风，导致痰热上冲而发中风，与外来中风可明确鉴别。临床可见猝然僵仆，或不省人事、言语謇涩、口眼歪斜、半身不遂等表现。并认识到内中风发病前的表现：外必先显内热之候，或口干舌苦，或大便闭涩、小便短赤。

缪希雍提出清热顺气开痰以治其标、养阴补阳以治其本的原则，并告诫尤不可误用治真中风之风燥药，否则祸福反掌。具体用药，清热用天冬、麦冬、甘菊、白芍、白茯苓、天花粉、童便，顺气用紫苏子、枇杷叶、橘红、郁金，开痰用贝母、白芥子、竹沥、荆沥、天花粉，益阴用何首乌、石斛、菟丝子、天冬、甘菊、生地黄、白芍、枸杞子、薯蓣、梨汁、霞天膏、麦冬、五味子、牛膝、人乳、阿胶，补阳用人参、黄芪、巴戟天、鹿茸、大枣。

缪希雍在前贤对中风认识的基础上提出"内虚暗风"说，也为该理论的进一步发展奠定了基础。清初顾松园在其所著的《医镜》中认为中风"以虚为本，而肾中火衰者少，肾中之水虚者多"，明确指出内虚是肾阴虚和肾阳虚，且以肾阴虚为多见，治疗以"补肾壮水、清心平肝，使肝木有所制，肝血有所养；然必佐以降火消痰之品，大忌辛热"为大法，提出心、肝、肾三脏在中风发病中的重要作用，继承了缪希雍养阴清热、降气开痰、禁风燥之剂等诸多观点，把缪希雍的二步法合为一法，进一步丰富了中风临床诊治内容。叶桂在缪希雍"内虚暗风"说基础上进一步明确"内虚"是肝肾精血亏虚，"暗风"是肝阳上亢所致之内风，治疗上提出养阴、息风、潜阳为法。由此可以看出缪希雍的"内虚暗风"说对于中风病机的认识起到了承上启下的作用，也对后世中风理论的完备作出了重大贡献。

第十三章 陈实功《外科正宗》 ▷▷▷▷

陈实功（1555—1636），字毓仁，号若虚，崇川（今江苏南通）人，明代著名医家。陈实功医德高尚，师古而不泥古，在总结前人经验的基础上，结合自己40多年的临床实践编写成外科名著《外科正宗》。该书成书于1617年，共四卷，计157论，论述疾病120余论，包括病种约141种，分11大类，这是到明代为止的外科专著中列证最多的著作。卷一为总论，详细论述了痈疽的病因、诊断与治疗；卷二至卷四分论各种外科疾病100余种。全书每卷下设证，各证独立成篇，每篇先论病因病机、症状表现、诊断预后，再论治法方药，方下括以四言歌诀、主治证候、治法，篇后附有典型医案，记载医案149则，方407首，其中外治方有133首。全书体例完备，图文并茂，着眼于临床，突出个人见解，治法用药与证候密切结合，从证究因，审因论治，不仅探究疮疡机制和整体脏腑的关系，而且从临床实践阐述疮疡共性中之个性，迄今仍有较高的临床实用价值。

第一节 《外科正宗·自序》

【原文】

历下李沧溟先生尝谓：医之别内外也，治外较难于治内，何者？内之症或不及其外，外之症则必根于其内也。此而不得其方，肤俞之疾亦膏肓之莫救矣。乃今古治外者岂少良法神术哉！或缘禁忌而秘于传，或又蹈袭久而传之讹，即无所讹，而其法术未该其全，百千万症，局于数方，以之疗常症，且不免束手，设以异症当之，则病者其何冀焉。余少日即研精此业，内主以活人心，而外悉诸刀圭之法，历四十余年，心习方，目习症，或常或异，辄应手而愈。虽徼及岐黄之灵，肉骨而生死，不无小补于人间，自叩之灵台[1]，则其思虑垂竭矣。既念余不过方技中一人耳，此业终吾之身，施亦有限，人之好善，谁不如我，可不一广其传，而仅韬之肘后乎？于是贾其余力，合外科诸症，分门逐类，统以论，系以歌，淆[2]以法，则微至疥癣，亦所不遗。而论之下从以注，见阴阳虚实之元委也；方之下括以四语，见君臣佐使之调停也；图形之后，又缀以疮名十律，见病不可猜，药石之不可乱投也。他若针灸、若炮炼、若五戒十要[3]、造孽报病之说，不啻[4]详哉其言之也，余心其益煤[5]矣。集既成，付之梓，名曰《外科正宗》。既而揽镜自照，须鬓已白，历下所云治外较难于治内，庶几识余之苦心哉。里中顾比部诸君似亦嘉余之有裨于世，各褒以言，而弁其端。余则惶悚逊谢曰：韩伯休[6]

名根未刬[7]耶？第诸君且襃余，余敢不益广诸君意，谨唯命，而以是公之养生家前。

万历丁巳[8]之秋，七月既望，东海陈实功谨识。

【注释】

[1] 自叩之灵台：扪心自问。

[2] 淆（xiào）：通"效"，效法之意。

[3] 五戒十要：为陈实功提出的医家行为规范，是继《大医精诚》后又一篇医德佳作。

一戒无论病家大小、贫富，有请便往，勿得迟延、厌怠。药金勿计较轻重，一例尽心施治，自然生意日增，不伤方寸。

二戒凡遇妇女及孀妇、尼僧等，必候侍者在旁，然后入房诊视，倘侍者偶不在旁，更宜谨避嫌疑，真诚诊视。归对妻子，亦不可妄谈闺阃（妇女居住的内室）。

三戒不得出脱病家珠珀、珍贵等物，送家合药，暗中调换。如果该用，令彼自制，庶无疑谤。

四戒凡为医者，勿耽嗜好，恐志虑纷驰。勿晏起，勿无事他出，致就诊者守候无时。切脉必当用意，写方务要依经，不可胡乱杜撰，受人批驳。

五戒凡娼妓及私伙家请看，亦当视如良家子女，勿存他意儿戏，以取不正之名，视毕便回。贫窘者，药金可璧，病愈不可再往。

一要先明儒理，然后习医，或内或外，勤读古书，手不释卷，一一参明融化，得之于心，应之于手，临证时自无差谬。

二要选买药品，必遵雷公炮制，或依方修合，或随症加减。汤散取办于临时，丸丹预制于平日，膏药愈久愈灵，线药越陈越好，药不吝珍，施必获效。

三要凡乡井同道之士，不可傲慢轻侮，年尊者恭敬之，有学者师事之，名重而自高者逊让之，技精而未显者荐拔之，如此自无谤怨。

四要治家须与治病同，人不惜元气，斫伤太过，则百病生。医不顾来源，糜费太过，则百用窘。能治家然后养生有资，不致视病人为奇货。

五要人受命于天，医者受人谢仪，当知天道顺逆，顺取者吉，逆取者凶。不论多寡，是谓顺取。勒索厚资，是谓逆取。天即因其顺逆为报应，不可不儆。

六要凡里中亲友人情，如婚丧、疾病、庆贺及馈送来往之礼，不可求奇好胜。每食只可一鱼一菜，一则省费，二则惜禄，至病人之家，尤不可苛求饮食。

七要贫窘之家及游食、僧道、衙门、差役人等，凡来看病，不可要他药钱，只当奉送。贫窘至极者，当量力资助，不然，有药无食，活命亦难。

八要凡有所蓄，随其多寡，便当置买产业，以为根本。不可收买玩器及不急之件，浪费钱财。医本仁术，有余则以施药可也。

九要凡店中所用医药器具，俱要精备齐整，不得临时缺少。又古今前贤及近时名公，新刊医书，必寻究参阅，以进学问。

十要凡奉官衙所请，必当速去，毋得怠缓。要诚意恭敬，告明病源，开具药方。病愈之后，不得图求匾礼，亦不得请托人情，致生罪戾。

陈实功认为医者除了要具有精湛的医术，更要具备高尚的医德，因而制定医家五戒与十要，作为医生医疗道德行为规范准则。

[4]啻（chì）：用作不啻。意思为不止，不但。

[5]赧（rǎn）：敬畏，恭敬。

[6]韩伯休：韩康，一名韩恬休，东汉京兆人。三十余年在长安售药，口不二价，汉桓帝召他做官，遂逃入霸陵山中隐居不出。

[7]刬（chǎn）：铲除。

[8]丁巳：1617年（明万历四十五年）。

【按语】

本文为《外科正宗》陈实功自序，介绍其作《外科正宗》之目的。陈实功幼年多病，少年时期即开始习医，师从著名文学家、医学家李沧溟先生。其师曾经指出中医认为疾病的表现有外症和内症的区别，机体内部的病变或许不表现于外，但外症的产生不仅仅是体表的病变，往往与内在脏腑具有非常密切的联系，所以外症的治疗比内症更为复杂困难。但当时的许多外科医家认识不到这种观点的重要性，或有些医家受封建思想影响秘诸验方而不传，或随时代的流传而愈传愈错，或以数方以偏概全，因此导致外科疾病的治疗缺少行之有效的方法。陈实功深受其师学术观点的影响，结合自己多年的临床实践，认为人体是一个统一的整体，治疗外科疾病不能仅关注于外治方法，还要把握内外整体情况进行辨证论治，提出了"内外并重"的学术观点。尤其在内治方面，陈实功根据疮疡整个过程中的邪正消长趋势，制定消、托、补三大常法。消法是使用消散祛邪的药物，使肿疡初起、毒气已聚、未成脓腐的疮疡得以消散吸收的方法，其中又包括汗、清、下、利、温等具体用法。托法是用于疮疡脓成不溃或脓出不畅，邪实正虚的治法。补法是用于疮疡溃后邪正俱虚的治法，因疮疡脓溃之后，往往脏腑亏损，气血不足，可根据具体情况补益气血、脾胃、肝肾等，以助疾早愈。陈实功毫无保留地系统总结40多年的丰富临证经验，分门别类编撰成书以造福后世。陈实功淡泊名利，注重医德，其为医"五戒十要"可谓《大医精诚》后医德修养的又一名篇。

第二节　《外科正宗·病有三因受病主治不同论》

【原文】

三因者，内因、外因、不内外因。此说从于先古，其词意尚有发而未尽者。内因者，皆起于七情蕴结于内，又兼厚味膏粱熏蒸脏腑，房欲劳伤亏损元气，乃五脏受之，其病由此内发者，但发之多在富贵人及肥胖者十有八九。其见症，疮多坚硬，根蒂深固，二便不调，饮食少进，外软内坚，平陷无脓，表实里虚，毒多难出，得此者即病症之内伤也，故曰内因。外因者，皆起于六淫，体虚之人，夏秋露卧，当风取凉，坐眠湿地，以致风寒湿气袭于经络。又有房事后得之，其寒毒乘虚深入骨髓，与气血相凝者尤重，或外感风邪，发散未尽，遂成肿痛。此肌肉血脉筋骨受之，其病由此外来者，发之多在不善调摄，浇薄[1]劳碌人十有八九。见症多寒热交作，筋骨疼痛，步履艰辛，湿痰流毒，以及诸风瘫痪，口眼歪斜，半身不遂，风湿、风温、天行时毒等症，得此者即疾病之外感也，故曰外因。又有不内外因，内无七情干内，外无六淫伤外，何由来也？其病得之于饥饱劳役，喜怒不常，饮食者冷热不调，动作者勤劳不惜，以致脏腑不和，荣卫不顺，脾胃受伤，经络凝滞。故为疾者，外无六经形症，内无便溺阻隔，其病多生于膜外肉里肌肤之间，似瘰疬、痰注、气痞、瘿瘤之属，治法不必发表攻里，只当养气血、调经脉、健脾和中、行痰开郁治之，法为最善。此是三因理之尽矣。

【注释】

[1] 浇薄：不厚，贫困，贫瘠。

【按语】

三因即内因、外因、不内外因。中医学早有记载，如《金匮要略·脏腑经络先后病脉证》："千般疢难，不越三条：一者，经络受邪，入脏腑，为内所因也；二者，四肢九窍，血脉相传，壅塞不通，为外皮肤所中也；三者，房室、金刃、虫兽所伤。"至宋陈无择在《三因极一病证方论》中进一步总结："然六淫，天之常气，冒之则先自经络流入，内舍于脏腑，为外所因。七情，人之常性，动之则先自脏腑郁发，外形于肢体，为内所因；其如饮食饥饱，叫呼伤气，尽神度量，疲极筋力，阴阳违逆，乃至虎狼毒虫，金疮踒折，疰忤附着，畏压溺等，有背常理，为不内外因。"

陈实功在继承前人观点的基础上，指出外科疾病的发病原因也可分为内因、外因和不内外因。内因主要是由于七情过极，伤及五脏，致气血郁滞，化生火热；又加之饮食膏粱厚味，往往香燥甘美而消阴烁脏；或房事不节而阴精亏损，阴虚阳盛火热内生，热盛肉腐而成疮疡。由于表实里虚，症状常见疮多坚硬、根蒂深固、外软内坚、平陷无脓、毒多难出。饮食劳倦伤及脾胃伴见饮食少进、二便不调，此多发于富贵人及肥胖者。外因为贫穷辛苦、不善于调养身体之人，往往正气不足，从而导致外邪入侵阻滞经络，气血凝滞而发。如寒邪外侵可致恶寒发热、筋骨疼痛、步履艰辛；湿邪可致湿痰流毒；中风可致瘫痪、口眼歪斜、半身不遂等症状。不内外因为饮食劳倦及情志因素伤及脾胃，脾胃虚弱气血生化不足，气机升降失常，痰湿阻滞于经络，生于膜外肉里肌肤之间，如瘰疬、痰注、气痞、瘿瘤之类，可健脾和胃以养气血、行气开郁以化痰湿。

综上所述，陈实功认为外科疾病的病因与内科病一样具有内因、外因和不内外因之三因，其病机多为脏腑不和，脾胃内伤，气血凝滞，提示我们临证时要审因论治，切不可一概而论。

第三节 《外科正宗·调理须知》

【原文】

凡人无病时，不善调理而致生百病。况既病之后，若不加调摄，而病岂能得愈乎。其调治有法，初起病时，先看病者元气虚实，次者疮之阴阳险否，然后用药调治。当攻即攻，可补便补，不可因循耽误，以致变态不虞也。且患者又当安定心神，相忘诸念，毋使怆慌，乃保神气不得变乱也。再顺天时，假如夏热坐卧不可当风，忌置水于榻前床下；冬寒须避起居，常要温和，非柴火不可开疮看视，常有寒侵致生多变。又未溃之先，毒气内作，倘有口干渴症者，凉物须当少少与之，以滋蕴热。至脓溃之后，生冷硬物一概禁之，不然伤脾损胃，脓必难成，致疮软陷，又难收敛。饮食须当香燥甘甜，粥饭随其喜恶，毋餐过饱，宜少、宜热、宜浓，方无停滞，又得易化故也。如大疮溃后，气血两虚，脾胃并弱，必制八仙糕[1]，早晚随食数饼以接补真元，培助根本，再熬参术膏[2]。如患者脾胃俱虚，饮食减少，胸膈不宽，饮食无味者，用白术膏三匙，人参膏二匙，清米汤空心化服，喜饮者酒化亦可。若精神短少，昏沉多睡，自汗劳倦，懒于动作者，用人参膏三匙，白术膏二匙，亦酒化服。如肌肤粗涩，面苍不泽，或大便血少虚秘，以及皮干发槁者，同地黄膏各二匙和服，或饮阳春酒[3]更妙。其功强健精神，顿生气血，开胃助脾，润肌荣骨，此二药功甚非小，大疮不可缺之，实非草药之比，病者当信用之，乃无更变。虚视者，又多反复不常，故有易愈难愈之态，实在乎得此失此之规也。

【注释】

[1] 八仙糕：人参、山药、茯苓、芡实、莲子、糯米、粳米、白糖、蜂蜜。
[2] 参术膏：人参、白术、熟地黄。
[3] 阳春酒：人参、白术、熟地黄、当归、天冬、枸杞子、柏子仁、远志、酒。

【按语】

陈实功认为疾病的形成多由日常不善于调养所致，因此患病之后更应重视各方面的调理。初起病时，先看病者元气虚实，后看疮疡的阴阳属性及疾病轻重，用药调治，当攻即攻，可补便补，不可耽误，以致发生变证出现意料不到的情况。再者注意精神调摄，要心境平和、安神定志以免内伤脏腑。还要顺应四时气候变化，如夏热坐卧不可当风，忌置水于榻前床下，冬寒须避起居，常要温和等。

陈实功指出"盖疮全赖脾土，调理必要端详"，认为"脾胃者，脾为仓廪之官，胃为水谷之海。胃主司纳，脾主消导，一表一里，一纳一消，运行不息，生化无穷，至于周身气血，遍体脉络，四肢百骸，五脏六腑，皆借以生养。又谓得土者昌，失土者亡。盖脾胃盛者，多食而易饥，其人多肥，气血亦壮；脾胃弱者，则少食而难化，其人多瘦，气血亦衰。所以命赖以活，病赖以安。况外科尤关紧要"。因脾胃是人体气血之源，脾胃强则气血壮，脾胃弱则气血衰。脾胃功能的盛衰关系着疾病的发生、发展、转归和预后。一旦脾胃衰弱，生化不及，纳运失调，往往可致多种病理变化，产生诸多外科疾患。因此，陈实功在疾病的整个治疗过程中，非常重视脾胃的调补，强调外科疾病早期用药不可苦寒太过以防中伤脾胃，中期宜补养脾胃以助正气透邪外出，后期需大补脾胃以助恢复元气。

陈实功治病还主张饮食营养的调补，反对乱戒口，他说："饮食者，人之所赖以生养，必须适其时而食之，如人之病中肿痛时，自然痛伤胃气，诸味不喜。直待溃后，脓毒一出，胃气便回，方欲思食，彼时但所喜者，便可与之以接补脾胃。如所思之物不与，此为逆其胃气，而反致不能食也。切要不可太过，惟忌者，生冷伤脾硬物难化，肥腻滑肠，故禁之。余随便用也。"对于溃后气血两虚，脾胃衰弱者，用八仙糕、参术膏、白术膏、人参膏、阳春酒等以健脾和胃、益气养血培助根本，助疮早愈。其观点均符合《内经》所谓"得谷者昌，失谷者亡"及后世"后天以胃气为本"的论点。

第十四章　张介宾《类经附翼》《景岳全书》▷▷▷▷

张介宾（1563—1640），字会卿，号景岳，别号通一子。山阴会稽（今浙江绍兴）人，祖籍四川绵竹，明代著名医学家。张介宾积 30 余年辛劳研究《素问》《灵枢》，撰成《类经》一书，凡三十二卷，对《内经》进行了全面、系统的分类编述和注释。后又编《类经图翼》和《类经附翼》，对《类经》一书中意义较深、言不尽意之处，加图详解，再附翼说。《类经图翼》十一卷，对运气、阴阳五行、经络经穴、针灸操作等作图解说、系统讨论。《类经附翼》四卷，为探讨易理、古代音律与医理的关系，也有阐述其温补的学术思想之作，如《大宝论》《真阴论》等重要论文，还有部分针灸歌赋。《景岳全书》，六十四卷，成书于张介宾晚年，为一部理法方药皆全的综合性丛书，内容丰富，囊括理论、本草、成方、临床各科疾病的证治，是一部全面而系统的临床参考书。还有《质疑录》，共四十五论，为张介宾晚年著作。

第一节　《类经附翼·大宝论》

【原文】

为人不可不知医，以命为重也，而命之所系，惟阴与阳，不识阴阳，焉知医理？此阴阳之不可不论也。夫阴阳之体，曰乾与坤；阴阳之用，曰水与火[1]；阴阳之化，曰形与气。以生杀言，则阳主生，阴主杀；以寒热言，则热为阳，寒为阴。若其生化之机，则阳先阴后，阳施阴受。先天因气以化形，阳生阴也；后天因形以化气，阴生阳也。形即精也，精即水也；神即气也，气即火也。阴阳二气，最不宜偏，不偏则气和而生物，偏则气乖而杀物。

【注释】

[1] 阴阳之体，曰乾与坤；阴阳之用，曰水与火：体、用，中国古代哲学以"体、用"指事物的本体、本质和现象。

【按语】

本段文字以阴阳之理阐释人身性命，用中国古代哲学中水火阴阳理论和先后天理论解释人体中阴阳，文浅而义深。

人以性命为重，性命系于阴阳，不知阴阳，不足以明医理。阴阳的本质，如八卦中乾（☰）坤（☷）所示；阴阳之象，如水火所示；阴阳在人体内的变化，表现为形体与气机气化的关系。从阴阳对立的角度，以生杀言阴阳，则阳生而阴杀；以寒热言阴阳，则阳热而阴寒。从阴阳互用的角度，以事物发生变化的规律言阴阳，则始于阳而终于阴，阳给予而阴接受，故阳为先。《道德经》载："道生一，一生二，二生三，三生万物。""一"为气，"二"为阴阳（无形），"三"为天地人（有形），二生三的过程为无形化有形的过程，即气以化形，阳以生阴。有形之后，形以化气，阴以生阳，二者相互作用，并行不悖。形由精生，精本为水；神由气化，气本是火，由阴阳水火化为人身形神。天地人体的阴阳不宜偏盛偏衰，不偏则气机和，万物化生，偏则气机乖戾而万物消亡。

《四库全书总目提要》："《易》道广大，无所不包，旁及天文、地理、乐律、兵法、韵学、算术，以逮方外之炉火，皆可援《易》以为说。"《周易》在中国历史上影响巨大，必然也对医学产生深远影响。《类经附翼》首谈"医易"，援易以入医，故理解上述文字当从《周易》来分析张介宾所论的阴阳。

1. 阴阳水火学说 《周易》以阴爻（－－）和阳爻（—）代指阴阳，水火为阴阳之象。

宋明理学兴起，北宋周敦颐著《太极图说》，"太极动而生阳，动极而静，静而生阴，静极复动。一动一静，互为其根。分阴分阳，两仪立焉"。邵雍作《渔樵问答》，以渔夫、樵夫相互问答阐述阴阳水火的道理。"火之性，能迎而不能随，故灭。水之体，能随而不能迎，故热。是故有温泉而无寒火，相息之谓也"。火之性对抗而同化，故"能迎"，终归于火之焦枯；水之性包容而融合，故"能随"，不同事物间能和谐共存。

道家崇水，金元道医刘完素提出了"水善火恶"说。《素问玄机原病式·火类》载："夫水数一，道近而善；火数二，道远而恶。水者，内清明而外不彰，器之方圆，物之气味，五臭五色，从而不违，静顺信平，润下而利万物，涤洗浊秽以为清净，故上善若水。水火相反，则下愚若火也。火者，外明耀而内烦浊，燔炳万物，为赤为热，为苦为焦，以从其己，躁乱参差，炎上而烈，害万物，熏燎鲜明，以为昏昧。"刘完素提出"火热论"，分为"六气皆可化火""五志过极皆可化火"，崇阴而抑阳。

儒家崇阳，如《春秋繁露》"阳贵而阴贱，天之制也"，逐渐发展为贵阳贱阴、阳生阴刑、阳君子阴小人等伦理思想。儒医张介宾以此为据，上文之中阳生阴杀、阳先阴后、阳施阴受等观点皆出于此。

2. 先后天学说 上文中有"先天因气以化形，阳生阴也；后天因形以化气，阴生阳也"。其中先天、后天的思想亦源自《周易》。《周易·乾·文言》"先天而天弗违，后天而奉天时，天且弗违，而况于人乎？"这里的先后天是指或先或迟于天时。朱熹《朱文公易说》载："大人无私以道为体，曾何彼此先后之可言哉！先天不违谓意之所为默与道契，后天奉天谓知理如是奉而行之。"有道德的"大人"所作所为均与天合，此时的先后天观念与现在的有所区别。

宋代邵雍认为"乾坤坎离"四正卦由伏羲所画，是为先天图；六十四卦及相应的卦辞、爻辞为周文王所做。先天图是自然存在的，称为先天；周文王所做卦象是推导出来的，称为后天。先天学研究的是天地自然，后天学研究的是人道名教。故清代王夫之《思问录》载："先天后天之说始于玄家，以天地生物之气为先天，以水火土谷之兹所生之气为后天，故有后天气接先天气之说。"

先后天学说与中医学相结合，阐释发展命门学说，形成中医学的先后天学说。命门出自《内经》，本指眼睛或睛明穴，如《灵枢·根结》载："太阳根于至阴，起于命门，命门者目也。"徐灵胎《医贯砭》载："今日所指命门，皆以目焉。目为五脏六腑之精气所注，故曰命门。"《难经·三十六难》载："肾两者，非皆肾也。其左者为肾，右者为命门。命门者，诸精神之所舍，原气之所系也；男子以藏精，女子以系胞。故知肾有一也。"《难经》将右肾称为命门，与精神、生殖相关联。

刘完素从阴阳水火看待肾命，《素问病机气宜保命集·病机论》载："左肾属水，男子藏精，女子以系胞；右肾属火，游行三焦，兴衰之道由于此，故七节之傍，中有小心，是言命门相火也。"

张介宾认为命门位于两肾之中而不在右，是人身之太极（先天），是先身而生，"立命之门户"。《传忠录》载："命门居二肾之中，即人身之太极，由太极生两仪，而水火具焉，消长系焉。故为受生之初，为性命之本。"来自父母的生殖精气化生形体，是为先天无形之气生后天有形机体；出生之后，水谷精气不断滋养先天精气，是后天滋养先天。

之后李中梓参照易学先后天学说，提出"肾为先天之本，脾为后天之本"，《医宗必读·肾为先天本脾为后天本论》载："未有此身，先有两肾。故肾为脏腑之本，十二脉之根，呼吸之本，三焦之源，而人资之以为始者也。故曰先天之本在肾……一有此身，必资谷气。谷入于胃，洒陈于六腑而气至，和调于五脏而血生，而人资之以为生者也。故曰后天之本在脾。"形成了中医药特色的先后天学说。

【原文】

夫阴以阳为主，所关于造化[1]之原，而为性命之本者，惟斯而已。何以见之？姑举其最要者，有三义焉：一曰形气之辨，二曰寒热之辨，三曰水火之辨。夫形气者，阳化气，阴成形，是形本属阴，而凡通体之温者，阳气也；一生之活者，阳气也；五官五脏之神明[2]不测者，阳气也。及其既死，则身冷如冰，灵觉[3]尽灭，形固存而气则去，此以阳脱在前，而阴留在后，是形气阴阳之辨也，非阴多于阳乎？二曰寒热者，热为阳，寒为阴，春夏之暖为阳，秋冬之冷为阴。当长夏之暑，万国如炉，其时也，凡草木昆虫，咸苦煎炙，然愈热则愈繁，不热则不盛。及乎一夕风霜，即僵枯遍野。是热能生物，而过热者惟病；寒无生意，而过寒则伐尽。然则热无伤而寒可畏，此寒热阴阳之辨也，非寒强于热乎？三曰水火者，水为阴，火为阳也。造化之权，全在水火，而水火之象有四，则日为太阳，火为少阳，水为太阴，月为少阴，此四象之真形而人所未达也……故水之生物者，赖此一也；水之化气者，亦赖此一也。不观乎春夏之水，土得之而能生能长者，非有此一乎？秋冬之水，土得之而不生不长者，非无此一乎？不惟不生而自且为冻，是水亦死矣。可见水之所以生，水之所以行，孰非阳气所主？此水中有阳耳，非水即为阳也。

【注释】

[1] 造化：指天地自然。杜甫《望岳》载："造化钟神秀，阴阳割昏晓。"

[2] 神明：人的精神智慧。《荀子·劝学》载："积善成德，而神明自得，圣心备焉。"

[3] 灵觉：人的感觉及由此对事物领悟理解的智能。

【按语】

张介宾论述阴阳学说重视阳气的重要性，指出阳为阴主，是天地自然的基本道理，是人身性命的根本，其表现形式有三，称为真阳论的"三辨"。

一是形气之辨：从人之形体与功能的密切关系论述阳气的重要性。天地阴阳的规律，阳化气，阴成形，有形之体为阴，无形之功用为阳。人的形体肉体为阴，生命活力为阳。人的体温、生命的活力及由五脏所主的头面五官所具有的感觉功能，以及五脏所主的情志变化都是由阳气所化生的。以生死观之，死亡之后，阴所化的形体肉体独存，阳所主的体温消失，阳所化的灵觉丧失，可见失去阳气，阴形独留亦是无用，故阳重于阴。

二是寒热之辨：从寒热之气在生命活动中的不同作用来阐发阳气的重要性。炎热为阳，寒冷为阴。以一年的季节变化来看，春夏由温暖而至炎热为阳，秋冬由凉爽而至寒冷为阴。夏秋之交的长夏季节，气候暑湿，草木昆虫却越热而越繁茂，等到了秋凉之时，反倒万物枯槁衰毙。所以热促进万物生化，寒抑制万物化生，热不会导致伤害，寒却是生物所畏惧的。如此，春生夏长，显示着阳热能生化万物；秋收冬藏，象征着阴寒缺乏生机，"阳来则生，阳去则死"，由此可见阳气之重要。当然，过于炎热也会导致暑病。

三是水火之辨：从水火的性质和作用阐发阳气的重要性。一切生命物质来源于"天一之阳"，一切生活功能又是"少火生气"的作用。张介宾对于阴阳，持"阴阳者，一分为二也"的观点，阴阳可以进一步划分为太阳、少阳、太阴、少阴。以天地分阴阳，日为太阳，月为少阴，此天之阴阳；水为太阴，火为少阳，此地之阴阳。天有阴阳，则寒暑转化，昼夜变迁；地有阴阳，则东南与西北有高低消长的变化。这些天地阴阳的变化，是世间万物化生的根本，也是医生应该通达的道理。河图"天一生水，地六成之"，张介宾认为"夫天一者，天之一也，一即阳也"，故此处的"一"指的是阳气。春夏季节，土得水而长养万物，依赖水中之阳气；秋冬季节，土同样得水，但却不能生长万物，反而冻裂，这是由于水丧失了阳气。可见水能够生化流行，皆是因水中阳气的功能。

从上述三辨可以看出，张介宾始于太极阴阳，终于天人，叙述天人相应的道理，指出阳气的重要性。由太极化生先天无形之阴阳，阳升为天，阴聚为地，天地气交，万物化醇，方始为人。人以天地之气生，四时之法成，遵循阴阳天地的基本原理。阴阳分四象，在天有寒暑交替、昼夜晨昏，如阴阳变化，则节气不齐，风雨晦明，人逢之可致疾病。地分东南西北，四方之人体质各异，不辨地气则施治常谬。天人一理者，一此阴阳也，人体为一小天地，阳化气，阴成形，人之有生，唯此阳气，即"天之大宝，只此一丸红日；人之大宝，只此一息真阳"。

张介宾如此强调阳在人身的重要性，其目的在于阐明"阳非有余"，而持"阳常有余，阴常不足"论者，每以"天癸"的来迟去早作为重要的论据。张介宾认为这只是"但见阴阳之一窍，而未见阴阳之全体"。他说："夫阴阳之道，以纲言之，则位育天地；以目言之，则缕析秋毫，至大至小，无往而非其化也。若以清浊对待言，则气为阳，精为阴，此亦阴阳之一目也。若以死生聚散言，则凡精血之生皆为阳气，得阳则生，失阳则死，此实性命之化源，阴阳之大纲也。"这说明属于"天癸"的阴精，是由"天一"之阳气化生的，所以称为"天癸"。"天癸"的来迟，正是由于阳气生机的未至，"天癸"的去早，亦正是由于阳气生机之早衰。在生理上他特别强调阳气之重要，故在治疗上也特别注意温补阳气。他所创制的右归丸、右归饮两方，一以培右肾之元阳，一以治命门之阳衰阴盛，是其护阳的代表方。

需要指出的是，文中关于暑湿"愈热则愈繁，不热则不盛"的说法，在近代变化为养生当近温远寒，不可居空调屋中，不可饮用一丝冷饮，不知古人阴居以避暑，过于近温，不免矫枉过正。暑邪在六淫邪气之中，是唯一一种能够直接耗伤元气的邪气，李杲立清暑益气汤，以参芪培补元气，即在防范暑邪，此又不可不知。

第二节 《类经附翼·真阴论》

【原文】

凡物之死生，本由阳气，顾今人之病阴虚者十常八九，又何谓哉？不知此一阴字，正阳气之根也。盖阴不可以无阳，非气无以生形也；阳不可以无阴，非形无以载气也。故物之生也生于阳，物之成也成于阴，此所谓元阴元阳[1]，亦曰真精真气也。前篇言阴阳之生杀者，以寒热言其性用[2]也；此篇言阴阳之生成者，以气质言其形体也。性用操消长之权，形体系存亡之本。欲知所以死生者，须察乎阳，察阳者，察其衰与不衰。欲知所以存亡者，须察乎阴，察阴者，察其坏与不坏，此保生之要法也。

【注释】

[1]元阴元阳：指来源于父母，藏于命门，由先天元气所化生的元阴元阳，是人体中阴阳水火的表现。《景岳全书》载："先天无形之阴阳，则阳曰元阳，阴曰元阴。元阳者，即无形之火，以生以化，神机是也，性命系之，故亦曰元气；元阴者，即无形之水，以长以立，天癸是也，强弱系之，故亦曰元精。"

[2]性用：理学用语，朱熹《读大纪》载："宇宙之间，一理而已。天得之而为天，地得之而为地。而凡生于天地之间者，又各得之以为性。"本句是说阴阳是寒热的来源，

四季寒热导致万物生杀。

【按语】

张介宾强调"阳"的同时，并不否定"阴"的重要地位。虽然万物生死的根本在乎阳气，但世之人常说阴虚导致疾病十之八九，对此他解释道："不知此一阴字，正阳气之根也。盖阴不可以无阳，非气无以生形也，阳不可以无阴，非形无以载气也，故物之生也，生于阳，物之成也，成于阴，此所谓元阴元阳，亦真精真气也。"他认为单言"阴以阳为主"只是问题的一面，必须兼言"阳以阴为根"，才能说明问题的全面。从阴阳对立制约的角度来看，阴阳表象为寒热，从而导致万物的生杀。真阴，一名元阴，又叫真精，是存于肾中最基本的物质。真阴与元阳，互为其根，不可分割。从阴阳互根互用的角度来看，元阴元阳化生为形体。元阳是消长的根本，元阴是形体的根本。想要判断人体的生死，在于观察阳气的盛衰；想要了解形体的存亡，则要观察阴精的强弱，这也是养生的法则。所以，景岳认为人身阳既非有余，阴亦仍属不足。因而再著《真阴论》以续畅其义。

【原文】

余请详言真阴之象、真阴之脏、真阴之用、真阴之病、真阴之治，以悉其义。所谓真阴之象者，犹家宅也，犹器具也，犹妻妾也。所贵乎家宅者，所以蓄财也，无家宅则财必散矣；所贵乎器具者，所以保物也，无器具则物必毁矣；所贵乎妻妾者，所以助夫也，无妻妾则夫必荡矣。此阴以阳为主，阳以阴为根也。经曰：五脏者，主藏精者也，不可伤，伤则失守而阴虚[1]，阴虚则无气，无气则死矣。非以精为真阴乎？又曰：形肉已脱，九候[2]虽调犹死。非以形为真阴乎？观形质之坏与不坏，即真阴之伤与不伤，此真阴之象，不可不察也。

【注释】

[1] 阴虚：以脏腑分阴阳，脏在内为阴，腑在外为阳，故此处阴虚指五脏虚损，不能藏精化气。

[2] 九候：是《内经》中占主导地位的诊脉法。切脉部位有上（头部）、中（手部）、下（足部）三部，每部分天、地、人三候，共九候。

【按语】

真阴论分而为五，分别是真阴的象、脏、用、病、治。

真阴之象即人之形体，人的形体是真阴兴盛与否的外在表现形式，即真阴之象。张介宾云："阴为精，阴成形。精藏于内，形见于外，此精此形，就是真阴之象，内伤阴精，则气无所根，阴竭气脱，生机绝灭，外脱形肉，则气无所依。"他引用"五脏主藏精者也，不可伤，伤则失守而阴虚，阴虚则无气，无气则死矣"之文来阐明这一观点。认为阴虚即精虚，精虚则气无所附，生化之机息矣，故曰主死，而外在之形肉，是由内在阴精之所由生，所谓"阳化气，阴成形"。故观其形质之坏与未坏，即可以察其真阴之伤与未伤。

形体（肉体）的盛衰肥瘦，是判断阴精盛衰的标志。如其人素盛今瘦，提示阴精耗损；如其人病中形体逐渐丰盈，则阴精来复，病情向愈，这是我们诊断病情，判断预后的一个指标。用在养生学上，提示不可过分减肥，过则有损阴精。对于形体过分消瘦之人，特别是婴幼儿，当判断病位在脾在肾，如肾虚真阴不足，可用熟地黄为主要药物培补真阴。

【原文】

所谓真阴之脏者，凡五脏五液[1]，各有所主，是五脏本皆属阴也。然经曰：肾者主水，受五脏六腑之精而藏之。故五液皆归乎精，而五精皆统乎肾，肾有精室，是曰命门，为天一所居，即真阴之腑。精藏于此，精即阴中之水也；气化于此，气即阴中之火也。命门居两肾之中，即人身之太极，由太极以生两仪，而水火具焉，消长系焉，故为受生之初，为性命之本。欲治真阴而舍命门，非其治也，此真阴之脏，不可不察也。

【注释】

[1] 五液：指五脏所主的泪、汗、涎、涕、唾。

【按语】

真阴之脏指的是命门。他认为五脏虽各有阴精，但又统归于肾。肾的藏精之所，叫作命门。精藏于此，是为阴中之水；气化于此，是为阴中之火。命门居于两肾之中，而兼具水火，为性命之本。故欲治真阴，当先识命门。命门居两肾之间而不偏于右，藏先天之精，为人身之太极，太极化生阴阳，命门化生阴中水火，故为水火之宅，性命之本。

关于命门与两肾的关系，历史上众说纷纭。如上文所述，《难经·三十六难》提出右肾为命门的学说，明代薛己、李梴继承此说。李时珍认为命门"在七节之旁，两肾之间"，孙一奎认为"不在右肾而在肾俞之中"，赵献可认为"命门无形之火，在两肾有形之中"等。在命门功能上，虞抟喻命门为生命之门，在两肾之间，总司开阖动静，起到关乎性命的作用。孙一奎强调命门动气为人体生生不息之根，与呼吸关系密切；赵献可认为命门为十二官的"真君真主"，居于十二官之上，对人体脏腑起到主宰作用等。这些论述为研究命门学说蒙上神秘面纱，使后学者茫然无措。

张介宾的命门学说依据理学思想，由太极生阴阳变化而来，故将命门推为先天之门户，内藏先天之精，化生先天阴阳二气。关于命门居于两肾之间的理论，在《类经附翼·三焦包络命门辨》中，张介宾认为命门具有统御两肾的功能，"命门与肾，本同一气""命门原属于肾，非又别为一腑也"。肾有二，命门有一，它们之间是"一以统两，两以包一，是命门总主乎两肾，而两肾皆属于命门"的关系。

命门学说虽延续了《难经》相关理论，也吸收了金元时期李杲脾胃元气学说、朱震亨相火理论，其主旨在于探索人体生命活动的原动力问题，明乎此当不拘泥于命门具体部位。

【原文】

所谓真阴之用者，凡水火之功，缺一不可。命门之火，谓之元气；命门之水，谓之元精。五液充，则形体赖而强壮；五气治，则营卫赖以和调。此命门之水火，即十二脏之化源。故心赖之，则君主以明，肺赖之，则治节以行；脾胃赖之，济仓廪之富；肝胆赖之，资谋虑之本；膀胱赖之，则三焦气化；大小肠赖之，则传导自分。此虽云肾脏之伎巧，而实皆真阴之用，不可不察也。

【按语】

张介宾认为，真阴是水，是命门火的基础，命门火只能养于阴水之中，所以真阴之用是指命门水火之功用。命门之火谓元气，命门之水谓元精。肾受五脏六腑之精而藏之，五脏阴精充盛，肾有所藏，真阴之象的形体就会表现出强壮。元气充盈，五脏气治，营卫气血自然和调。命门水火是人体脏腑的本源，其他脏腑得到肾中精气的滋养才能发挥其自身的功能，这些都是真阴的功用。

张介宾以《素问·天元纪大论》中"太虚寥廓，肇基化元"的宇宙生成观点为依据，认为太虚即是太极。周敦颐《太极图说》有"无极而太极，太极动而生阳，动极而静，静而生阴，静极复动"的太极化生阴阳之说。张介宾认为命门是人身之"太极"，由此化生先天无形之阴阳，即元精元气。因虚以化气，因气以造形，再由先天无形之阴阳化生后天有形之阴阳，也就是人体的脏腑形体、气血精液。命门的功用，由《难经》中的繁衍生殖又演化为化生先天立命之门户。

【原文】

所谓真阴之病者，凡阴气本无有余，阴病惟皆不足。即如阴胜于下者，原非阴盛，以命门之火衰也；阳胜于标者，原非阳盛，以命门之水亏也。水亏其源，则阴虚之病叠出；火衰其本，则阳虚之证迭生。如戴阳[1]者，面赤如朱；格阳[2]者，外热如火。或口渴咽焦，每引水以自救；或躁扰狂越，每欲卧于泥中。或五心烦热[3]而消瘅[4]骨蒸[5]，或二便秘结而溺[6]浆如汁。或为吐血衄血，或为咳嗽遗精。或斑黄无汗者，由津液之枯涸；或中风瘈疭[7]者，以精血之败伤。凡此之类，有属无根之焰，有因火不归原，是皆阴不足以配阳，病在阴中之水也。又如火亏于下，则阳衰于上，或为神气之昏沉，或为动履之困倦，其有头目眩晕而七窍偏废者，有咽喉哽咽而呕恶气短者，皆上焦之阳虚也；有饮食不化而吞酸反胃者，有痞满[8]隔塞而水泛为痰者，皆中焦之阳虚也；有清浊不分而肠鸣滑泄者，有阳痿精寒而脐腹多痛者，皆下焦之阳虚也。又或畏寒洒洒[9]者，以火脏之阳虚，不能御寒也；或肌肉臌胀[10]者，以土脏之阳虚，不能制水也；或拘挛[11]痛痹[12]者，以木脏之阳虚，不能营筋也；或寒嗽虚喘，身凉自汗者，以金脏之阳虚，不能保肺也；或精遗血泄，二便失禁，腰脊如折，骨痛之极者，以水脏之阳虚，精髓内竭也。凡此之类，或以阴强之反克，或由元气之被伤，皆阳不足以胜阴，病在阴中之火也。王太仆曰：寒之不寒，责其无水；热之不热，责其无火。无火无水，皆在命门，总曰阴虚之病，不可不察也。

【注释】

［1］戴阳：病证名。是指下元虚衰，真阳浮越所致的下真寒上假热证候。

［2］格阳：病证名。是指体内阴寒过盛，格阳于外，阴阳寒热格拒，所致的内真寒外假热证候。

［3］五心烦热：指两手两足心发热，并自觉心胸烦热的症状，多由阴虚火旺、心血不足，或病后虚热不清及火热内郁所致，是虚损劳瘵等病的常见症状之一。

［4］消瘅（dàn）：由于内热而致的多食、多饮、形体反而消瘦的疾病。瘅，热也，劳也。

［5］骨蒸：自觉热自骨中透发的症状，多由阴虚劳瘵所致。

［6］溺（niào）：同“尿”。

［7］瘛疭（chì zòng）：手足伸缩，不停搐动。《素问·玉机真脏论》载：“病筋脉相引而急，病名曰瘛。”《伤寒明理论》载：“瘛者，筋脉急也；疭者，筋脉缓也。急者则引而缩，缓者则纵而伸，或缩或伸，动而不止者，名曰瘛疭。”

［8］痞满：脘腹间自觉阻塞不舒，而外无胀满之形。

［9］洒洒：形容连绵不绝。

［10］臌胀：大腹部膨胀，多由脾虚水气潴留所致。

［11］拘挛：筋骨拘急挛缩，屈伸不利，与上文瘛疭不停搐动有异。《灵枢·邪客》载：“邪气恶血，固不得住留。住留则伤筋络骨节，机关不得屈伸，故拘挛也。”

［12］痛痹：由于寒气盛所导致的痹证。《素问·痹论》载：“风寒湿三气杂至，合而为痹也……寒气胜者为痛痹。”

【按语】

命门内寓元阴元阳，真阴之病多见元阴元阳亏虚，也就是命门水亏证和命门火衰证。命门火衰证由命门中真阳不足，真阴相对亢盛所致，表现为阳虚证；命门水亏证由命门中真阴不足，真阳相对亢盛于外所致，表现为阴虚证。无水无火，皆在命门，统称为“阴虚之病”。

张介宾认为“水亏其源，则阴虚之病叠出”，而见阳盛于标之证，此非阳盛而是命门之水亏，病在阴中之水。如下元虚衰，真阳浮越于上，是为无根之焰，表现为下虚寒而上假热的戴阳证。症见面赤如妆，游移不定，或口渴咽干，喜饮水，如上扰神明则烦躁、狂乱、自觉燥热、欲卧冷水之中。如体内阳气极虚，阴寒过盛，格阳于外，形成内真寒而外假热之阴盛格阳证。症见皮肤火热，或五心烦热，多饮消瘦，骨蒸劳热，或大虚而有实状，二便秘结，小便黏稠如汁，同时可见四肢厥冷、下利清谷、小便清长、舌淡苔白等真寒症状。如真阴虚伤及胃中津液，津液枯涸，则斑出不畅，色黄而无汗。精血败伤，不能涵敛肝阳，肝阳化风引起中风，精血不荣筋骨，筋脉失养则瘛疭。"凡此之类，有属无根之焰，有因火不归原，是皆阴不足以配阳，病在阴中之水也"，即命门水亏也。

张介宾认为"火衰其本，则阳虚之证迭生"，而见阴寒偏胜之证，亦非阴盛而是命门之火衰，病在阴中之火。如命门火衰，不能温煦上焦，伤及心神可见神志昏沉；伤及肺气则身形困倦；上气不足则眩晕、七窍不利；足少阴经不利则咽喉哽咽；冲气上干，胃气不和则呕恶气短。不能温煦中焦脾胃，则饮食不化、吞酸反胃、痞满隔塞、水泛为痰。命门火衰不能温煦下焦，伤及小肠则清浊不分、小便不利；伤及大肠则肠鸣滑泄；肾阳不振则阳痿、精寒、脐腹痛。命门火衰，不能温煦心阳则畏寒怕冷；不能温煦脾阳则四肢肿胀或大腹臌胀；不能温煦肝阳，筋脉失荣则拘挛、痛痹；不能温煦肺阳则寒喘咳嗽、身冷自汗；不能温煦肾阳则遗精、便血、二便失禁、腰痛、骨痛。"凡此之类，或以阴强之反克，或由元气之被伤，皆阳不足以胜阴，病在阴中之火也"，即命门火衰也。

《素问·至真要大论》云"诸寒之而热者取之阴，热之而寒者取之阳"，王冰注释为"寒之不寒，责其无水；热之不热，责其无火"。无水无火，皆在命门，统称为阴虚之病。治疗当"壮水之主，以制阳光；益火之源，以消阴翳"。

【原文】

所谓真阴之治者，凡乱有所由起，病有所由生，故治病必当求本。盖五脏之本，本在命门，神气之本，本在元精，此即真阴之谓也。王太仆曰：壮水之主，以制阳光；益火之源，以消阴翳。正此谓也。许学士[1]曰：补脾不如补肾。亦此谓也。近惟我明薛立斋[2]，独得其妙，而常用仲景八味丸，即益火之剂也；钱氏六味丸，即壮水之剂也。每以济人，多收奇效，诚然善矣。第真阴既虚，则不宜再泄，二方俱用茯苓泽泻，渗利太过，即仲景《金匮》，亦为利水而设，虽曰于大补之中，加此何害？然未免减去补力，而奏功为难矣。使或阴气虽弱，未至大伤，或脏气微滞，而兼痰湿水邪者，则正宜用此。若精气大损，年力俱衰，真阴内乏，虚痰假火等证，即从纯补，犹嫌不足，若加渗利，如实漏卮[3]矣。故当察微甚缓急，而用随其人，斯为尽善。余及中年，方悟补阴之理，因推广其义，用六味之意，而不用六味之方，活人应手之效，真有不能尽述者。

【注释】

[1]许学士：许叔微，字知可，南宋著名医学家。认为肾为一身根柢，脾为生死所系，二者以肾为主，提出"补脾不如补肾"的观点。

[2]薛立斋：薛己，字新甫，号立斋，明代著名医学家，温补学派之先驱。宗李杲"人以脾胃为本"，又重视先天肾命。

[3]漏卮（zhī）：卮，古代一种盛酒器，如《史记·项羽本纪》载："赐之卮酒。"漏卮，有漏洞的酒杯。

【按语】

张介宾认为，五脏为人身之本，肾为五脏之本，命门为肾之本，阴精为命门之本。凡阴阳诸病变，当责之于并具水火的命门，故真阴之治在于命门水火。如王冰"壮水之主，以制阳光；益火之源，以消阴翳"，许叔微"补脾不如补肾"，薛己以六味丸、八味丸补益命门水火皆本于此。

六味丸有三补（熟地黄、山茱萸、山药）、三泻（茯苓、泽泻、牡丹皮），出自《小儿要证直诀》，本为小儿肾虚而设。如果患者阴气未大伤，或脏气微滞兼痰湿水邪者，用六味丸非常合适。若患者精气大损，年力俱衰，真阴内乏，虚痰假火，更加渗利，则愈补愈虚。张介宾以自制左归丸、右归丸，去茯苓、泽泻、牡丹皮之泻，纯补其虚，反映其在仲景学说基础上的发展。

左归丸（熟地黄、山药、枸杞子、山茱萸、川牛膝、菟丝子、鹿角胶、龟甲胶）、右归丸（熟地黄、附子、肉桂、山药、山茱萸、菟丝子、鹿角胶、枸杞子、当归、杜仲）为张介宾在六味丸、八味丸基础上加减而成，是纯补真阴、真阳的方剂，用于患者命门水火虚衰，纯虚无实者。六味丸、八味丸补泻兼施，寓补于泻，是谓通补；左归丸、右归丸纯补无泻，是谓填补，二类方药细微之处，当须体会。

补脾补肾之争是中医历史上著名的论争。其源或在于《鸡峰普济方》之大效厚朴煎引孙兆的观点，"补肾不如补脾。脾胃既壮，则能饮食既入，能旺荣卫，荣卫既旺，滋养骨骸，保养精血，是以《素问》云：精不足者补之以味，形不足者补之以气"。许叔微《普济本事方》载"孙真人言补肾不若补脾，予曰补脾不若补肾"，掀起脾肾之争。张介宾在《景岳全书》中也讨论本问题，"脾胃为灌注之本，得后天之气也；命门为化生之源，得先天之气也，此其中固有本末之先后。观东垣曰：补肾不若补脾。许知可曰：补脾不若补肾。此二子之说，亦各有所谓，固不待辨而明矣"。在这里，张介宾倾向于温补命门先天，但也指出特殊情况之下补脾先于补肾。

脾肾二脏相互为用，正如《医学心悟》载："脾肾两脏，皆为根本不可偏废，古人或谓补脾不如补肾者，以命门之火，可生脾土也。或谓补肾不如补脾，以饮食之精自能下注于肾也。"脾五行属土，喜燥恶湿，肾五行属水，喜润恶燥。补脾当温燥升提，补肾喜沉降滋腻。温燥升提之品易耗肾水，沉降滋腻之品必碍脾运。是故二者相互妨碍，常难共用。历代方剂中脾肾双补者，多偏于补脾或补肾，稍加一二味补肾或补脾药物为用，合为脾肾双补方；或者以补脾而不燥之山药、芡实、莲子，补肾而不滋腻之苁蓉、枸杞、沙苑子、菟丝子等合而成方，规避脾肾相恶的矛盾。王旭高"久病虚羸，胸无痞满者宜补肾，胸有痞满者宜补脾"也可参考。

第三节 《景岳全书·补略》

【原文】

补方之制，补其虚也。凡气虚者，宜补其上，人参、黄芪之属是也；精虚者，宜补其下，熟地、枸杞之属是也；阳虚者，宜补而兼暖，桂、附、干姜之属是也；阴虚者，宜补而兼清，门冬、芍药、生地之属是也。此固阴阳之治辨也。其有气因精而虚者，自当补精以化气；精因气而虚者，自当补气以生精。又有阳失阴而离者，不补阴何以收散亡之气？水失火而败者，不补火何以苏垂寂[1]之阴？此又阴阳相济之妙用也。故善补阳者，必于阴中求阳，则阳得阴助，而生化无穷；善补阴者，必于阳中求阴，则阴得阳升，而泉源不竭。余故曰：以精气分阴阳，则阴阳不可离；以寒热分阴阳，则阴阳不可混，此又阴阳邪正之离合也。故凡阳虚多寒者，宜补以甘温，而清润之品非所宜；阴虚多热者，宜补以甘凉，而辛燥之类不可用。知宜知避，则不惟用补，而八方之制，皆可得而贯通矣。

【注释】

[1] 垂寂：快要消亡。

【按语】

补方就是补虚的方剂。虚分精气阴阳，气虚多见于脾肺，当补其上，人参、黄芪之类是也；精虚多在肾和命门，宜补其下，熟地黄、枸杞子之类是也；阳虚当补而兼温，桂枝、附子、干姜之类是也；阴虚当补而兼清，天冬、芍药、生地黄之类是也。这是虚证的一般辨治方法。

基于"阴阳互根""精气互生"的理论，张介宾提出在治疗中"善补阳者，必于阴中求阳，则阳得阴助而生化无穷；善补阴者，必于阳中求阴，则阴得阳升而泉源不竭""善治精者，能使精中生气；善治气者，能使气中生精"。根据这种阴阳互济的理论，张景岳创制了一系列补肾名方，代表方有左归丸、右归丸。左归丸主治肾水不足，以"壮水之主，以培左肾之元阴"为立方之本，在熟地黄、山茱萸、龟甲胶等大剂滋阴补肾填精药中加入鹿角胶、菟丝子以甘温助阳，阴阳相合，有"阳中求阴"之义。右归丸主治命门火衰，以"益火之源，以培右肾之元阳"为制方之基，在附子、肉桂等辛温助阳药中加入大补阴精、滋培肾水的熟地黄、枸杞子，使附子、肉桂等大辛大热之品补阳而不伤阴，且阴阳相济，有"阴中求阳""精中生气"之功。他还进一步指出，"凡阳虚多寒者，宜补以甘温，而清润之品非所宜；阴虚多热者，宜补以甘凉，而辛燥之类不可用"。

第十五章　吴有性《温疫论》 ▷▷▷▷

　　吴有性（1582—1652），字又可，号淡斋，江苏吴县人，生活在明末清初之际，是"温疫学派"的创始人。他根据自己的临床经验，著有《温疫论》一书，开我国传染病学研究之先河。《温疫论》亦作《瘟疫论》，是继《伤寒论》之后又一部论述急性外感传染病的专著，成书于明代崇祯十五年（1642年）。全书分为上、下两卷，全面阐发了温疫病的发生、发展、传变规律、辨证论治的原则与方法，创造性地提出病因学中戾气的新概念，揭示了疫病的传染方式、入侵部位和传变特点，创立了疏利膜原、分消表里的治则与达原饮、三消饮等方剂，揭示了病邪侵袭人体的途径是"邪从口鼻而入"，并明辨温疫与伤寒之区别，丰富和发展了温疫病的辨证论治内容。该书在中医学发展史上具有划时代意义，是学习和研究中医药学的重要参考书。清代乾隆年间，先有洪天锡补注本，书名《补注温疫论》；后又有郑重光补注本，名为《温疫论补注》。此外，还有孔毓礼、龚绍林等据《温疫论》加评的《医门普度温疫论》。

第一节　《温疫论·自叙》

【原文】

　　夫温疫之为病，非风、非寒、非暑、非湿，乃天地间别有一种异气[1]所感。其传有九，此治疫紧要关节。奈何自古迄今，从未有发明者。仲景虽有《伤寒论》，然其法始自太阳，或传阳明，或传少阳，或三阳竟自传胃。盖为外感风寒而设，故其传法与温疫自是迥别[2]。嗣后论之者纷纷，不止数十家，皆以伤寒为辞，其于温疫证，则甚略之。是以业医者，所记所诵，连篇累牍[3]，俱系伤寒，及其临证，悉见温疫[4]，求其真伤寒百无一二。不知屠龙之艺[5]虽成而无所施，未免指鹿为马[6]矣。余初按诸家咸谓：春、夏、秋皆是温病，而伤寒必在冬时。然历年较之，温疫四时皆有。及究伤寒，每至严寒，虽有头疼身痛，恶寒无汗，发热，总似太阳证，至六七日失治，未尝传经。每用发散之剂，一汗而解。间有不药亦自解者，并未尝因失汗以致发黄、谵语[7]、狂乱、胎刺[8]等证。此皆感冒肤浅之病，非真伤寒也。伤寒、感冒，均系风寒，不无轻重之殊。究竟感冒居多，伤寒稀有。况温疫与伤寒，感受有霄壤之隔。今鹿马攸分，益见伤寒世所绝少。仲景以伤寒为急病，仓卒失治，多致伤生，因立论以济天下后世，用心可谓仁矣。然伤寒与温疫，均急病也，以病之少者，尚谆谆告世。至于温疫多于伤寒百倍，安忍反置勿论？或谓温疫之证，仲景原别有方论，历年既久，兵火湮没。即《伤寒论》乃称散亡之余，王叔和立方造论，谬称全书。温疫之论，未必不由散亡也明矣。崇祯辛巳，疫气流行，山东、浙省、南北两直[9]，感者尤多。至五六月益甚，或至阖门[10]传染。始发之际，时师误以伤寒法治之，未尝见其不殆[11]也。或病家误听七日当自愈，不尔，十四日必瘳[12]，因而失治，有不及期而死者；或有妄用峻剂，攻补失叙[13]而死者；或遇医家见解不到，心疑胆怯，以急病用缓药，虽不即受其害，然迁延而致死比比皆是。所感轻者，尚获侥幸；感之重者，更加失治，枉死不可胜记。嗟乎！守古法不合今病，以今病简[14]古书，原无明论。是以投剂不效，医者彷徨无措，病者日近危笃。病愈急，投药愈乱，不死于病，乃死于医，不死于医，乃死于圣经之遗亡也。吁！千载以来，何生民不幸如此。余虽固陋，静心穷理，格其所感之气，所入之门，所受之处，及其传变之体，平日所用历验方法，详述于左[15]，以俟高明者正之。

　　　　　　　　　　时崇祯壬午仲秋姑苏洞庭吴有性书于淡淡斋

【注释】

[1]异气：一般是指具有强烈传染性的致病因子，相当于现代传染病学所说的病原体，如细菌、病毒、原虫等。文中还有"戾气""疠气""疫气"之称，与异气都具有同样意义。

[2]迥别：差别很大。

[3]连篇累牍：形容文辞冗长。

[4]温疫：是感受疫疠之邪而发生的多种急性传染病的统称，又称时疫。其特点是发病急剧，病情险恶，有强烈的传染性，易引起大流行或散在性流行。

[5]屠龙之艺：杀龙的技巧，喻虽然高超，但脱离实际而无处可用的技艺。语出《庄子·列御寇》："朱评漫学屠龙于支离益，殚千金之家，三年技成而无所用其巧。"

[6]指鹿为马：喻有意颠倒黑白，混淆是非。语出《史记·秦始皇本纪》："赵高欲为乱，恐群臣不听，乃先设验，持鹿献于二世，曰：马也。二世笑曰：丞相误邪？谓鹿为马。问左右，左右或默，或言马以阿顺赵高，或言鹿者。高因阴中诸言鹿者以法。"

[7]谵语：是指在高热神志不清的情况下胡言乱语的症状。

[8]胎刺：胎通"苔"，指舌苔。胎刺指舌苔干燥起刺。

[9]南北两直：南直隶是南京及附近府和直隶州的统称；北直隶则是京师及附近府和直隶州的统称。为今河北、江苏等省。

[10]阖门：全家全户。

[11]殆：病情危重。

[12]瘳：病愈。

[13]叙：通"序"。

[14]简：检阅，查验之意。

[15]左：古书均为直排版，行列自右至左，故下文为左，上文为右。现都为横排版，"左"应作"下"，"右"应作"上"理解。

【按语】

这是吴有性为《温疫论》写的自序，表达了自己写作《温疫论》的目的和学术思想。吴有性生活时代正值明末战乱，饥荒流行，疫病肆虐。在明末崇祯十四年（1641年），山东、河南、河北、浙江等地温疫流行，患者甚多，甚至延及全家。由于医家当时用一般治疗外感病的方法，或用治伤寒的方法治疗，或妄用峻补祛邪之剂，往往无效。吴有性深感拘泥于古法已经无法产生效用，为改变局面，他通过细致入微的观察，又翻阅大量医学文献，指出张仲景的伤寒方论固然经典，但只是"为外感风寒而设"，针对的是以伤风感冒为主的疾病。而温疫病与其他一般外感病在病原、病机、传染途径、受病的部位、传变方式及有效治法等方面，都有明显的不同，并不是感受风、寒、暑、湿所造成的。他指出温疫的发病是因为感受一种异气（或称戾气、疠气、疫气），温疫"其传有九"，与伤寒六经传变截然不同，创立"戾气学说"。他认识到温疫一年四季均可发生，并非只限于春、夏、秋三个季节，治疗上，不能墨守旧的观念和方法去处理温疫病，明确指出"守古法不合今病，以今病简古书，原无明论"，乃集"平日所用历验方法"，撰为《温疫论》一书，为温病学说的形成和发展奠定了基础。吴有性这些独特的见解，对后世传染病学的发展作出重大贡献。

吴有性很重视实践，主张学以致用，反对"屠龙之艺虽成而无所施"的理论脱离实际的现象。他根据自己的临床经验，认为"温疫多于伤寒百倍""真伤寒百无一二"，应该重视对温疫病的研究，以补前人之不足，这就是他写这本书的目的。然而，限于当时的哲学思想、自然科学知识及吴有性本人的认识水平，序言中有些提法是不够妥当的。例如他认为《伤寒论》"为外感风寒而设"，这是片面的。

第二节　《温疫论·原病》

【原文】

病疫之由，昔以为非其时有其气，春应温而反大寒，夏应热而反大凉，秋应凉而反大热，冬应寒而反大温，得非时之气，长幼之病相似以为疫。余论则不然。夫寒热温凉，乃四时之常，因风雨阴晴，稍为损益。假令秋热必多晴，春寒因多雨，较之亦天地之常事，未必多疫也。伤寒与中暑，感天地之常气[1]，疫者感天地之疠气。在岁有多寡，在方隅有厚薄，在四时有盛衰。此气之来，无论老少强弱，触之者即病。邪自口鼻而入，则其所客，内不在脏腑，外不在经络，舍于伏脊[2]之内，去表不远，附近于胃，乃表里之分界，是为半表半里，即《针经》[3]所谓横连膜原[4]是也。胃为十二经之海，十二经皆都会于胃，故胃气能敷布于十二经中，而荣养百骸、毫发之间，弥所不贯。凡邪在经为表，在胃为里。今邪在膜原者，正当经胃交关之所，故为半表半里。其热淫之气，浮越于某经，即能显某经之证。如浮越于太阳，则有头项痛、腰痛如折；如浮越于阳明，则有目痛、眉棱骨痛、鼻干；如浮越于少阳，则有胁痛、耳聋、寒热、呕而口苦。大概观之，邪越太阳居多，阳明次之，少阳又其次也。邪之所着，有天受，有传染，所感虽殊，其病则一。凡人口鼻之气，通乎天气[5]，本气充满，邪不易入，本气适逢亏欠，呼吸之间，外邪因而乘之。昔有三人，冒雾早行，空腹者死，饮酒者病，饱食者不病。疫邪所着，又何异耶？若其年气来盛厉，不论强弱，正气稍衰者，触之即病，则又不拘于此矣。其感之深者，中而即发；感之浅者，邪不胜正，未能顿发，或遇饥饱劳碌，忧思气怒，正气被伤，邪气始得张溢，营卫运行之机，乃为之阻，吾身之阳气，因而屈曲，故为病热。其始也，格阳[6]于内，不及于表，故先凛凛恶寒，甚则四肢厥逆。阳气渐积，郁极而通，则厥回而中外皆热。至是但热而不恶寒者，因其阳气之周也。此际应有汗，或反无汗者，存乎邪结之轻重也。即便有汗，乃肌表之汗，若外感在经之邪，一汗而解。今邪在半表半里，表虽有汗，徒损真气，邪气深伏，何能得解？必俟其伏邪渐退，表气潜行于内，乃作大战，精气自内由膜中以达表，振战止而复热。此时表里相通，故大汗淋漓，衣被湿透，邪从汗解，此名战汗。当即脉静身凉，神清气爽，划然[7]而愈。然有自汗而解者，但出表为顺，即不药亦自愈也。伏邪未退，所有之汗，止得卫气渐通，热亦暂减，逾时复热。午后潮热者，至是郁甚，阳气与时消息[8]也；自后加热而不恶寒者，阳气之积也；其恶寒或微或甚，因其人之阳气盛衰也；其发热或久或不久，或昼夜纯热，或黎明稍减，因其感邪之轻重也。疫邪与疟仿佛，但疟不传胃，惟疫乃传胃。始则皆先凛凛恶寒，既而发热，又非若伤寒发热而兼恶寒也。至于伏邪[9]动作，方有变证，其变或从外解，或从内陷。从外解者顺，从内陷者逆。更有表里先后不同：有先表而后里者，有先里而后表者，有但表而不里者，有但里而不表者，有表里偏胜者，有表里分传者，有表而再表者，有里而再里者，有表里分传而又分传者。从外解者，或发斑，或战汗、狂汗、自汗、盗汗；从内陷者，胸膈痞闷，心下[10]胀满，或腹中痛，或燥结便秘，或热结旁流[11]，或协热下利[12]，或呕吐、恶心、谵语、舌黄、舌黑、苔刺等证。因证而知变，因变而知治。此言其大略，详见脉证治法诸条。

【注释】

[1] 常气：指自然界一年四季风、寒、暑、湿、燥、火六种气候的正常变化。吴有性认为这种常气，不是温疫病的致病原因。

[2] 伏脊：又称"伏膂""夹脊"，指脊柱两旁的部位。脊，脊柱骨；膂，脊柱骨及其两旁的统称。

[3]《针经》：一般认为指《灵枢》。

[4] 膜原：同募原。后世医家有的解释为肠之脂膜，有的认为是胸膜与膈肌之间的部位，说法尚未统一，本书指半表半里。语出《素问·疟论》："邪气内薄于五脏，横连膜原。"

[5] 天气：即自然界的气体，通于天气，是说人的口鼻与外界的空气相交通。

[6] 格阳：指阳气被格阻，不能外达于肌表的病理变化。

[7] 划然：界限分明的意思。

［8］阳气与时消息：指阳气的运行，随着时间变化而有所变化。《内经》有日中而阳气隆盛，日西而阳气衰退的说法。

［9］伏邪：指舍于膜原之邪，与伏气温病之伏邪概念不同。

［10］心下：指上腹部胃脘的部位。

［11］热结旁流：阳明腑实证的另一种表现，症见大便燥结不通，但有时泻出黄臭的粪水，而不见结块的燥粪，同时伴有发热、腹硬满等表现。

［12］协热下利：既有恶寒发热的表证，又兼有腹泻的里证。出自张仲景《伤寒论》中的一种病证名，指表热入里而致泄泻。

【按语】

《原病》一篇是吴有性为《温疫论》写的总论。原，最初、本原，此处意为推究，即推求疫病的根本。本篇着重讨论了温疫的病因，明确提出温疫是感受了疠气而发病。病邪初犯于膜原，传染途径是从口鼻而入，温疫是否发生与人体正气的强弱有关。同时还讨论了温疫的临床表现、病变机制及传变方式，并涉及了温疫病的预后判断及与其他某些外感热病的鉴别等。本节的内容并不限于病原，而是全面简要地介绍了温疫病的特点。

温疫的病因，过去认为是"非时之气"，认为春时应暖而反大寒，夏时应热而反大凉，秋时应凉而反大热，冬时应寒而反大温，这是非其时而有其气，人们受到反常气候的影响，不论老少患病的表现都相似，就把这种病叫作疫病。吴有性则认为"非时之气"属天地间常事，未必都发为疫病。经过长期研究，他提出疫病的原因为"感天地之疠气"，并提出了疠气致病的周期性、地域性、季节性，即疫病的流行每年有程度轻重之分，不同地区发病多少亦有区别，各个季节的发病情况亦有差异。同时指出人群对疫气的易感性，即"无论老少强弱，触之者即病"。从病因学方面将温疫与一般外感病区别开来，并与伤寒病加以区分，突破了六气致病的传统观点，提出了新的传染病病原观点。这些观点已被西医学、微生物学所证实，是吴有性对温病学的一大贡献。

吴有性指出温疫的发病与伤寒、中暑有别，温疫之邪由口鼻而入，侵袭人体则伏于膜原。其中"天受"者为感受天地间之疫气，"传染"者为感受病疫者的疫气。吴有性提出疫病之发生还与正气不足有关，即"本气充满，邪不易入，本气适逢亏欠，呼吸之间，外邪因而乘之"。但有时疫气的性质也可起到主导作用，即疫气"盛厉"时，"不论强弱，正气稍衰者，触之即病"，说明疫病的发生不能拘执"正气存内，邪不可干"，也说明在疾病的发生上，外因有时也可起到决定性的作用。

吴有性提出温疫初起"邪伏膜原"，这里所说的膜原是一个病机概念，即"半表半里"。即疫病初起时既不是邪犯皮毛的太阳证，又没有明显的脏腑病变表现，故属半表半里，然而又与《伤寒论》小柴胡汤证之半表半里不同，故借《内经》中膜原之名而称为邪伏膜原，这为其阐发疫邪九传学说和阐明达原饮的治疗思想奠立了基础。

温疫病的传变，因感邪有轻重，伏匿有深浅，禀赋有强弱，气血有虚实，故有表里先后之不同，归纳为"九传"，即初起邪伏膜原，其邪热可以出现三阳经的表证；如伏邪不退而向里传变，则有各种里证出现。对于疫病之预后，吴有性提出"从外解者顺，从内陷者逆"，总结了"外解"与"内陷"的各种临床表现。但吴有性所说的"顺逆"各种临床表现并不是绝对的。以发斑而言，并非所有疫病见斑均为顺象，或不发斑就非顺象；以汗出而言，自汗淋漓而肢楚、脉微者当注意有无亡脱之变，不能均视为顺象；以胸膈痞闷、心下胀满、便秘、下利等症状而言，也并非皆属逆象。所以顺逆的判断必须结合全身表现进行综合分析。"九传"皆不离表里，这也是他受仲景学说影响的一面。九传现象的多样性，与伤寒病的"太阳六传"一样，既反映了不同人体对同一种病抗病反应的区别，也从侧面反映出吴有性所说的瘟疫，包括了西医学的多种传染病，病种不同，传变也不会一样。

吴有性提出疫病与伤寒的鉴别，在于伤寒初起邪在表，症见发热恶寒，可以一汗而解；疫病初起邪在半表半里，寒热之势起伏，即使自汗而不得解，必待战汗后而解。至于疫病初起与疟相似，但疟病不传胃，不会出现胃热亢盛或胃热结，而疫邪不解必传入胃。此外，吴有性关于发斑、战汗、苔黑、苔刺的论述，深受后世医家的重视，叶桂《温热论》就吸收了他的理论精华。

第三节 《温疫论·杂气论》

【原文】

日月星辰，天之有象可睹；水火土石，地之有形可求；昆虫草木，动植之物可见；寒热温凉，四时之气往来可觉。至于山岚瘴气，岭南毒雾[1]，咸得地之浊气，犹或可察。而惟天地之杂气，种种不一，亦犹天之有日月星辰，地之有水火土石，气交之中有昆虫草木之不一也。草木有野葛、巴豆，星辰有罗、计、荧惑[2]，昆虫有毒蛇、猛兽，土石有雄、硫、硇、信[3]，万物各有善恶不等，是知杂气之毒有优劣也。然气无所可求，无象可见，况无声复无臭，何能得睹得闻？人恶得而知气？又恶得而知其气之不一也？是气也，其来无时，其着无方，众人有触之者，各随其气而为诸病焉。其为病也，或时众人发颐；或时众人头面浮肿，俗名为大头瘟是也；或时众人咽痛；或时音哑，俗名为是虾蟆瘟是也；或时众人疟痢；或为痹气；或为痘疮，或为斑疹；或为疮疥疔肿[4]；或时众人目赤肿痛；或时众人呕血暴下，俗名为瓜瓤瘟、探头瘟是也；或时众人瘿疬，俗名为疙瘩瘟是也。为病种种，难以枚举。大约病偏于一方，延门阖户，众人相同者，皆时行之气，即杂气为病也。为病种种，是知气之不一也。盖当时适有某气专入某脏腑、某经络，专发为某病，故众人之病相同，是知气之不一，非关脏腑经络或为之证也。夫病不可以年岁四时为拘，盖非五运六气所即定者，是知气之所至无时也。或发于城市，或发于村落，他处安然无有，是知气之所着无方也。疫气者亦杂气中之一，但有甚于他气，故为病颇重，因名之疠气。虽有多寡不同，然无岁不有。至于瓜瓤瘟、疙瘩瘟，缓者朝发夕死，急者顷刻而亡，此在诸疫之最重者。幸而几百年来罕有之证，不可以常疫并论也。至于发颐、咽痛、目赤、斑疹之类，其时村落中偶有一二人，所患者虽不与众人等，然考其证，甚合某年某处众人所患之病，纤悉相同，治法无异。此即当年之杂气，但目今所钟不厚，所患者稀少耳。此又不可以众人无有，断为非杂气也。况杂气为病最多，然举世皆误认为六气。假如误认为风者，如大麻风、鹤膝风、痛风、历节风、老人中风、肠风[5]、疠风[6]、痛风之类，概用风药，未尝一效，实非风也，皆杂气为病耳。至又误认为火者，如疔疮发背、痈疽肿毒、气毒流注、流火丹毒，与夫发斑、痘疹之类，以为痛痒疮疡皆属心火，投芩、连、栀、柏未尝一效，实非火也，亦杂气之所为耳。至于误认为暑者，如霍乱、吐泻、疟、痢、暴注、腹痛、绞肠痧之类，皆误认为暑，因作暑证治之，未尝一效，与暑何与焉！至于一切杂证，无因而生者，并皆杂气所成。从古未闻者何耶？盖因诸气来而不知，感而不觉，惟向风寒暑湿所见之气求之，是舍无声无臭、不睹不闻之气推察。既错认病原，未免误投他药。《大易》[7]所谓：或系之牛，行人之得，邑人之灾也。刘河间作《原病式》[8]，盖祖五运六气，百病皆原于风寒暑湿燥火，是无出此六气为病。实不知杂气为病更多于六气为病者百倍，不知六气有限，现在可测，杂气无穷，茫然不可测也。专务六气，不言杂气，焉能包括天下之病欤！

【注释】

[1] 岭南毒雾：岭南，指五岭以南地区，气候潮湿多雾。古人认为此处发生的传染病与雾气有关，故称为岭南毒雾。

[2] 罗、计、荧惑：星辰的古名。罗即罗睺星，计即计都星，荧惑即火星之别名。

[3] 雄、硫、硇、信：即雄黄、硫黄、硇砂、信石（砒石）四种矿物。

[4] 胕：足肿。

[5] 肠风：肠中出血，血色鲜红的疾病。

[6] 疠风：通"癞"，即麻风。

[7]《大易》：即《周易》，俗称《易经》。所引之句出自《周易·无妄》。

[8]《原病式》：即《素问玄机原病式》。

【按语】

本篇论述了温疫病的病因学——杂气学说，包括杂气的概念、特性等，是吴有性学术思想的重要组成部分。"杂气"是各种温疫病致病因素的总称，温疫病有许多种，是感受了不同邪气所致，故称为"杂气"。这一病因理论的提出是对传统中医外感病病因学说的重大发展。限于当时的历史条件，吴有性对疫疠之气的认识，不可能像现在那样认识到是细菌、病毒感染，但他已经提出疫疠之气"无形可见，无象可见，无声复无臭"，并将其中毒气较大、为病颇重的称为疠气。

吴有性提出杂气具有物质性。杂气既然是气，就是一种物质，是与六气无关、天地间别有的一种致病物质，将疫病之气说成是一种不可见的微小物质，突破了六气致病的传统观点，是对传统中医病因学的一个突破。气候因素对外感病的发生、发展可以有一定的影响，但毕竟是诱因和条件，而不是致病的主因。

吴有性认为戾气具有传染性和流行性。他指出："此气之来，无论老少强弱，触之者即病。"但"毒气所钟有厚薄"，根据戾气毒性的强弱又有大流行和散在发病的不同表现形式。大流行者，"其年疫气盛行，所患者重，最能传染"，戾气所感染之处，"延门合户，众人相同"。另一种形式是散发性，"其时村落中偶有一二人所患者虽不与众人等，然考其证，甚合某年某处众人所患之病纤悉相同，治法无异，此即当年之杂气，但目今所钟不厚，所患者稀少耳"。

吴有性还提出疫疬之气致病有病种特异性的。根据发病症状的种种不同，指出一种疫疬之气只能导致某一种疾病，不同的疫疬之气引起的疾病各不相同，即"为病各种，是知气之不一也""众人触之者，各随其气而为诸病矣"。疫疬之气伤人，还有其病位的特异性，"盖当其时，适有某气专入某脏腑经络，专发为某病"，即邪气侵入人体后，可以有选择地侵袭人体某一脏腑经络而发病，不同的邪气对脏腑经络具有特异的定位，可导致不同的脏腑经络发生病变。

吴有性还提出杂气还有优劣之分。"气交之中，万物各有善恶，是杂气亦有优劣也"，即杂气致病作用有强弱之不同，因此，人得病才有轻重之别。这些特性的提出与现代传染病学对病原微生物性质的论述高度吻合，在尚无显微镜技术的情况下，这是非常不容易的。

第四节 《温疫论·论气所伤不同》

【原文】

所谓杂气者，虽曰天地之气，实由方土之气也。盖其气从地而起，有是气则有是病。譬如所言天地生万物，然亦由方土之产也。但植物藉雨露而滋生，动物藉饮食而颐养。盖先有是气，然后有是物。推而广之，有无限之气，因有无限之物也。但二五之精[1]，未免生克制化，是以万物各有宜忌，宜者益而忌者损，损者制也。故万物各有所制，如猫制鼠，如鼠制象之类[2]。既知以物制物，即知以气制物矣。以气制物者，蟹得雾则死，枣得雾则枯之类。此有形之气，动植之物皆为所制也。至于无形之气，偏中于动物者，如牛瘟、羊瘟、鸡瘟、鸭瘟，岂但人疫而已哉？然牛病而羊不病，鸡病而鸭不病，人病而禽兽不病，究其所伤不同，因其气各异也。知其气各异，故谓之杂气。夫物者，气之化也[3]；气者，物之变也[4]。气即是物，物即是气，知气可以知物，则知物之可以制气矣。夫物之可以制气者，药物也。如蜒蚰[5]解蜈蚣之毒，猫肉治鼠瘘[6]之溃。此受物气之为病，是以物之气制物之气，犹或可测。至于受无形杂气为病，莫知何物之能制矣。惟其不知何物之能制，故勉用汗、吐、下三法以决之。嗟乎！即三法且不能尽善，况乃知物乎？能知以物制气，一病只有一药[7]之到病已，不烦君臣佐使[8]品味加减之劳矣！

【注释】

[1] 二五之精：二指阴阳，五指五行。二五之精即指阴阳五行学说之精华。

[2] 如鼠制象之类：就像老鼠制住大象之类的事情。传说老鼠钻到大象的耳朵里，制服了大象。

[3] 物者，气之化也：物质是由精气变化而产生的，古人称之为有生于无，无生于有，"有无相生"。

[4] 气者，物之变也：气是由物变化之后产生的。

[5] 蜒蚰：即蛞蝓，腹足纲，蛞蝓科。形状似去壳的蜗牛。

[6] 鼠瘘：即瘰疬病，溃后成瘘管，类似颈淋巴结结核破溃形成瘘管。

[7] 一病只有一药：一种瘟疫病只使用一种药物治疗，也就是专病专药，特效药。

[8] 不烦君臣佐使：不用繁琐地使用由君、臣、佐、使组成的复杂处方。《素问·至真要大论》云："君一臣二，制之小也；君一臣三佐五，制之中也；君一臣三佐九，制之大也。"

【按语】

本篇论述了杂气的物质性和杂气致病的种属选择性，也就是现代所说的"种属感受性"或"种属免疫性"。

吴有性认为，杂气是物质的，尽管它"非风非寒，非暑非湿"，难以纳入传统的中医体系之中，但并不是虚无缥缈的东西，而是实实在在的物质，所以可用药物"制气"，达到治疗疾病的目的。在对杂气物质认识的基础上，更可贵的是提出了可以用专药来治疗温疫病以制杂气，即"一病只有一药之到病已"。这种专方专药治疗某一种疾病的思想也是温疫学派的重要学术特点，如余师愚治疫疹以清瘟败毒饮为主，杨栗山治温疫多用升降散加减等。寻求特效药物或药物的有效成分是中医治疗感染性疾病的一条重要途径，如青蒿素治疗疟疾就是成功的一例。但强调特效方、药，并不能放弃中医辨证施治，在辨证论治的基础上再运用特效的专方专药，则更能提高临床疗效。

吴有性还认识到杂气致病具有偏性。一是病种和病位的特异性：吴有性认为戾气的种类不同，侵损人体的脏器和部位也不同，因此所引起的疫病也不尽相同。"为病种种是知气之不一也""盖当其时，适有某气专入某脏腑经络，专发为某病"。二是物种特异性：吴有性观察到人类的疫病与禽兽的瘟疫所感的戾气不尽相同，"至于无形之气，偏中于动物者，如牛瘟、羊瘟、鸡瘟、鸭瘟，岂当人疫而已哉？然牛病而羊不病，鸡病而鸭不病，人病而禽兽不病，究其所伤不同，因其气各异也"。

第十六章 李中梓《医宗必读》 ▷▷▷▷

　　李中梓（1588—1655），字士材，号念莪，又号尽凡居士，云间（又称华亭，今属上海市松江）人，明末清初医学家。著有《内经知要》《药性解》《医宗必读》《伤寒括要》《本草通玄》《病机沙篆》《诊家正眼》《删补颐生微论》《李中梓医案》等书。《医宗必读》是一部汇集医理、药学、方书、证候诊治与病案的临床医学综合性著作。全书共10卷，卷一录有14篇医论，并附骨度、脏腑图；卷二为脉诊及色诊；卷三、卷四为本草征要，其以《本草纲目》为据，"删繁去复，独存精要，采集名论，窃附管窥，详加注释"；卷五论伤寒，他认为"伤寒，邪气惨毒，头绪繁多，小有不当，同于操刃"，其所编则"简要详明，方法大备"；卷六至卷十列述内科常见病证，分析病机则以《内经》为据，并博引历代名医之论，同时参以己见，间附医案，各证选方堪称切当，全书理论联系实际，一经问世极受医家推崇，被师带徒者奉为学习中医必读的入门书。

第一节 《医宗必读·肾为先天本脾为后天本论》

【原文】

　　经曰：治病必求于本。本之为言，根也，源也。世未有无源之流，无根之木。澄其源而流自清，灌其根而枝乃茂，自然之经也。故善为医者，必责根本。而本有先天、后天之辨。先天之本在肾，肾应北方之水，水为天一之源；后天之本在脾，脾为中宫之土，土为万物之母。

　　肾何以为先天之本？盖婴儿未成，先结胞胎，其象中空，一茎透起，形如莲蕊。一茎即脐带，莲蕊即两肾也，而命寓焉。水生木而后肝成，木生火而后心成，火生土而后脾成，土生金而后肺成。五脏既成，六腑随之，四肢乃具，百骸乃全。《仙经》[1]曰：借问如何是玄牝[2]？婴儿初生先两肾。未有此身，先有两肾，故肾为脏腑之本，十二脉之根，呼吸之本，三焦之源，而人资之以为始者也。故曰先天之本在肾。脾何以为后天之本？盖婴儿既生，一日不再食则饥，七日不食，则肠胃涸绝而死。经云：安谷则昌，绝谷则亡。犹兵家之饷道也。饷道一绝，万众立散；胃气一败，百药难施。一有此身，必资谷气。谷入于胃，洒陈于六腑而气至，和调于五脏而血生，而人资之以为生者也。故曰后天之本在脾。

　　上古圣人见肾为先天之本，故著之脉曰：人之有尺，犹树之有根。枝叶虽枯槁，根本将自生。见脾胃为后天之本，故著之脉曰：有胃气则生，无胃气则死。所以伤寒必诊太溪[3]，以察肾气之盛衰；必诊冲阳[4]，以察胃气之有无。两脉既在，他脉可弗问也。治先天根本，则有水火之分。水不足者，用六味丸壮水之主，以制阳光；火不足者，用八味丸益火之源，以消阴翳。治后天根本，则有饮食劳倦之分。饮食伤者，枳术丸[5]主之；劳倦伤者，补中益气主之。每见立斋治症，多用前方，不知者妄议其偏，惟明于求本之说，而后可以窥立斋之微耳。王应震曰：见痰休治痰，见血休治血，无汗不发汗，有热莫攻热，喘生毋耗气，精遗勿涩泄，明得个中趣，方是医中杰。此真知本之言矣。

【注释】

[1]《仙经》：引证解释为道教经典。

[2] 玄牝（pìn）：玄，《说文解字》解释为"幽远"也。牝，《说文解字》注为"畜母"也。玄牝，道教及修真术语。出《道德经·第六章》："谷神不死，是谓玄牝。玄牝之门，是谓天地根，绵绵若存，用之不勤。"具体所指其说非一，有天与地、鼻与口、上与下、父精与母血和肾、元神、黄庭中丹田、心之左右二窍等诸说。此处指先天肾而言。

[3] 太溪：人体穴位之一，属足少阴肾经，原穴。在足内侧，内踝后方，当内踝尖与跟腱之间的凹陷处。

[4] 冲阳：人体穴位之一，属足阳明胃经，原穴。在足背最高处，当拇长伸肌腱与趾长伸肌腱之间，足背动脉搏动处。

[5] 枳术丸：方剂名，出自《内外伤辨惑论》，化裁仲景枳术汤而来，治疗饮食所伤，脾胃虚弱，脘腹痞满。

【按语】

脾肾学说始于《内经》，盛于金元，历代医家众说纷纭，各有所重。李中梓宗《内经》之旨，博采诸家之长而不偏不倚。他认为经典中所论治病必求于本，"本"的意思是根源，世上没有无源之流、无根之木，所以医术高超之人，必然重视根本。而所谓"本"又有先天、后天的不同。先天之本在肾，肾应北方之水，水为天一之源。在五行学说中，五行配五个方位，分别为北对水，南对火，东对木，西对金，中对土。因此，结合河图，在同方位与数字相结合后，就有了一水、六水、二火、七火、三木、八木、四金、九金、五土、十土。更进一步，天属阳，地属阴，奇数属阳，偶数属阴，与上面的结论配合起来，则有：天一对水，地六对水；地二对火，天七对火；天三对木，地八对木；地四对金，天九对金；天五对土，地十对土。故李中梓言"肾应北方之水，水为天一之源"，以说明先天根本在肾。其再言后天根本，认为后天之本在脾，脾为中宫之土，土为万物之母。因天一生水，地六成之，六是成数，五之后方言六，而五对应的是土，故言土为万物之母。

肾为什么是先天之本？从婴儿还未形成之时，先结成胞胎，他的样子是中空的，而有一根主干显露出来，形状就像莲蕊。这根主干就是脐带，莲蕊即是两肾，而生命寄托于此。古代医家善用取类比象的思维去认识人体，其实是中医物质观的体现，李中梓也不例外，其将抽象的胞胎形成的过程，用具象的莲蕊的样子表述，之后又将五行与脏腑联系，言水生木而后肝成，木生火而后心成，火生土而后脾成，土生金而后肺成。五行如环无端，而因肾的重要性，水便成了五行之源。五脏已经长成，六腑随之产生，四肢百骸于是出现。正如《仙经》中指出：什么才是万物的本源？婴儿最初起先有两肾。还未长全身体，先有两肾，所以肾是脏腑、十二脉、呼吸及三焦的根本，肾是生命的本源，所以说先天的根本在肾。这与明代时期孙一奎、赵献可等医家论述的命门理论相合。孙一奎在《医旨绪余·命门图说》中遵从《难经》"肾间动气者，人之生命，五脏六腑之本，十二经脉之根，呼吸之门，三焦之源"；赵献可在《医贯·主客辨疑》中同样指出命门之火为"五脏六腑之本，十二经之源，呼吸之门，三焦之根"；李中梓将之前医者所述的命门功能转接到了两肾，实有所发挥。

为什么脾是后天之本？婴儿刚刚出生，一天不进食就会感到饥饿，七天不进食，则肠胃枯竭导致死亡。所谓："安谷则昌，绝谷则亡。"就像是打仗时部队运送军粮的道路，道路一断，军队立刻溃败；胃气一旦衰败，所有的药物都难以救治。一旦身体长成，一定要依赖谷气。饮食进入胃，洒陈于六腑而生成气，和调于五脏而生成血，而人凭借着谷气生成的气血生存。所以说后天之本在脾。

李中梓指出，上古圣人观察到肾为先天之本，反映在脉学上，即如人的尺脉，就像是树根，枝叶即使枯槁，只要根本尚在，枝叶就还有生长的希望。脾胃为后天之本，反映在脉学上，即有胃气则生，无胃气则死。所以辨治伤寒反对按手不及足，需诊太溪，用以察肾气的盛衰；必诊冲阳，用以察胃气的有无。因为太溪和冲阳是足少阴肾经与足阳明胃经的原穴，这两个脉尚能摸到，可以推断先后天根本尚在，再诊其他脉才有意义。

具体到治疗，用药取历代补益脾肾之经方、名方，脾肾并重。治先天根本，有水火之分。肾水不足，以六味丸壮水之主以制阳光；命火不足，以八味丸益火之源以消阴翳，以此调节阴阳平衡。治后天根本，又有饮食与劳倦之分。饮食不节，可用枳术丸；劳倦过度，可用补中益气汤。薛立斋治病，多用补中益气汤、六味丸、八味丸等，不懂得其中之意的人总会误解其用药偏颇，只有明白治病求本的观点，而后才能窥见薛立斋的用药精妙之处。清代医家王应震谓：见到痰证，不能只用祛痰的方法，要看痰是怎么产生的；见到血证，不能一味止血，要考虑为什么会出血；患者无汗，不能强迫其出汗，要揣摩其无汗的真正原因；患者发热，不能只用清热的方法，要看透其发热的根本；喘证不能一味止喘而耗气，要探求其喘的病因；遗精不能只用止涩的办法，如果有邪气，也会闭门留寇。

第二节 《医宗必读·乙癸同源论》

【原文】

古称乙癸同源，肾肝同治，其说为何？盖火分君相，君火者，居乎上而主静；相火者，处乎下而主动。君火惟一，心主是也；相火有二，乃肾与肝。肾应北方壬癸，于卦为坎，于象为龙；龙潜海底，龙起而火随之。肝应东方甲乙，于卦为震，于象为雷；雷藏泽中，雷起而火随之。泽也，海也，莫非水也，莫非下也，故曰乙癸同源。东方之木，无虚不可补，补肾即所以补肝；北方之水，无实不可泻，泻肝即所以泻肾。至乎春升，龙不现则雷无声，及其秋降，雨未收则龙不藏。但使龙归海底，必无迅发之雷；但使雷藏泽中，必无飞腾之龙，故曰肾肝同治。

余于是而申其说焉。东方者，天地之春也，勾萌甲坼[1]，气满乾坤。在人为怒，怒则气上而居七情之升；在天为风，风则气鼓为百病之长。怒而补之，将逆而有壅绝之忧；风而补之，将满而有胀闷之患矣。北方者，天地之冬也，草黄木落，六宇萧条。在人为恐，恐则气下而居七情之降；在天为寒，寒则气惨而为万象之衰。恐而泻之，将怯而有颠仆之虞[2]；寒而泻之，将空而有涸竭之害矣。然木既无虚，又言补肝者，肝气不可犯，肝血自当养也。血不足者濡之，水之属也。壮水之源，木赖以荣。水既无实，又言泻肾者，肾阴不可亏，而肾气不可亢也。气有余者伐之，木之属也。伐木之干，水赖以安。夫一补一泻，气血攸分；即泻即补，水木同府。总之，相火易上，身中所苦，泻木所以降气，补水所以制火。气即火，火即气，同物而异名也。故知气有余便是火者，愈知乙癸同源之说矣。

【注释】

[1] 勾萌甲坼：意指春天种子开裂，草木发芽生长。勾萌，草木发芽生长。《隋书·音乐志下》载："勾萌既申，芟柞伊始。"甲，草木初生之荂子也。坼，裂开。

[2] 虞：忧虑，担忧。

【按语】

李中梓通晓《周易》之理，在此论中，他运用《周易》取象比类的方法，综合各家之言，探索肾、肝生理活动的规律，阐发"乙癸同源"的命题。他首先对自古所称的乙癸同源，即肾肝同治，有着明确的认识。李中梓先从君相之火的角度分论，先言君火，君火是心所主，心在上，主静，这些概念都是和相火相对而言的。相火寄于肝肾，与心火对应，故在下而主动。从相火寄于肾与肝来说明肝肾之间的联系，这与金元四大家集大成者的朱震亨主张的相火论一致。李中梓从肝肾所应方位及卦象和天干匹配关系，阐发肝肾同源即乙癸同源。后世不少医著中所说的"龙雷之火"，指的就是肾、肝的相火。李中梓将肾、肝两脏按北方和东方的位置，与坎、震两卦相配后，又从爻象入手，对卦象作了发挥。"东方之木，无虚不可补，补肾即所以补肝；北方之水，无实不可泻，泻肝即所以泻肾"，此言即李中梓对乙癸同源论如何应用于临床的精辟解释。李中梓十分重视五行思维，根据肝肾分别所应五行的木与水，结合其两者的子母关系，木虚则补水，水实则泻木，遵虚则补其母、实则泻其子的原则。

历代阐发此理，常用取象比类的方法，如自然界气温变更，天候转阴，雷雨交加的电光，因其在雨中出现，龙能兴雨，故称龙雷之火。春升秋降，龙雷相辅相成，使龙能归于海底，雷无所依则雷自停；使雷藏泽中，龙无所附则龙自潜，联系到人体即为肝肾同治理论。其进一步解释道：东方应天地之春，此时草木种子皮裂而萌芽，天地间生机盎然。肝主怒，怒在七情中主升，肝在天为风，风为百病之长。如果发怒用补益的方法去治疗，将会导致气机壅滞，风病再用补法，将会有胀闷的弊端。北方应天地之冬，此时草木凋落，天地间呈现一片萧条的景象。肾主恐，恐在七情中主降，肾在天为寒，一遇寒冷则万物衰败。恐惧再用泻法，会导致患者突然被吓昏而倒地；寒凉再用泻法，身体则更加空虚乃至被消耗殆尽。这是李中梓采用取类比象的方法说明肝无虚不能补，肾无实不可泻。但具体治法中仍会补肝泻肾，其实补肝不是补肝气，而是养肝血，血虚可以补血，血属阴，依赖肾精的化生，肝需要依赖血的濡养才能发挥正常生理功能；而泻肾者，因肾精不可亏损，但肾气不可过亢，如果气有余该用泻法，则不能伐肾，应该泻肝木，肾水才不会被火煎熬而得以安养。这里的补泻，要分气血，更要懂得肝肾之间的关系。总之，相火妄动上逆而导致的疾病，通过泻肝所以能降气，通过补水所以能制火，气与火是同物而异名也。能够懂得气有余便是火的道理，才能参透乙癸同源之说。

宋金元以来有关肝肾同治的认识，经李中梓的总结和阐释后日益深入人心，在临床实践中得到广泛运用。他所提出的益肾水所以补肝血、泻肝气所以祛肾邪的肝肾互治理论一直有效地指导着肝肾疾病的辨证论治。

第三节 《医宗必读·药性合四时论》

【原文】

尝论学者不极天人之奥，不窥性命之元，辄开口言医，何怪乎其以人为试乎？寒热温凉，一匕[1]之谬，覆水难收。始犹疗病，继则疗药，疗药之不能，而病尚可问哉？请以四时之气为喻。四时者，春温、夏热、秋凉、冬寒而已。故药性之温者，于时为春，所以生万物者也；药性之热者，于时为夏，所以长万物者也；药性之凉者，于时为秋，所以肃万物者也；药性之寒者，于时为冬，所以杀万物者也。夫元气不足者，须以甘温之剂补之，如阳春一至，生机勃勃也。元气不足而至于过极者，所谓大虚必夹寒，须以辛热之剂补之，如时际炎蒸，生气畅遂也。热气有余者，须以甘凉之剂清之，如秋凉一至，溽燔[2]如失也。邪气盛满而至于过极者，所谓高者抑之，须以苦寒之剂泻之，如时值隆冬，阳气潜藏也。故凡温热之剂，均以补虚；凉寒之剂，均以泻实。大抵元气既虚，但有秋冬肃杀之气，独少春夏生长之机。然虚则不免于热，医者但见有热，便以凉寒之剂投之，是病方肃杀，而医复肃杀之矣，其能久乎？此无他，未察于虚实之故耳。独不闻丹溪有云：实火可泻，芩连之属；虚火可补，参芪之属。但知有火而不分虚实，投治一差，何异于入井之人，而又下之石乎？丹溪主于补阴者也，而犹以参芪补虚人之火，人亦可以断然无疑矣。

今天下喜用寒凉，畏投温热，其故有二：一者守丹溪阳常有余之说，河间有寒无热之论耳。致《求正录》云：刘、朱之言不息，则轩岐之泽不彰，诚斯道之大魔，亦生民之厄运也。其言未免过激，然补偏救弊，为后学顶门下针，良有深心也。一者以寒凉之剂，即有差误，人多未觉，如阴柔小人在朝廷之上，国祚[3]已移，犹善弥缝。温热之剂，稍有不当，其非易见，如阳明君子，苟有过则人皆见之。致近代有激之言曰：吾为俗医计，与其用寒凉而误，彼此不知，杀人必多；不如用温热而误，彼此具见，尚可改图。斯言虽近于谩骂，实则照妖之明鉴也。

余考之《内经》曰：阴阳之要，阳密乃固。此言阳密则阴亦固，而所重在阳也。又曰：阳气者，若天与日，失其所则折寿而不彰，故天运当以日光明。此言天之运，人之命，俱以阳为本也。《仙经》云：阴气一分不尽则不仙，阳气一分不尽则不死。岂非阳主生，阴主死欤？伏羲作《易》，首制一画，此元阳之祖也。文王衍《易》六十四卦，皆以阳喻君子，阴喻小人，此言阳之德也。乾之象曰：大哉乾元，万物资始。此言阳为发育之首也。坤之初六曰：履霜坚冰至。此言阴长宜忧也。自古圣人，莫不喜阳而恶阴，今天下用药者反是，是欲使秋冬作生长之令，春夏为肃杀之时乎？则亦不思夫天人之故也已。

【注释】

[1] 一匕：又作一钱匕，古代量取散剂的器具。用汉代的五铢钱盛取药末至不散落者为一钱匕。此谓很少的药量。

[2] 溽（rù）燠：谓夏季暑湿郁蒸的气候。溽，潮湿；燠，焚烧。

[3] 国祚：帝位。

【按语】

李中梓著作中论及药物的有很多，不仅在综合性医书如《医宗必读》《删补颐生微论》中有相关论述，而且《本草通玄》《雷公炮制药性解》均为本草专著，可见李中梓对本草颇有研究。此篇为《医宗必读》卷一概论的内容，并未谈及药物的具体功效及应用，只论述药物与自然相应的关系，讨论药物的寒热属性，蕴含着重阳思想。

李中梓感叹学医之人，不能穷极天人的奥秘，不懂得生命的本源，就谈论医学，这样只能拿人的性命来试错。药性有寒热温凉，一点小的失误，往往就会导致难以挽回的差错。治病虽说是针对疾病，但医生看病时更要懂得如何正确认识和使用药物。李中梓善用天人相应的思维，将用药与四时相联系，用四时之气作为比喻，进一步阐明药物的属性。四时包括春温、夏热、秋凉、冬寒。药性属温的，就像春天，能使万物生发；药性属热的，就像夏天，能使万物生长；药性属凉的，就像秋天，能使万物凋零；药性属寒的，就像冬天，能使万物衰亡。元气不足的患者，需用甘温的药物补益，身体就像是春天到来，生机勃勃。元气极度虚弱的患者，因大虚必夹寒，需用辛热的药物补益，就像炎炎夏日，生机旺盛。热气有余，需用甘凉的药物清热，就像秋天一到，湿热消失了。邪气过度亢盛，就要抑制，需用苦寒的药物攻邪，就像隆冬季节，阳气潜藏在里。所以凡是温热的药物，均用来补益虚损；寒凉的药物，均用来攻逐实邪。元气虚损者，就像是秋冬枯萎凋零的状态，缺乏春夏生机勃勃的力量，但是虚损者又往往会表现有热象，医生不明原因，只看到热象，便用凉寒药物治疗，生命力本就虚弱，又用药使其更加虚弱，生命就不能久长。这就是没有仔细察觉疾病虚实的缘故。朱丹溪曾说："实火可泻，芩连之属；虚火可补，参芪之属。"学习丹溪的理论，只知道有火，又不能明辨虚实，对于虚损的患者，就是落井下石了。丹溪的理论的确以补阴为主，但也主张用参芪补益有热象的虚损患者，所以医生使用起来不应该有疑虑。

李中梓对当时用药弊端进行了较为透彻的分析。言当时医者喜用寒凉之药，不敢用温热之品，原因有二：一者受河间学派的影响，如朱震亨阳常有余之说，刘完素有热无寒之论。所以张介宾《求正录》指出此两家的理论不消失，则会严重影响中医理论的发展，也是生民的厄运。这种言论未免过激，但也是为补偏救弊，对后学起到警示作用，可谓用心良苦。另一个原因，用寒凉的药物，即使用药错误，人们也不容易察觉，就像阴柔小人在朝廷之上，国运已衰，仍会用所谓的善意谎言试图弥补。而用温热的药物，稍有不当，错误显而易见，就像阳明君子，只要有错大家都会发现。

《内经》曰："阴阳之要，阳密乃固。"此言阳密则阴亦固，而所重在阳也。又曰："阳气者，若天与日，失其所则折寿而不彰，故天运当以日光明。"李中梓总结了《内经》重阳思想，天运人命，都要以阳为根本。他又结合《仙经》所云"阴气一分不尽则不仙，阳气一分不尽则不死"，就是阳主生，阴主死。之后又溯本求源，以伏羲作《易》，文王衍《易》为例重申阳之重要性。因此感叹自古圣人喜阳而恶阴，而当时医生用药却与之相反，过用寒凉戕伐人体正气，是不懂得天地及生命之理！

第四节 《医宗必读·泄泻》

【原文】

《内经》之论泄泻，或言风，或言湿，或言热，或言寒，此明四气皆能为泄也。又言：清气在下，则生飧泄。此明脾虚下陷之泄也。统而论之，脾土强者，自能胜湿，无湿则不泄，故曰湿多成五泄。若土虚不能制湿，则风寒与热，皆得干之而为病。治法有九：一曰淡渗，使湿从小便而去，如农人治涝，导其下流，虽处卑监[1]，不忧巨浸。经云：治湿不利小便，非其治也。又云：在下者，引而竭之是也。一曰升提，气属于阳，性本上升，胃气注迫，辄尔下陷，升柴羌葛之类，鼓舞胃气上腾，则注下自止。又如地上淖泽，风之即干，故风药多燥，且湿为土病，风为木药，木可胜土，风亦胜湿，所谓下者举之是也。一曰清凉，热淫所至，暴注下迫，苦寒诸剂，用涤燔蒸，犹当溽暑伊郁之时，而商飚[2]飒然倏动，则炎熇如失矣，所谓热者清之是也。一曰疏利，痰凝气滞，食积水停，皆令人泻，随证祛逐，匆使稽留，经云：实者泻之，又云：通因通用是也。一曰甘缓，泻利不已，急而下趋，愈趋愈下，泄何由止？甘能缓中，善禁急速，且稼穑作甘，甘为土味，所谓急者缓之是也。一曰酸收，泻下有日，则气散而不收，无能统摄，注泄何时而已？酸之一味，能助收肃之权。经云散者收之是也。一曰燥脾，土德无惭，水邪不滥，故泻皆成于土湿，湿皆本于脾虚，仓廪得职，水谷善分，虚而不培，湿淫转甚。经云：虚者补之是也。一曰温肾，肾主二便，封藏之本，况虽属水，真阳寓焉。少火生气，火为土母，此火一衰，何以运行三焦，熟腐五谷乎？故积虚者必挟寒，脾虚者必补母。经曰：寒者温之是也。一曰固涩，注泄日久，幽门道滑，虽投温补，未克奏功，须行涩剂，则变化不愆，揆度合节，所谓滑者涩之是也。

夫此九者，治泻之大法，业无遗蕴。至如先后缓急之权，岂能预设？须临证之顷，圆机灵变，可以脐天下于寿域矣！

【注释】

[1] 卑监：五运主岁中，土运不及的名称。
[2] 商飙：指秋风。出自《三国演义》第三十九回："时当秋月，商飙徐起。"

【按语】

泄泻病是临床常见病，也是中医治疗领域具有独特优势的病种。李中梓认为风、湿、寒、热四气皆能致泄，其中以湿为主，即"无湿则不泄"，并认为"脾土强者自能胜湿"，总结了治泻九法，具有纲领性意义。

1. 淡渗 此即"利小便而实大便"之法，适用于湿滞泄泻，使湿从小便而去。泄泻来势急骤，水湿偏渗大肠，洞泄而下，唯有分利水湿，使之从前阴而出，泻方可平。此即"其下者，引而竭之"是也。常用方药如六一散、五苓散、四苓汤、五皮饮等。

2. 升提 适用于气虚下陷作泻。泄泻之病，不离脾胃，脾气下陷，则清浊不分。应"下者举之"。常用升麻、柴胡、羌活、葛根之类鼓舞胃气上腾，则注下自止。对于湿邪偏盛者多用升阳除湿汤，中气下陷者多用补中益气汤以益气升阳。

3. 清凉 适用于热淫湿邪或夏令暑湿蕴结肠胃，邪热交蒸，热迫肠道，津为热迫而下注，泻下急迫，泻而不爽，肛门灼热，粪色黄褐而臭，心中烦乱，口渴溲少，舌苔黄腻，脉滑数。"热者清之"，治宜清热化湿、厚肠止泻，常以葛根芩连汤、黄芩芍药汤、戊己丸加减。

4. 疏利 适用于痰凝、气滞、食积、水停损伤脾胃，致使运化失常，积滞内停而泄泻。治当祛痰、理气、消积、逐水，属"通因通用"之法。方选枳实导滞丸、枳术丸、香砂枳术丸等。

5. 甘缓 适用于泻下有急迫感。李中梓根据"甘能缓中""急则缓之"之义，常于方中加入甘药，取甘能缓中培土，以缓解之。

6. 酸收 适用于久泻中气耗散，气散而不收，无能统摄。而"酸之一味，能助收肃之权"。方如乌梅丸。此乃"散者收之"之义。

7. 燥脾 适用于脾为湿困而作泻。李中梓认为"泻皆成于土湿，湿皆本于脾虚"，故燥湿培土为治本之法。可选四君子汤、六君子汤、参苓白术散、平胃散等。

8. 温肾 适用于泄泻日久，损伤肾阳，或年老体衰，阳气不足，脾失温煦，运化失常，而致泄泻。肾虽属水，但真阳寓焉，火为土母，下元火衰，何以运行三焦，腐熟水谷？"久泻常属下元无火"，治宜温肾补阳、补火生土，方以四神丸、八味地黄丸等"寒者温之"。

9. 固涩　此法比酸收更进一步，适用于久泻滑脱，虽投温补，未克奏功，须行固涩。"滑者涩之"是也。方如赤石脂禹余粮丸等。

李中梓治泻九法贯穿在泄泻治疗的始终，所以往往需要多种方法配合应用。其学术思想受东垣、丹溪等医家影响较深，如升阳益气健脾治疗即宗李杲之法，同时兼采各家之长，贵阳抑阴，重视人体气血阴阳的平衡及脏腑气机升降的协调等。临证之时主张审察病机，不以一定之方药而理众病，强调治虚无速法，治实无缓法；寒热偏胜，先察其源，实乃后世治医学道之准绳。

第十七章　汪绮石《理虚元鉴》▷▷▷▷

　　汪绮石,明末医家,生平履贯无从考,世称绮石先生。绮石以善治虚劳病名重一时,著有《理虚元鉴》二卷,上卷论虚劳诊断、病原、治证,下卷论虚劳证病机、方药等。书中提出治虚有三本,即肺、脾、肾。前人治虚,李杲主张补脾,朱震亨主张滋阴,而薛己则主张补火。三家各有所偏,此书参合折中而用。因前人于补脾补肾已多有论述,故此书独于清金保肺详加阐明。治虚之法,归于二统,即阳虚统于脾,阴虚统于肺。认为专补肾水,不如补肺以滋其源;专补命火,不如补脾以健其中。在治脾调中法中,唯宜甘温,不宜大热。其自创方剂如归养心脾汤、归养心肾丸、养心固本丸、固本肾气丸等方,皆以甘温益气之用而见长。在清金保肺法中,或清润,或疏降,务使肺脏复其清肃之能。其自创方剂如清金甘桔汤、加减清金甘桔汤、胶菀清金汤、清金养荣汤、百部清金汤等方,皆以清润之功见长。作者于虚损之证,独有发挥,不泥古,不偏执,对后世医家颇有启迪。

第一节　《理虚元鉴·虚症有六因》

【原文】

　　虚症有六因:有先天之因,有后天之因,有痘疹及病后之因,有外感之因,有境遇之因,有医药之因。

　　因先天者,指受气之初,父母或年已衰老,或乘劳入房,或病后入房,或妊娠失调,或色欲过度。此皆精血不旺,致令所生之子天弱,故有生来而或肾,或肝心,或脾肺,其根蒂处先有亏,则至二十左右,易成劳怯。然其机兆,必有先现,或幼多惊风,骨软行迟;稍长读书不能出声,或作字动辄手振,或喉中痰多,或胸中气滞,或头摇目瞬,此皆先天不足之征。宜调护于未病之先,或预服补药,或节养心力,未可以其无寒无热,能饮能食,并可应接世务,而恃为无惧也。即其病初起,无过精神倦怠,短气少力,五心烦热而已,岂知危困即在眉前也。

【按语】

　　本文详细论述虚证形成的病因。绮石基于对临床实践认识与体会,全面总结了虚证的致病因素有六种:先天不足、后天失于调养、痘疹及病后气血未复、外感邪气入里流连不解、境遇困顿情志不畅、医药失治误治等。

本段论述先天不足对子女的影响，指出父母在受胎之初年龄已老，或疲劳入房，或带病入房，或妊娠失调，或色欲过度，皆可损伤精血，致子女出生后即夭亡或气质羸弱，所以出生后即现肾亏，或肝亏，或心亏，或脾肺亏损之象。若其根本受损，子女在二十岁左右易成劳怯。此类子女必有先天不足的征兆：或幼时常发惊风，骨软行迟；或读书声音低怯，写字动辄手振；或喉中痰多，胸中气滞；或头摇目瞬等。应在未病之前加以调护，或预先服补药，或节养心力。不要认为无寒热，能饮食，即无病无忧。初起时精神倦怠、短气少力、五心烦热，病证虽轻，但危困已在眉前。正所谓"男精壮而女经调，有子之道也"。优生优育的观点，中医自古有之，本文正是基于临床观察而对中医生育观的重要阐发。

【原文】

因后天者，不外酒色、劳倦、七情、饮食所伤。或色欲伤肾，而肾不强固；或劳神伤心，而心神耗惫；或郁怒伤肝，而肝弱不复调和；或忧愁伤肺，而肺弱不复肃清；或思虑伤脾，而脾弱不复健运。先伤其气者，气伤必及于精；先伤其精者，精伤必及于气。或发于十五六岁，或二十左右，或三十上下，病发虽不一，而理则同归耳。

【按语】

本段论述后天不足导致虚证的因素，不外乎酒色、劳倦、七情、饮食等。或因色欲伤肾，使肾不坚固；或因思虑过度伤心，使心神耗损疲惫；或因郁怒伤肝，使肝弱而不能恢复调和；或因忧愁伤肺，使肺弱而不能恢复肃清；或因思虑伤脾，使脾弱而不能恢复健运。先伤其气，气伤及精；先伤其精，精伤必定及气。如此，或在十五六岁发病，或在二十岁左右发病，或在三十岁上下发病，发病的情况虽然各不相同，其理一也。

【原文】

因痘疹及病后者，痘乃先天阳毒，疹乃先天阴毒。故痘宜益气补中，则阳毒之发也净，而终身少脾病；疹宜清散养荣，则阴毒之发也彻，而终身少肺病。苟致失宜，多贻后患。故凡后此脾泄胃弱，腹痛气短，神瘁精亏，色白足痿，不耐劳动，不禁风寒，种种气弱阳衰之症，皆由痘失于补也；凡肺风哮喘，音哑声嘶，易至伤风咳嗽等类，种种阴亏血枯之症，皆由疹失于清也。至于病后元气尚亏，更或不自重命，以劳动伤其气，以纵欲竭其精，顷间五脏齐损，恒致不救，尤宜慎之。

【按语】

本段论述因痘疹及病后造成虚证的因素，指出痘是先天的阳毒，疹是先天的阴毒。所以治痘宜益气补中、托阳毒发泄外出，则终身少有脾病；治疹宜清散养荣，可使阴毒的发泄透彻，终身少有肺病。若治疗失当，多留后患。所以凡有脾泄胃弱、腹痛气短、神疲精亏、色白足痿、不耐劳动、不能抵御风寒等种种气弱阳衰的病证，皆为痘后失于补养；凡肺风哮喘、音哑声嘶等各种阴亏血枯的病证，皆为疹后失于清养。至于病后元气大亏，加之不自爱保养，以劳累伤气，以纵欲耗精，顷刻间五脏齐损，每致不可治愈，尤应谨慎小心。可见，绮石认为痘疹的形成往往与先后天的虚损有密切关系，在治疗上以补虚为主。

【原文】

因外感者，俗语云：伤风不醒结成痨。若元气有余者，自能逼邪使出；或肾精素厚，水能救母；或素无郁火郁热，则肺金不得猝伤。若此者，不过为伤风咳嗽，年老者，则为痰火而已，不至于成痨也。若其人或酒色无度，或心血过伤，或肝火易动，阴血素亏，肺有伏火，一伤于风，火因风动则痨嗽之症作矣。盖肺主皮毛，风邪一感于皮毛，肺气便逆而作嗽。似乎伤风咳嗽，殊不经意，岂知咳久不已，提起伏火，上乘于金，则水精不布，肾源以绝，且久嗽失气[1]，不能下接沉涵[2]，水子不能救金母，则劳嗽成矣。

【注释】

[1] 失气：气虚。此指肺气虚。
[2] 不能下接沉涵：意谓肺气虚而导致肾气虚，肺肾之间失去正常的接续涵养关系。

【按语】

本段论述外感致虚的因素，指出伤风未复渐成虚痨。若元气充沛，自然能祛邪外出；或肾精充足，水能救金；或平素无郁火郁热，肺金不会突然受损。如此，仅为伤风咳嗽，若年老者，不过痰火而已，不至于转成痨病。若患者酒色无度，或心血过伤，或肝火易动，阴血素亏，肺有伏火，一旦感受风邪，伏火因风而动则痨嗽发作。因肺主皮毛，风邪一旦侵袭皮毛，则肺气上逆而发咳嗽。表面看似只是伤风咳嗽，若不深究于此，岂知咳嗽长久不愈，必引动伏火，火性上炎而伤金，则水精不布，肾源断绝，久嗽失气，不能降气涵水，水子不能救母，则渐成痨病。本段明确指出了外感对于健康的严重影响，外感之病乃是临床常见的证候，最易被人忽视，实际上却对人体影响很大，尤其是平素不注重养生防病，易因外感而致虚损。

【原文】

因境遇者，盖七情不损，则五劳不成，惟真正解脱，方能达观无损，外此鲜有不受病者。从来孤臣泣血[1]，孽子坠心[2]，远客有异乡之悲，闺妇有征人[3]之怨，或富贵而骄逸滋甚，或贫贱而窘迫难堪。此皆能乱人情志，伤人气血。医者未详五脏，先审七情，未究五劳，先调五志，大宜军譬曲喻[4]，解缚开胶。荡逸者，惕之以生死；偏僻者，正之以道义；执着者，引之以洒脱；贫困者，济之以钱财。是则仁人君子之所为也。

【注释】

[1] 孤臣泣血：孤臣，封建王朝中孤立无助的臣子。泣血，哀伤之极。

[2] 孽子坠心：孽子，古时称妾所生的儿子。坠心，失去宠爱或欢乐。

[3] 征人：旧谓远行之人。

[4] 罕譬曲喻：少见而委婉的比喻。

【按语】

本段着重论述因情志而致虚证的因素，指出七情不损则五劳不成，只有真正解脱，才能达观无损，除此之外很少有人不受疾病困扰。孤臣泣血、孽子坠心是常见的，而远方游子有异乡之悲，闺中妇女有征人之怨，或有富贵而骄奢淫逸更甚，或有贫贱而窘迫难堪。凡此皆能扰人情志，伤人气血。医者在详细了解五脏之前，先要审察七情。在探究五劳之前，先要调和五志，最应该以少见而委婉的比喻和开导启发患者。放纵的人，用生死的道理来警醒他；偏执的人，用道义来纠正他；执着的人，用豁达超脱的态度来引导他；贫困的人，用钱财来救济他，这是仁人君子应该做的事。通过阐述社会境遇对人体情志乃至健康的影响，指出不同病因应用不同心理疗法针对性治疗。

【原文】

因医药者，本非痨症，反以药误而成。或病非因感冒而重用发散，或稍有停滞而妄用削伐，或并无里热而概用苦寒，或弱体侵邪，未经宣发，因其倦怠，骤患其虚，而漫用固表滋里，遂致邪热胶固，永不得解。凡此，能使假者成真，轻者变重，所宜深辨也。

【按语】

本段阐述了因医治不当致虚的各种因素，绮石指出，有的患者本不是虚痨，反而因为药物误治造成虚损。如并非外感而重用发散，或只是饮食积滞而妄用削伐，或并无里热而过用苦寒，或身体虚弱受邪，未经宣发，因其倦怠，骤然患虚，而漫用固表滋里，遂致邪热胶固，永不得解。凡此能使假者成真，轻者变重，这些正是应该慎重辨识的。可见，失治误治也是导致虚证的重要因素。

第二节　《理虚元鉴·治虚有三本》

【原文】

治虚有三本，肺、脾、肾是也。肺为五脏之天，脾为百骸之母，肾为性命之根，治肺、治脾、治肾，治虚之道毕矣。夫东垣发脾胃一论，便为四大家之首；丹溪明滋阴一着，便为治劳症之宗；立斋究明补火，谓太阳一照，阴火自弭[1]。斯三先生者，皆振古之高人，能回一时之习尚，辟岐黄之心传者。然皆主于一偏，而不获全体之用。是以脾胃之论，出于东垣则无弊，若执东垣以治者，未免以燥剂补土，有拂于清肃之肺金。滋阴之说，出于丹溪已有弊，若执丹溪以治者，全以苦寒降火，有碍于中州之土化[2]。至于"阳常有余，阴常不足"，此实一偏之见，难为古人讳者，而后人沿习成风，偏重莫挽，凡遇虚火虚热，阴剧阳亢之病，辄以黄柏补肾、知母清金，未能生肾家真水，而反以熄肾家真火。夫肾者，坎[3]象，一阳陷于二阴之间。二阴者，真水也；一阳者，真火也。肾中真水，次第而上生肝木，肝木又上生心火。肾中真火，次第而上生脾土，脾土又上生肺金。故生人之本，从下而起，如羲皇[4]之画卦然。盖肾之为脏，合水火二气，以为五脏六腑之根。真水不可灭，真火独可熄乎？然救此者，又执立斋补火之说，用左归、右归丸，不离苁蓉、鹿茸、桂、附等类，而不顾其人之有郁火无郁火，有郁热无郁热，更不虑其曾经伤肺不伤肺。夫虚火可补，理则诚然。如补中益气汤，用参、芪、术、草之甘温以除大热。然苟非清阳下陷，犹不敢轻加升、柴、归、姜辛热之品，乃反施之郁火郁热之症，奚啻抱薪救火乎！余唯执两端以用中，合三部以平调。一曰清金保肺，无犯中州之土，此用丹溪而不泥于丹溪也。一曰培土调中，不损至高之气，此用东垣而不泥于东垣也。一曰金行清化，不觉水自流长，乃合金水于一致也。三脏既治，何虑水火乘时，乃统五脏以同归也。但主脾、主肾，先贤颇有发明，而清金保肺一着，尚未有透达其精微者，故余于论肺也独详。此治劳之三本，宜先切究也。

【注释】

[1] 弭（mǐ）：停止；消除。
[2] 中州之土化：即脾的运化功能。中州指脾。
[3] 坎：八卦之一，卦形为☵，象征水。肾属水，故称"肾者，坎象"。
[4] 羲皇：指伏羲氏。

【按语】

本文展示绮石治虚三本的学术思想，开宗明义地指出治疗虚损病的关键脏腑，并分别通过引用前贤观点，结合临床实践，借用易经哲思等方式阐发了个人的医学观。

1. 发皇古义，提出治虚三本　绮石首先明确指出治疗虚劳以三脏为本，即肺、脾、肾，并进一步指出，肺为五脏之主宰，脾是百骸之母脏，肾乃性命之根本，所以紧抓肺、脾、肾进行治疗，也就把握了治疗虚劳的方法。

（1）**肺为五脏之天**　肺居脏腑之上，司治节之令，兼清肃之化，外与天气相通，以主五脏之气，肺虚则营卫不行，津液不布。故治肺要清金保肺，不可过用苦寒，损伤胃气。

（2）**脾为百骸之母**　脾居中央，主运化水谷，为气血生化之源，濡养五脏六腑、四肢百骸，脾虚则运化无权，营卫衰弱，气血亏虚。故治脾要培土调中、滋其化源，不可过用辛燥，损伤至高之气。

（3）**肾为性命之根**　肾兼有真火真水，肾虚则精气俱衰，进而五脏皆衰形成虚劳。因此滋肾要滋阴降火，金行清化，金水相生。

2. 师古不泥，指出前贤偏颇 虽然绮石继承了前人虚损证候的学术理论，尤其是李杲、朱震亨、薛己的相关学说，但并未拘泥其中，反而提出不同见解，他指出："斯三先生者，皆振古之高人，能回一时之习尚，辟岐黄之心传者。然皆主于一偏，而不获全体之用。"表明虽然他们是前贤高人，但均有所偏颇。

首先，绮石指出脾胃学说出于李杲并无弊端，但若执着于李杲的学说去治疗，未免会过用温燥升阳之药来补益脾胃，而不利于清肃肺金。绮石指出虚火可补，即以补中益气汤甘温除大热，然而，若非清阳下陷，则不能轻用升、柴、归、姜等辛热的药物，特别是夹有郁火、郁热的虚损病证，无异于抱薪救火。

其次，绮石认为滋阴降火已经有弊端，如果执着于丹溪的学说去治疗，过用苦寒的药物来降火，有碍于中州的脾土运化。"阳常有余，阴常不足"的说法，被后人沿袭成风则偏于滋阴一途，凡遇虚火虚热病证、阴虚阳亢的病证，都用黄柏补肾、知母清金的方法，既不能生成肾中的真水，反而会损伤肾中的真火。

再次，绮石指出薛己在学术观点上的不足：为补偏救弊，有人持"立斋补火"之说，使用左归丸、右归丸，离不开肉苁蓉、鹿茸、桂、附等类药物，而不管病家有无郁火郁热，更不考虑他们是否曾经伤到肺。行文至此，绮石对李杲、朱震亨、薛己的观点均提出质疑。

3. 医易相参，三部平调 绮石善于以易经的理论来诠释医学理论，指出肾的卦象为"坎"，"坎"象为一阳陷于二阴之间，其中的二阴是真水，一阳是真火；肾中的真水，依次向上生发为肝木，肝木又向上生发为心火；肾中的真火，依次向上生发为脾土，脾土又向上生发为肺金；所以使人生存的根本是从下开始的，如伏羲氏画卦一般。因此指明，肾是脏腑之中主宰水火二气的脏腑，为五脏六腑的根本。

绮石提出临证要执其两端而取其中，结合三部以平调，并提出了创新性的补虚治法：一是清金保肺，不侵犯中州之土，是采用丹溪之理论而不拘泥于丹溪；二是培土调中，不损害上焦之气，这是采用东垣的理论而不拘泥于东垣；三是金行清化，即治肺以益肾，根据肺肾母子关系，将治肾水与治肺金合于一体。至此，三脏既已治理，就无须担心水火乘时而起，可以统合五脏以同归。在他看来，有关补益主脾还是主肾，先贤有很多阐发，而清金保肺这一点，少有人彻悟其精髓，所以重点解析、多加阐述。

绮石再三强调，肺、脾、肾乃是治疗虚证之根本，必须仔细研究。这样的观点和认识对于后世诊治虚劳病有重要的指导意义，值得进一步探究与运用。

第三节 《理虚元鉴·治虚二统》

【原文】

治虚二统，统之于肺、脾而已。人之病，或为阳虚，或为阴虚。阳虚之久者，阴亦虚，终是阳虚为本；阴虚之久者，阳亦虚，终是阴虚为本。凡阳虚为本者，其治之有统，统于脾也；阴虚为本者，其治之有统，统于肺也。此二统者，与前人之治法异。前人治阳虚者，统之以命火，八味丸、十全汤之类，不离桂、附者是；前人治阴虚者，统之以肾水，六味丸、百补丸之类，不离知、柏者是。余何为而独主金、土哉？盖阴阳者，天地之二气。二气交感，乾[1]得坤之中画而为离，离为火；坤得乾之中画而为坎，坎为水。水火者，阴阳二气之所从生，故乾坤可以兼坎离之功，而坎离不能尽乾坤之量。是以专补肾水者，不如补肺以滋其源，肺为五脏之天，孰有大于天者哉？专补命火者，不如补脾以建其中，脾为百骸之母，孰有大于地者哉？

【注释】

[1] 乾：乾、坤、离、坎均为八卦之一。乾卦形为☰，坤卦形为☷，离卦形为☲，坎卦形为☵。所以"乾得坤之中画而为离"，意即取乾卦上下两画和坤卦中间一画形成离卦，所谓"一阴陷于两阳之中"；"坤得乾之中画而为坎"，意即取坤卦上下两画和乾卦中间一画形成坎卦，所谓"一阳陷入二阴之中"。

【按语】

本文展示绮石治虚二统的学术思想。在上一篇的基础上强调治疗方法的针对性，两篇文章相互补充，分别展示出治疗虚证要固护的三脏和在治疗方法上要针对的两脏。

1. 提出治虚二统肺与脾　治疗虚劳有两种方法，肺和脾是治疗虚劳的关键。虚劳之病有阳虚阴虚之别，阳虚日久，阳损及阴，可致阴虚，但阳虚仍为主要矛盾；阴虚日久，阴损及阳，可致阳虚，此时阴虚仍为主要矛盾。凡是阳虚为主的，治疗总则在于健脾；阴虚为主的，治疗总则在于养肺。此段文字内涵丰富，既是对《素问·阴阳应象大论》"善诊者，察色按脉，先别阴阳"的重要传承，同时又结合个人的临床实践给出了"阳虚治脾、阴虚治肺"的观点，与传统认为调治阴阳从肾入手有很大不同。

2. 阐发医易同源，重视金土　前人治疗阳虚，以补命火为主，用八味丸、十全汤之类，不离桂、附等药物；治疗阴虚，以补肾水为主，用六味丸、百补丸之类，不离知、柏等药物。绮石与前人的治虚方法不同，独重视金、土。因为阴阳是天地间之气，二气交感，取乾卦上下两画和坤卦中间一画形成离卦，离为火；取坤卦上下两画和乾卦中间一画形成坎卦，坎为水；水和火，是阴阳两种气所化，所以乾坤可以同时具备坎离的特性，而坎离不能完全发挥乾坤的功能。因此，纯补肾水，不如补肺以滋润其源头，因为肺为华盖，相辅之官。纯补命火，不如补脾以健运其中枢，因为脾为百骸之母，后天之本。可见，绮石通过引用古代传统文化中的天地、阴阳、乾坤坎离之间的转化阐发医理，对《素问·经脉别论》"饮入于胃，游溢精气，上输于脾，脾气散精，上归于肺，通调水道，下输膀胱，水精四布，五经并行"中有关肺、脾的重要性加以发挥。

总之，前文讲"治虚三本肺、脾、肾"，本文讲"治虚二统肺与脾"，实际上两文互为补充。三本乃是虚证的根基，二统乃是对"治虚三本"的进一步深化与发挥。绮石是在临床实践的认识中体会到虽然治疗虚证要固护肺、脾、肾，但是要解决问题，要以肺、脾二脏为核心进行针对性调治，这是绮石的创新性认识。

第四节 《理虚元鉴·知节》

【原文】

节为节省之义。虚劳之人，其性情多有偏重之处，每不能撙[1]节其精神，故须各就性情所失以为治。其在荡而不收者，宜节嗜欲以养精；在滞而不化者，宜节烦恼以养神；在激而不平者，宜节忿怒以养肝；在躁而不静者，宜节辛勤以养力；在琐屑而不坦夷者，宜节思虑以养心；在悲悲而不解脱者，宜节悲哀以养肺。此六种，皆五志七情之病，非药石所能疗，亦非眷属所可解，必病者生死切心，自讼[2]自克，自悟自解，然后医者得以尽其长，眷属得以尽其力也。

【注释】

[1] 撙（zǔn）节：抑制；节省。
[2] 自讼：责备自己。

【按语】

本文阐述了绮石关于预防虚证、治未病的养生之道，旨在指导人们通过提前的预防和保养来避免虚证发生，并总结了预防虚证的临证体会。

绮石指出，易患虚劳的人，其性情多有偏执之处，常不能节制欲望，保养精神。所以，必须就各自的性情方面加以调治。放纵而不能收敛者，应当节制嗜欲以养精气；迟钝而不灵通者，应当节制烦恼以养精神；偏激而不得平和者，应当节制愤怒以养肝脏；急躁而不得安宁者，应当节制操劳以养体力；心思琐碎而胸怀不宽者，应当节制思虑以养心；悲悯而不能开解者，应当节制悲哀以养肺。这六种情况，皆为五脏七情之病，非药物所能治愈，也非亲属所能排解，必须患者自己痛下决心，自我悔悟，自我解脱，然后医生才能尽其所能，亲属也能尽其全力。总之，节制乃是针对情志不节而言，在绮石看来，任何不健康的精神状态必有偏执的情志在背后作祟，因此必须及时调整才能防患于未然。

第五节 《理虚元鉴·知防》

【原文】

虚人再经不得一番伤寒，或一番痢疾，或半年几月疟疾，轻伤风感冒，亦不宜辄受。所以一年之内，春防风，又防寒；夏防暑热，又防因暑取凉而致感寒；长夏防湿；秋防燥；冬防寒，又防风。此八者，病者与调理病人者，皆所当知，即医师亦须深明五运六气之理，每当时序推迁，气候偏重，即宜预为调摄挽救，以补阴阳造化之偏，而制其太过，扶其不足。经云：毋翼其胜，毋赞其复，闲其未然，谨其将然，修其已然。即此之谓也。

【按语】

本文主要讲述绮石对于虚损病证的预防理念，前文着重围绕情志之节制展开讨论，本篇则重在论述预防外感和节气变化。绮石指出，身体虚弱的人不能再经受伤寒、痢疾或几个月的疟疾，即使轻微的风寒感冒也不应轻易感触。所以，一年之内，春既要防风又要防寒，夏既要防暑热也要严防暑热贪凉而导致的感受寒邪，长夏防湿邪，秋天防干燥，冬天既要防寒又要防风。这八种情形，医患都应明了，医师更需深入了解五运六气的道理，每当季节交替，就应预先调摄救治，以补阴阳造化的偏差，制约其太过，扶助其不足。《内经》指出，不要违逆自然时令，不要违逆六气宜忌，不助胜气，不助复气，在未发时防范，在将要发时谨慎调理，在已发时认真地辨证施治。

文章不仅深入阐述了"未病先防"的学术思想，而且着重强调未病先防对于虚证之人的重要意义。同时，结合《内经》五运六气之说对医者进行指导，用《素问·六元正纪大论》"无失天信，无逆气宜，无翼其胜，无赞其复，是谓至治"来说明结合时令节气防病的关键。

第六节　《理虚元鉴·二护》

【原文】

寒从足起，风从肩俞、眉际而入。病者常护此二处，则风寒之乘于不意者少矣。其间有最紧要者，每当时气不佳之际，若肩背经络之间，觉有些少淅沥恶寒，肢节酸软拘束，周身振颤，立身不定光景，即刻断食一周；其稍重者，略散以煎剂，自脱然而愈。若时气初染，不自觉察，再加以饮食斗凑[1]，经邪传里，轻者蒸灼几日，重者恒致大害。

【注释】

[1] 斗凑：拼合。

【按语】

本文事关日常护理，绮石重点指导人们防范风寒。指出寒气多从足而起，风气多从肩俞、眉际侵入。患者常需护住这两处，风寒的侵袭就会减少。其中最紧要处，是每当气候变化时，肩背经络之间感觉轻微的恶寒，四肢关节酸软拘紧，全身颤抖，站立不稳，立刻断食一周。病情较重患者，可用煎剂发散，自然会恢复健康。若时令之气初犯身体，未能觉察，加之饮食随意，邪气循经传里，轻者蒸灼几日，重者常致大害。文章行文不多，却是绮石深刻的临床所见，明确了防范风寒的基本常识。

第七节 《理虚元鉴·三候》

【原文】

前者四季之防六气，本而防标之说也。若夫二十四候[1]之间，有最与本症为仇者，其候有三：一为春初木盛火升；一为仲夏湿热令行；一为夏秋之交，伏火铄金。此三候中，如有一候未曾透过，虽嗽平吐止，火降痰宁，病者怡然，以为无事矣，而不知气候之相克，有在于寻常调燮之外者，一交三候，遂与本症大逆，平者必复，复者必深，深者不救。是惟时时防外邪、节嗜欲、调七情、勤医药，思患而预防之，方得涉险如夷耳！

【注释】

[1] 二十四候：本指自小寒起至谷雨止共八气，一百二十日，每五日为一候，计二十四候。按：在此似指二十四节气为妥。

【按语】

本段围绕气候变化、结合五运六气之说，进一步深层次地阐述围绕节气变化养护健康的认识。绮石提出：以前四季的防治六气，是本病防标的说法。二十四节气之间，最与本症为敌的节气有三种：一是春季初木盛火升；二是仲夏湿热令行；三是夏秋之交，伏火铄金。这三种节气中，如果有一个节气火热没有透达，虽然咳平吐止，火降痰宁，患者本以为怡然无事，但是与气候属性的相克，有时在寻常调燮之外再逢这三种节气，则与本症大逆，病虽平和也必定复发，且发则必重，严重者多无法救治。只有时时防外邪、节制嗜欲、调节七情、勤于医药，在发病之前就加以预防，方可化险为夷。文章简单而又深入分析了病证与不同节气之间深层次的关系，同时是对《内经》"虚邪贼风，避之有时"精神的发挥。

第八节 《理虚元鉴·二守》

【原文】

二守者，一服药，二摄养。二者所宜守之久而勿失也。盖劳有浅深，治有定候。如初发病，尚轻浅，亦有不药而但以静养安乐而自愈；稍重者，治须百日，或一年，煎百济九二料膏一服，便可断除病根。至于再发，则真阴大损，便须三年为期。此三年间，起于色者节欲，起于气者慎怒，起于文艺者抛书，起于劳倦者安逸，起于忧思者遣怀，起于悲哀者达观，如是方得除根。至于三发，则不可救矣。且初发，只须生地、元参、百合、桔梗之类，便可收功；至于再发，非人参不治。是在病者之尽其力而守其限，识所患之浅深近久，量根本之轻重厚薄，而调治之；勿躁急取效，勿惜费恣情，勿始勤终怠，则得之矣。

【按语】

文章阐述了绮石认为养生需要用到的两个基本守护方法，一是服药，二是保养，这两者当于日常坚守，不致有失。他进一步分析说：虚劳有浅深之别，疗程也各有定期。若初发病，病证较轻，不必服药，安心静养亦可自然痊愈。稍重者，治疗需要百日，也可能需要一年，煎百济丸二料膏，服一剂，便可断除病根。至于病后再发者，真阴大损，便须三年为期。在治疗的三年间，因色欲而引发的要节欲；因气郁而引发的要慎怒；因过度劳累而引发的要停止劳作，静心安养；因忧思引发的要排忧释怀；因过度悲哀而引发的要加以疏导，使其开朗通达，如此才能除根。至于第三次复发的，多难以救治。并且初发时，只须生地黄、玄参、百合、桔梗之类的药物，便可收效；第二次复发时，非人参不能救治。因此应根据病情的浅深、病程的长短、体质的强弱及正气的盛衰进行调治，不可急于求效，不要吝惜钱财、放纵情欲，不可初时勤于医治而后期懈怠失治，如此则其病当愈。本文继续贯彻中医"治未病"思想，从疾病发生发展过程阐述了"未病先防、欲病救萌、已病防变"的过程，在一定程度上也反映了绮石对虚损类疾病发生发展变化规律的认识。

第九节　《理虚元鉴·三禁》

【原文】

治劳三禁，一禁燥烈，二禁伐气，三禁苦寒是也。盖虚劳之痰，由火逆而水泛，非二陈、平胃、缩砂等所开之痰。虚劳之火，因阴虚而火动，非知、柏、芩、连、栀子等所清之火。虚劳之气，由肺薄而气窒，非青、枳、香、蔻、苏子等所豁之气。乃至饮食所禁，亦同药饵。有因胃弱而用椒、胡、茴、桂之类者，其害等于二陈；有因烦渴而啖生冷鲜果之物者，其害同于知、柏；有因气滞而好辛辣快利之品者，其害甚于青、枳。此三禁不可不知也。

【按语】

本文讲述了治疗虚证的用药禁忌。绮石提出，治疗虚劳要明白三禁：一禁用药燥热，二禁过用耗伤元气之药，三禁过用苦寒之药。并进一步指出：虚劳之痰，是由火逆引发水泛成痰，非二陈汤、平胃散、缩砂丸等方剂所能医治的痰；虚劳之火，是因阴虚而火动，不是知母、黄柏、黄芩、黄连、栀子等所能清泻的火；虚劳的气，是由肺虚而气闭塞，不是青皮、枳壳、香附、豆蔻、苏子等所能疏泄。另外，还提出有关虚证患者的饮食禁忌和药物一样，有的因胃弱而用花椒、胡椒、茴香、肉桂之类，其害处如同服用二陈汤；有的因烦渴而贪吃生冷鲜果等物，其害处如同服用知母、黄柏；有的因气滞而喜好辛辣爽口之类的食品，其害处比使用青皮、枳壳更为严重，上述三禁不可不知。

虚损临证所呈现的各种病证，常有真虚假实证或真寒假热证，治疗时不可骤用燥烈、伐气、苦寒的方药，正如《素问·至真要大论》有言："诸寒之而热者取之阴，热之而寒者取之阳，所谓求其属也。"绮石正是基于对此的深刻认识，再结合临床经验总结出治疗虚劳的用药禁忌。

第十节 《理虚元鉴·四难》

【原文】

一家中如父母慈，兄弟友，夫妇挚而有别，僮仆勤而不欺。此四者在人而不在己，在本家而不在医师，故曰难也。夫治劳之浅者，百日收功；稍深者，期年为限；更深者，积三岁以为期。其日逾久，则恩勤易怠，其效难期，则厌弃滋生，苟非金石之坚，难免喷室[1]之怨，一着失手，满盘脱空，虽非医师之过，而为医者，亦不可不知也。

【注释】

[1] 喷室：多人集议之处。

【按语】

本文内容特殊，所论涉及人情世故，看似俗世凡情，实际亦与健康休戚相关，足见绮石对于患者身心、人之常情、百姓生活的熟悉与了解，知其临床实践的深入性。

绮石指出：一个家庭中父母慈善、兄弟友爱、夫妻恩爱而相敬如宾、仆人勤劳而不欺主，这四点在于家庭成员的秉性而不在于外界，在于本性而不在于医生，所以说治家之不易。治疗较为轻浅的虚劳可以在百日内收功，稍深的以一年为限，更深的以三年为期。调治时间越长，越容易因倦怠而功效难成，更容易产生厌弃的情绪，如果意志不坚定，难免会遭致家庭怨恨，一招失误，满盘皆输，虽然这不是医生的过错，但作为医生，这些都不可不知。

中医学早在数千年前已经奠定了先进的医学观念，正所谓世事洞明皆学问，人情练达即文章。《灵枢·师传》有言："岐伯曰：入国问俗，入家问讳，上堂问礼，临病人问所便。"国医大师裘沛然教授认为医学的本质即人学，中医学对于患者情志、生活、人际关系等关乎生命健康的人文事务的关注，指导我们更好地在临床中服务患者。

第十八章　喻昌《医门法律》 ▷▷▷▷

　　喻昌（1585—1664），字嘉言，晚号西昌老人，江西新建（今江西南昌）人。著有《寓意草》《尚论篇》《尚论后篇》《医门法律》等。《医门法律》是喻昌代表性著作之一，共 6 卷，成书于 1658 年。卷一为基本理论，卷二至卷四为外感病，卷五卷六为内科杂病。共设中寒门、中风门、热温暑三气门、伤燥门、疟证门、痢疾门、痰饮门、咳嗽门、关格门、消渴门、虚劳门、水肿门、黄疸门、肺痈肺痿门 14 门。每门之下先论病因病机及传变规律，次立"法"，后列"律"，法为正确诊治之法则，律为防治失误之禁例。全书纲目清楚，论理透彻，观点独特。对理论研究与临床工作有很高的参考价值。

第一节　《医门法律·大气论》

【原文】

　　喻昌曰：天积气耳，地积形耳，人气以成形耳。惟气以成形，气聚则形存，气散则形亡，气之关于形也，岂不巨哉？然而身形之中，有营气、有卫气、有宗气、有脏腑之气、有经络之气，各为区分。其所以统摄营卫、脏腑、经络而令充周无间，环流不息，通体节节皆灵者，全赖胸中大气为之主持。大气之说，《内经》尝一言之。黄帝问：地之为下，否乎？岐伯曰：地为人之下，太虚之中者也。曰：冯[1]乎？曰：大气举之也。可见太虚寥廓，而其气充周磅礴，足以包举地之积形，而四虚无着，然后寒暑燥湿风火之气六，入地中而生其化。设非大气足以苞[2]地于无外，地之震崩坠陷，且不可言，胡以巍然中处而永生其化耶？人身亦然，五脏六腑，大经小络，昼夜循环不息，必赖胸中大气斡旋其间。大气一衰，则出入废，升降息，神机化灭，气立孤危矣。如之，何其可哉？

【注释】

　　[1] 冯：通"凭"。
　　[2] 苞：通"包"。

【按语】

　　喻昌认为，天由气聚而成，地由形聚而成，人则有气才可成形。正是因为人是由气化形，所以气在人体内存在、会聚、运动变化才能够化生成形，若气耗散，那形也不复存在，强调有形之物对无形之气的依赖作用，指出气对于人体生命活动尤为重要，人体的形成及正常生理活动，都是依靠气的作用来完成的。气在人体内无处不有，根据部位不同而有营气、卫气、宗气、脏腑之气、经络之气。但能主宰全身气机运动和气化活动，充养脏腑、肢体、经脉，令气血周流不息的关键则在于胸中大气的统摄作用。这种对于大气重要性的认识，来自《素问·五运行大论》"地为人之下，太虚之中……大气举之也"的启示（原文意思是黄帝问：大地在最下面，对吗？岐伯说：大地应该是在包含人在内的万物的下面，浮在虚空之中。黄帝问：那么它凭借什么浮在虚空之中呢？岐伯回答说：是因为大气将万物托举了起来）。喻昌认为在自然界中，地的四周都有磅礴的大气升举着它，由于大气的运动不息，才有风、寒、暑、湿、燥、火诸气的变化，才有生、长、化、收、藏的发展过程。天人相应，因而人体五脏六腑、大小经络的昼夜循环不息，必须依赖胸中大气的斡旋。大气衰则气之升降出入受碍而神机化灭。由此可见，大气对于人体至关重要。

【原文】

或谓大气即膻中之气，所以膻中为心主，宣布政令，臣使之官。然而参之天运，膻中臣使，但可尽寒、暑、燥、湿、风、火六入之职，必如太虚中空洞沕穆[1]，无可名象，苞举地形，永奠厥中[2]，始为大气。膻中既为臣使之官，有其职位矣，是未可言大气也。或谓大气即宗气之别名，宗者，尊也，主也，十二经脉奉之为尊主也。讵[3]知宗气与营气、卫气分为三隧，既有隧之可言，即同六入地中之气，而非空洞无着之比矣。膻中之诊即心包络，宗气之诊在左乳下，原不与大气混诊也。然则大气于何而诊之？《内经》明明指出，而读者不察耳。其谓上附上，右外以候肺，内以候胸中者，正其诊也。肺主一身之气，而治节行焉，胸中苞举肺气于无外，故分其诊于右寸，主气之天部耳。

【注释】

[1] 沕（mì）穆：沕指潜藏、隐没；穆指深远、幽微。
[2] 永奠厥中：永远奠基于大地万物之中。
[3] 讵：难道；岂。表示反问。

【按语】

对于大气的实质，喻昌认为，大气是搏聚于胸中，包举于肺之周围的阳气。肺之所以能主一身之气，主治节，都是大气的作用。大气既不同于膻中之气，也不同于宗气。因为膻中是臣使之官，既有职位，其功能就有一定的局限性。而宗气、营气、卫气分为三隧，既有隧道可言，就不是虚空无着的大气了。另外，喻昌认为膻中之气或宗气的诊断部位在左乳下，大气的候诊部位在右寸，也有一定区别。

【原文】

《金匮》独窥其微，举胸痹、心痛、短气，总发其义于一门，有谓气分心下坚大如盘，边如旋杯，水饮所作。形容水饮久积胸中不散，伤其氤氲[1]之气，乃至心下坚，大如盘，遮蔽大气不得透过，只从旁边辘转，如旋杯之状，正举空洞之位，水饮占据为言。其用桂枝去芍药加麻黄、附子，以通胸中阳气者，阳主开，阳盛则有开无塞，而水饮之阴可见睍[2]耳。其治胸痹心痛诸方，率以薤白、白酒为君，亦通阳之义也。若胸中之阳不亏，可损其有余，则用枳术汤足矣。用枳必与术各半，可过损乎？识此以治胸中之病，宁不思过半乎？人身神藏五、形藏四，合为九藏，而胸中居一焉[3]。胸中虽不藏神，反为五神之主。孟子之善养浩然[4]，原思之歌声若出金石[5]，其得全于天，不受人损，为何如今人多暴其气而不顾，迫病成，复损其气以求理。如《本草》云枳壳损胸中至高之气，亦有明言，何乃恣行无忌耶？总由未识胸中为生死第一关耳，特于辨息之余，补大气论以明之。

【注释】

[1] 氤氲（yīn yūn）：指天地阴阳二气交互作用的状态。

[2] 睍（xiàn）：阳光。

[3] 人身神藏五、形藏四，合为九藏，而胸中居一焉："神藏五，形藏四，合为九藏"，在《素问·六节藏象论》及《素问·三部九候论》中均有所记载。王冰注："所谓神藏者：肝藏魂，心藏神，脾藏意，肺藏魄，肾藏志也。以其皆神气居之，故云神藏五也。形藏四者，一头角，二耳目，三口齿，四胸中也。形分为藏，故以名焉。"喻昌书中所论应合王冰之注。

[4] 孟子之善养浩然：出自《孟子·公孙丑上》。在这里比喻我们要像培养浩然正气一样去调养胸中大气。

[5] 原思之歌声若出金石：史料记载为曾参，本书中疑有误。如《庄子·让王》曰："曾子居卫，捉衿而肘见，纳履而踵决，曳履而歌《商颂》，声满天地，若出金石。"韩愈《送王含秀才序》载："若颜氏子，操瓢与箪；曾参歌声，若出金石。"曾参（前505—前435），鲁国南武城（今山东平邑）人。春秋末年思想家，儒家大家，孔子晚年弟子之一，儒家学派的重要代表人物。在此主要是强调保养胸中大气强盛的重要性。

【按语】

喻昌引用《金匮要略·水气病脉证并治》中"大气一转，其气乃散"的条文，阐释大气理论对临床的指导意义，指出人体大气充沛，布达周身，能祛邪无病；否则，大气不足，阴寒之邪就易凝聚而为病。同时他还举出"心下坚，大如盘，边如旋杯，水饮所作"的病例加以分析，认为胸中阳气不布，水饮阴邪凝聚，往往损其胸阳，也可使大气闭塞，从而出现胸痹、心痛、短气等症，治疗可用桂枝汤去芍药加麻黄、附子以通胸中阳气，阳气开通而阴凝自解。《金匮要略》中治疗胸痹心痛诸方，常以薤白、白酒为君药以温通阳气。若胸阳不亏，仅是气机郁结，可用枳术汤等行气开郁之法损其有余，但不可过用伤正。并引用孟子和原思（文献记载为曾参，疑原文有误）的典故来强调顾护调养胸中大气的重要性。告诫医者临证时不可妄用行气破气药物如枳壳等，以免损伤胸中大气，因其为人之"生死第一关"。

喻昌的大气理论从大气的功能、作用及对临床的指导意义充分阐释了大气对人体的重要性，对后学者有很大的启发。近代名医张锡纯受其学术理论的影响，重视对大气的研究，继承创新而制升陷汤，疗效确切，至今仍被广泛应用于临床。

第二节 《医门法律·秋燥论》

【原文】

喻昌曰：燥之与湿，有霄壤[1]之殊。燥者，天之气也；湿者，地之气也。水流湿，火就燥[2]，各从其类，此胜彼负，两不相谋。春月地气动而湿胜，斯草木畅茂；秋月天气肃而燥胜，斯草木黄落。故春分以后之湿，秋分以后之燥，各司其政。今指秋月之燥为湿，是必指夏月之热为寒然后可。奈何《内经》病机一十九条，独遗燥气。他凡秋伤于燥，皆谓秋伤于湿。历代诸贤，随文作解，弗察其讹[3]，昌特正之。大意谓春伤于风，夏伤于暑，长夏伤于湿，秋伤于燥，冬伤于寒，觉六气配四时之旨，与五运不相背戾[4]，而千古之大疑始一决也。然则秋燥可无论乎？夫秋不遽[5]燥也。大热之后，继以凉生，凉生而热解，渐至大凉，而燥令乃行焉。《经》谓阳明所至，始为燥，终为凉者，亦误文也。岂有新秋月华露湛，星润渊澄，天香遍野，万宝垂实，归之燥政？迨至山空月小，水落石出，天降繁霜，地凝白卤[6]，一往坚急劲切之化，反谓凉生，不谓燥乎？或者疑燥从火化，故先燥而后凉，此非理也，深乎深乎！

【注释】

[1]霄壤：天地。
[2]水流湿，火就燥：水往低湿处流，火往干燥处烧。
[3]讹：错误。
[4]戾：违背、违反。
[5]遽：突然。
[6]白卤：此喻白霜。

【按语】

喻昌指出，历代医家对燥邪的病机均有所论述，但都受《素问》"秋伤于湿，上逆而咳，发为痿厥""秋伤于湿，冬生咳嗽"的影响，无人认识其中错误之处，故凡秋伤于燥，皆谓秋伤于湿。虽然刘完素阐发并补充燥病病机"诸涩枯涸，干劲皲揭，皆属于燥"，但并未对《内经》之说提出异议。喻昌明确提出"秋伤于湿"，乃是"秋伤于燥"

之误。他首先从六气性质上对两者加以区别，燥为天之气，湿为地之气也。其次从时序而论，春、夏、冬三时，都是伤于主时之气，如春伤风、夏伤暑、冬伤寒，而唯有秋伤于湿，这是不符合四时主气的，他认为只有从"春伤于风，夏伤于暑，长夏伤于湿，秋伤于燥，冬伤于寒"来解释，才符合四时六气各有所主的规律。另外喻昌还指出，秋季的气候特点有一个变化的过程，燥邪发病并非单一模式，而是由热转凉，继则大凉，而后转燥。至于《内经》所谓阳明所至，始为燥，终为凉者（按《类经》注，燥、凉二字应互换）及燥从火化，故先燥而后凉的说法，喻昌认为都是不正确的。比如刚入秋季，月亮光华，露水沉重，星光明朗，清香满地，万物垂下果实，应属凉气而非燥气的时令，等到山间空阔，天高月小，山洪退落，底石露出，上天降浓霜，大地白霜凝如盐卤，完全归向坚劲急切的变化，这应属燥气所生。所以秋燥分为凉燥和温燥，新秋多为温燥，深秋多为凉燥，不能一概而论，要区别对待。

【原文】

《经》曰：燥胜则干。夫干之为害，非遽赤地[1]千里也。有干于外而皮肤皲揭[2]者，有干于内而精血枯涸者，有干于津液而荣卫气衰，肉烁[3]而皮著于骨者，随其大经小络，所属上下中外前后，各为病所。燥之所胜，亦云熯[4]矣。至所伤则更厉，燥金所伤，本摧肝木，甚则自戕[5]肺金。盖肺金主气，而治节行焉。此惟土生之金，坚刚不挠，故能生杀自由，纪纲不紊。若病起于秋而伤其燥，金受火刑，化刚为柔，方圆且随型埴[6]，欲仍清肃之旧，其可得耶？《经》谓咳不止而出白血者死[7]。白血谓色浅红，而似肉似肺者。非肺金自削，何以有此？试观草木菁英可掬[8]，一乘金气，忽焉改容，焦其上首。而燥气先伤上焦华盖，岂不明耶？详此则病机之诸气膹郁[9]，皆属于肺；诸痿喘呕，皆属于上。二条明指燥病言矣……

虽以东垣之大贤，其治燥诸方，但养荣血，及补肝肾亏损，二便闭结而已。初不论及于肺也，是非谓中下二焦有燥病，而上焦独无也。不过阙经旨伤湿之疑，遂因仍不察耳。夫诸气膹郁之属于肺者，属于肺之燥，非属于肺之湿也。苟肺气不燥，则诸气禀清肃之令，而周身四达，亦何致膹郁耶？诸痿喘呕之属于上者，上亦指肺，不指心也。若统上焦心肺并言，则心病不主痿喘及呕也。惟肺燥甚，则肺叶痿而不用，肺气逆而喘鸣，食难过膈而呕出。三者皆燥证之极者也。

【注释】

[1] 赤地：空无所有的地面。如旱灾、虫灾后，地面寸草不生，称为赤地。

[2] 皲揭：皮肤干枯粗糙，皮屑如麸脱落。

[3] 肉烁：本文主要指燥邪伤津，肌肉失于荣养，久而瘦削之证。

[4] 熯（hàn）：同"暵"，以火烘干。

[5] 戕（qiāng）：伤害。

[6] 方圆且随型埴：型埴为铸造器物的土模。埴，黏土。本文中指肺受燥邪所伤，生理功能受限不能正常发挥。

[7]《经》谓咳不止而出白血者死：喻昌《医门法律》中解释为"《经》谓咳不止而出白血者死，岂非肺受燥火煎熬而腐败，其血亦从金化而色白耶"。

[8]菁英可掬：形容草木青郁生长茂盛的状态。菁英指精华、精英；掬置于"可"后，指可以用手捧住，也可用来形容景色鲜明。

[9]膹（fèn）郁：满闷，郁结。

【按语】

燥气为病表现不一，在外则皮肤干燥皲裂，在内则津液耗伤，精血枯涸，具有广泛的致病性。对于燥证的病机，历代医家认识不一，例如李杲等人认为燥邪多伤肝肾精血，采用滋阴养血之法，而喻昌则认为燥邪最易伤肺。喻昌以秋季草木枯焦萎黄的现象作类比，指出燥邪致病先伤肺脏。春夏草木青郁，秋风一起，便从上部开始枯焦，可见燥气先伤上焦华盖。他认为《素问·至真要大论》中"诸气膹郁，皆属于肺""诸痿喘呕，皆属于上"这两条病机，都是指燥气伤肺而言。如"诸气膹郁，皆属于肺"，因肺为娇脏，乃三焦之华盖，燥邪为患，先伤上焦华盖，最易耗伤肺津，以致肺气不利，清肃之气不能下行，就会导致胸中满闷、咳喘等病证。"诸痿喘呕，皆属于上"，"上"即指肺，由于燥气亢盛，耗伤肺津，以致肺热叶焦而成肺痿。又因肺主宣降，肺气不利，则上逆为咳为喘，影响到中焦运化故成呕。因此燥邪为病，多以伤肺为其病机特点。

【原文】

燥金虽为秋令，虽属阴经，然异于寒湿，同于火热。火热胜则金衰，火热胜则风炽，风能胜湿，热能耗液，转令阳实阴虚，故风火热之气，胜于水土而为燥也。

【按语】

喻昌认为燥为秋令，虽属于阴经，但其性质异于寒湿，而同于火热。因火热盛则易伤津耗液，导致阴精亏虚，即所谓阳实阴虚。火盛伤津可化燥动风，如刘完素所云"风本生于热，以热为本，以风为标，凡言风者，热也，热则风动"；而风能胜湿也可助燥，所以燥邪性质同于火热。况燥为金气，按照五运六气亢害承制的理论，金位之下，火气承之，其发病也多从热化。

【原文】

治燥病者，补肾水阴寒之虚，而泻心火阳热之实，除肠中燥热之甚，济胃中津液之衰，使道路散而不结，津液生而不枯，气血利而不涩，则病日已矣。

【按语】

上文出自刘完素《三消论》。在治疗上喻昌认为，燥邪伤肺与其他脏腑也有密切关系。肺燥多由于心火传肺所致，而心火亢盛又与肾水亏虚、肠胃津血不足有关。心肾相交，若肾水充足则能上济心火，肠胃津血充盛也能协助肾水制约心火，心火不亢则难成肺燥。基于以上对燥气为病的认识，提出治燥病补肾水泻心火、养胃津除肠燥。并在具体用药上强调治燥既不宜用辛香行气之品助燥伤肺，亦不可用苦寒泻火之药更伤阴津，主张治燥宜用甘柔滋润的药物，创制著名方剂——清燥救肺汤。

喻昌对燥邪致病有独到的见解，在《医门法律》"秋燥论"中系统阐发了燥证病因病机、临床表现和治法，理论联系实践，创制的清燥救肺汤仍为当今临床治燥的代表方剂，并补充了历代医家对燥邪认识的不足，为丰富和发展中医学作出了巨大贡献。

第十九章 傅山《傅青主女科》 ▷▷▷▷

傅山（1607—1684），字青竹，后改字青主，号真山、石道人、松侨老人等，阳曲（今山西省太原市）人，明末清初的书法家、学者、医学家，博通经史。明亡后，他着朱色衣，居土穴中，自号朱衣道人。医学著作有《傅青主女科》《傅青主男科》等传世，在当时有"医圣"之名。《傅青主女科》共2卷，论述了妇女经、带、胎、产诸疾病证，全书载方162首。其中，上卷分带下、血崩、鬼胎、调经、种子5门，每门下又分若干病候；下卷则包括妊娠、小产、难产、正产、产后5门。后另附《产后编》2卷，上卷包括产后总论、产前后方症宜忌及产后诸症治法三部分，列17病证；下卷继之而分列26证，并附补集。本书医论简明扼要，每有独到之处，重视以肝、脾、肾三脏及冲、任、督、带奇经的失调来阐述妇人病机，倡培补气血和解郁，辨证详明，用药精当，其创制的方剂如完带汤、易黄汤、清经散、两地汤、生化汤等均为妇科名方，备受历代妇科医家尊崇。

第一节 《傅青主女科·序》

【原文】

执成方而治病，古今之大患也。昔人云：用古方治今病，如拆旧屋盖新房，不经大匠之手经营，如何得宜？诚哉是言。昔张仲景先生作《伤寒论》，立一百一十三方，言后世必有执其方以误人者，甚矣！成方之不可执也，然则今之《女科》一书，何为而刻乎？此书为傅青主征君[1]手著，其居心与仲景同，而立方与仲景异。何言之？仲景《伤寒论》杂症也，有五运六气之殊，有中表传里之异，或太阳、太阴不一其禀，或内伤、外感不一其原，或阳极似阴、阴极似阳不一其状，非精心辨症，因病制方，断不能易危就安，应手即愈。此书则不然，其方专为女科而设，其症则为妇女所同。带下、血崩、调经、种子，以及胎前、产后，人虽有虚实寒热之分，而方则极平易精详之至，故用之当时而效，传之后世而无不效，非若伤寒杂病，必待临症详审，化裁通变，始无贻误也。尝慨后世方书汗牛充栋[2]，然或偏攻偏补，专于一家；主热主寒，坚执谬论；炫一己之才华，失古人之精奥。仲景而后，求其贯彻《灵》《素》，能收十全之效者，不数数觏[3]。读征君此书，谈症不落古人窠臼，制方不失古人准绳，用药纯和，无一峻品，辨证详明，一目了然。病重者十剂奏功，病浅者数服立愈。较仲景之《伤寒论》，方虽不同，而济世之功则一也。此书晋省钞本[4]甚夥[5]，然多秘而不传，间有减去药味、错乱分量者，彼此参证，多不相符。兹不揣冒昧，详校而重刊之。窃愿家置一编，遇症翻检，照方煎服，必能立起沉疴，并登寿域，或亦济人利世之一端也夫。

道光十一年新正上元同里后学祁尔诚谨序

【注释】

［1］征君：征士的尊称。征士，不就朝廷征辟的士人。

［2］汗牛充栋：谓书籍存放可堆至屋顶，运输时可使牛马累得出汗。形容书籍之多。语本柳宗元《文通先生陆给事墓表》。

［3］觏（gòu）：《说文解字》："觏，遇见也。"

［4］晋省钞本：此书版本诸多，主要有道光七年张凤翔刻本，道光十年金湘门高慕韩刻本，道光十一年同里祁尔诚重校刻本，道光二十二年澧州刻本，同治二年陆懋修重订本等。

［5］夥（huǒ）：众多。

【按语】

本序乃道光十一年祁尔诚重校刻本《傅青主女科》时所作之他序，介绍了著作创作意图、中医理法方药特色等内容，也说明了本次详校重刊的原由。序文指出世人认为"成方之不可执"，而《傅青主女科》专为女科而设，处方平易精详，效如桴鼓，用之当时而效，传之后世而无不效。序言盛赞傅氏注重临证详审，化裁通变，谈症不落古人窠臼，制方不失古人准绳，强调了此书可起沉疴并兼养生，实乃济世之功的价值及作用。

第二节　《傅青主女科·带下》

【原文】

一、白带下

夫带下[1]俱是湿症，而以"带"名者，因带脉不能约束而有此病，故以名之。盖带脉通于任、督，任、督病而带脉始病。带脉者，所以约束胞胎之系也。带脉无力，则难以提系，必然胎胞不固，故曰：带弱则胎易坠，带伤则胎不牢。然而带脉之伤，非独跌闪挫气已也，或行房而放纵，或饮酒而癫狂，虽无疼痛之苦，而有暗耗之害，则气不能化经水，而反变为带病矣。故病带者，惟尼僧、寡妇、出嫁之女多有之，而在室女[2]则少也。况加以脾气之虚，肝气之郁，湿气之侵，热气之逼，安得不成带下之病哉？故妇人有终年累月下流白物，如涕如唾，不能禁止，甚则臭秽者，所谓白带也。夫白带乃湿盛而火衰，肝郁而气弱，则脾土受伤，湿土之气下陷，是以脾精不守，不能化荣血以为经水，反变成白滑之物，由阴门直下，欲自禁而不可得也。治法宜大补脾胃之气，稍佐以舒肝之品，使风木[3]不闭塞于地中，则地气[4]自升腾于天上，脾气健而湿气消，自无白带之患矣。方用完带汤：

白术（一两，土炒） 山药（一两，炒） 人参（二钱） 白芍（五钱，酒炒） 车前子（三钱，酒炒） 苍术（三钱，制） 甘草（一钱） 陈皮（五分） 黑芥穗（五分） 柴胡（六分）

水煎服。二剂轻，四剂止，六剂则白带痊愈。此方脾、胃、肝三经同治之法，寓补于散之中，寄消于升之内。升提肝木之气，则肝血不燥，何至下克脾土；补益脾土之元，则脾气不湿，何难分消水气，至于补脾而兼以补胃者，由里以及表也。脾，非胃气之强，则脾之弱不能旺，是补胃正所以补脾耳。

【注释】

[1] 带下：女性阴道排出的一种液体，色白或无色透明，其性黏而不稠，量适中，无特殊臭气，津津常润，是正常生理现象，俗称白带。带下病是带下量明显增多（带下过多）或减少（带下过少），色、质、气味发生异常，或伴全身或局部症状者。带下病始见于《素问·骨空论》："任脉为病……女子带下瘕聚。"《诸病源候论》明确提出了"带下病"的名称，并分"带五色俱下候"。

[2] 室女：指未婚女子。齐仲甫《女科百问》第十三问："室女者，乃未出闺门之女也。"

[3] 风木：即肝木。

[4] 地气：文中指脾土之气。

【按语】

带下病为妇科常见病，古人有"十女九带"之说，现代临床一般分为非炎性和炎性两种。傅山重视对带下病的辨治研究，将"带下"列卷首，以五色带下论述带下病的病因病机及治法。傅山先总论了对带下病的认识，"夫带下俱是湿症"，指出带下病总的病因病机是湿邪为患，乃带脉受伤失于约束所致，与任脉、督脉及肝、脾、肾三脏关系密切。

白带属湿属寒，症见"终年累月下流白物，如涕如唾，不能禁止，甚则臭秽"，其病机多责之于脾虚肝郁。脾与胃互为表里，一燥一湿，一升一降，脾病势必及胃；肝喜条达而恶抑郁，肝郁木横最易侮脾土。脾虚则水湿内停，肝郁则疏泄无权，脾阳不振，运化失司，脾精不守，湿土之气下陷，不能化荣血以为经水，反变成白滑之物，遂发带下，且欲自禁而不可得。此即"湿盛而火衰，肝郁而气弱"，治法"宜大补脾胃之气，稍佐以舒肝之品"，方用完带汤。

完带汤为《傅青主女科》所述的第一方，因本病成因在"湿"，重点在"脾"，首当"大补脾胃之气"，方中白术健脾气化湿浊，山药补脾肾固带脉，一温一平，均重用一两，二者相合，共为君药，补脾肾、祛湿浊、约带脉，则带下可止。人参补中益气，以助君药补脾；苍术燥湿运脾，以增祛湿化浊之力；白芍柔肝理脾，使肝木条达而脾土自强；车前子利湿清热，令湿浊从小便而出，共为臣药。陈皮理气燥湿，既可使补药补而不滞，又可行气以化湿；柴胡、芥穗两药气味升散，升提肝木之气以疏肝达郁，且配白术可升发脾胃清阳，得白芍可适肝性疏肝气，使"风木不闭，地气升腾"，湿气自消，为佐药。甘草调药和中为使药。此方傅山自注为"脾、胃、肝三经同治之法"，诸药相配，补而不滞，敛中有散，脾气健运，肝气条达，清阳得升，湿浊得化，则带下自止。完带汤主要治疗白带，临床多用于治疗非炎性带下病，或炎性带下病趋于好转之时。

【原文】

二、黄带下

妇人有带下而色黄者，宛如黄茶浓汁，其气腥秽，所谓黄带是也。夫黄带，乃任脉之湿热也。任脉本不能容水，湿气安得入而化为黄带乎？不知带脉横生，通于任脉，任脉直上走于唇齿，唇齿之间原有不断之泉[1]，下贯于任脉以化精，使任脉无热气之绕，则口中之津液尽化为精，以入于肾矣。惟有热邪存于下焦之间，则津液不能化精而反化湿也。夫湿者，土之气，实水之侵；热者，火之气，实木之生。水色本黑，火色本红，今湿与热合，欲化红而不能，欲返黑而不得，煎熬成汁，因变为黄色矣，此乃不从水火之化，而从湿化也。所以世之人有以黄带为脾之湿热，单去治脾而不得瘥者，是不知真水[2]、真火[3]合成丹邪、元邪[4]，绕于任脉、胞胎之间，而化此黅[5]色也，单治脾何能瘥乎？法宜补任脉之虚，而清肾火之炎，则庶几矣。方用易黄汤：

山药（一两，炒）　芡实（一两，炒）　黄柏（二钱，盐水炒）　车前子（一钱，酒炒）　白果（十枚，碎）

水煎。连服四剂，无不瘥愈。此不特治黄带方也，凡有带病者均可治之，而治带之黄者，功更奇也。盖山药、芡实专补任脉之虚，又能利水，加白果引入任脉之中，更为便捷，所以奏功之速也。至于用黄柏，清肾中之火也，肾与任脉相通以相济，解肾中之火，即解任脉之热矣。

【注释】

[1] 不断之泉：指任脉上行达廉泉至承浆，环绕口唇，可得口中津液的资助。

[2] 真水：即元阴、真阴、肾阴，一身阴气之源，具有滋养全身脏腑形体官窍，调节、控制人体生长发育、生殖功能及各脏腑经络等组织器官生理功能的作用。

[3] 真火：即元阳、真阳、肾阳，一身阳气之本，具有温煦全身脏腑形体官窍，激发和推动人体生长发育和生殖功能及各脏腑经络等组织器官生理功能的作用。

[4] 丹邪、元邪：丹，丹田。道家称丹田是男子精室、女子胞宫所在之处。丹邪，此指女子胞宫之处的邪气。元，元气。元邪，此为元气与邪气的合称，指肾中元阴元阳为邪气所扰的病理改变。祁刻本眉批："'丹邪元邪'四字未晰，拟易以'真水真火为湿热之气所浸，绕于任脉'云云，较无语病，然原书究不可轻改，姑仍之。"

[5] 黅（jīn）：黄色。

【按语】

黄带属湿属热，症见"带下而色黄者，宛如黄茶浓汁，其气腥秽"，傅山认为其病机责之于"任脉之湿热，而非脾经之湿热也"。历代医家认为黄带从脾经论治者居多，如宋代陈自明《妇人大全良方·崩中带下方论》载："若伤足太阴脾之经，则其色黄如烂瓜。"明代薛己《女科撮要·带下》载："属脾则黄，六君子加山栀、柴胡，不应，归脾汤。"带下病以任脉立论最早见于《素问·骨空论》："任脉为病……女子带下瘕聚。"《诸病源候论·带下候》指出："冲脉、任脉为经络之海。任之为病，女子则带下。"傅山则从任脉湿热立论，指出任脉上承津液，下贯于肾以化精，若热邪侵扰下焦，则津液不能化精而反化湿邪，热与湿合，扰于任脉，则发为黄带，色黄者乃湿热交蒸变化而来。傅山独抒己见，指出"世之人，有以黄带为脾之湿热，单去治脾而不得痊""法宜补任脉之虚，而清肾火之炎"，方用易黄汤。

易黄汤为治带下病证属湿热之主方，方中重用炒山药、炒芡实，二者"专补任脉之虚，又能利水"，共为君药。《本草求真》有云："（芡实）功与山药相似，然山药之补，本有过于芡实，而芡实之涩，更有胜于山药。"山药味甘、平，归肺、脾、肾三经，芡实味甘、涩、平，归脾、肾经，肺主通调水道为水之上源，脾主运化水液，肾为主水之脏，三脏在水液代谢中发挥着重要的作用，因此山药、芡实两药合用，补脾益肾、固涩除湿止带。白果收涩止带，为臣药，傅山谓其能引药"入任脉之中"，使止带之功"更为便捷"。少佐盐水炒黄柏清热燥湿，清肾中之火，肾与任脉相通以相济，故解肾中之火，即解任脉之热也。酒炒车前子清热利湿，使邪有出路。易黄汤药简而力专，补中有涩，涩中寓清，涩补为主，清利为辅，故"不特治黄带方也，凡有带病者，均可治之"。

傅山将带下病以白、青、黄、黑、赤五色归类，但并未教条地将带下病按五色五行归入五脏，而是结合临床实际言理立法，井井有条。治五色带下所涉及的完带汤、加减逍遥散、易黄汤、利火汤、清肝止淋汤五方皆重视扶正，攻补兼施，体现了傅山辨治带下病以"虚"为本，以"湿"为标的临证用药思想，对后世临床影响深远。

第三节　《傅青主女科·种子》

【原文】

一、身瘦不孕

妇人有瘦怯身躯，久不孕育[1]，一交男子，即卧病终朝。人以为气虚之故，谁知是血虚之故乎！或谓血藏于肝，精涵于肾，交感乃泄肾之精，与血虚何与？殊不知肝气不开，则精不能泄，肾精既泄，则肝气亦不能舒。以肾为肝之母，母既泄精，不能分润以养其子，则木燥乏水，而火且暗动以铄精，则肾愈虚矣。况瘦人多火而又泄其精，则水益少而火益炽。水虽制火，而肾精空乏，无力以济，成火在水上之卦，所以倦怠而卧也。此等之妇，偏易动火，然此火因贪欲而出于肝木之中，又是虚燥之火，绝非真火也。且不交合则已，交合又偏易走泄，此阴虚火旺，不能受孕。即偶尔受孕，必致逼干男子之精，随种而随消者有之。治法必须大补肾水而平肝木，水旺则血旺，血旺则火消，便成水在火上之卦。方用养精种玉汤：

大熟地（一两，九蒸）　当归（五钱，酒洗）　白芍（五钱，酒炒）　山萸肉（五钱，蒸熟）

水煎服。三月便可身健受孕，断可种子。此方之用，不特补血而纯于填精。精满则子宫易于摄精，血足则子宫易于容物，皆有子之道也。惟是贪欲者多，节欲者少，往往不验。服此者，果能节欲三月，心静神清，自无不孕之理。否则，不过身体健壮而已，勿咎方之不灵也。

【注释】

[1] 不孕育：不孕是指育龄妇女与配偶同居 1 年，其配偶生殖功能正常，有正常性生活，未避孕而未孕者，为原发性不孕，古人称之为"全不产""无子"。曾有过妊娠，未避孕而又 1 年未再受孕者，为继发性不孕，古人称之为"断绪"或"断续"。不育是指可以受孕且有过妊娠史，但因流产（包括习惯性流产）、异位妊娠、葡萄胎、早产、死胎或死产等而未获得活婴者。

【按语】

"种子"篇重点论述了不孕症的辨证施治。不孕症的病因病机错综复杂。《诸病源候论》论述其发病机制有"月水不利无子""月水不通无子""子脏冷无子""带下无子""结积无子"等。《医宗金鉴》云："女子不孕之故，由伤其任冲也。"历代医家多从肾气不足、冲任气血失调加以阐释。傅山则以不孕症的主症加以分类论述，如"身瘦不孕""胸满不思食不孕""下部冰冷不孕""胸满少食不孕"等，认为其病因病机或因血虚，或因肾气不足，或因胞胎寒，或因脾胃虚寒，或因带脉拘急，或因肝气郁结，或因湿盛，或因骨髓内热，或因任督之困，或因膀胱气化不行，与冲、任、督、带脉及肾、肝、脾三脏功能密切相关，多以虚为本，虚实夹杂。

身瘦不孕者，多因病妇平素肝血不足、肾精亏虚所致。肝血不足，肝失疏泄，则影响肾精代谢；肾之真精不足，水不涵木，则木火易动，火炽则水益受其灼，最终形成水亏火旺之证。身瘦不孕的病机关键乃肝肾精血不足，制火无权，故治疗必以"大补肾水而平肝木"为法，"水旺则血旺，血旺则火消"，方用养精种玉汤，即四物汤去川芎易山萸肉而成。方中重用熟地黄滋肾水以为君，四物汤去川芎乃恐其辛香走窜耗伤精气，加山萸肉则更宜于滋养肝肾、填补精血，再以当归、白芍补血养肝调经为佐使，俾精血充沛，肝肾得养，任通冲盛，则可摄精成孕。傅山认为："此方之用，不特补血，而纯于填精，精满则子宫易于摄精，血足则子宫易于容物，皆有子之道也。"

【原文】

二、肥胖不孕

妇人有身体肥胖，痰涎甚多，不能受孕者，人以为气虚之故，谁知是湿盛之故乎！夫湿从下受，乃言外邪之湿也。而肥胖之湿，实非外邪，乃脾土之内病[1]也。然脾土既病，不能分化水谷以养四肢，宜其身体瘦弱，何以能肥胖乎？不知湿盛者多肥胖，肥胖者多气虚，气虚者多痰涎，外似健壮而内实虚损也。内虚则气必衰，气衰则不能行水，而湿停于肠胃之间，不能化精而化涎矣。夫脾本湿土，又因痰多，愈加其湿，脾不能受，必津润于胞胎，日积月累，则胞胎竟变为汪洋之水窟矣。且肥胖之妇，内肉必满，遮隔子宫，不能受精，此必然之势也。况又加以水湿之盛，即男子甚健，阳精直达子宫，而其水势滔滔，泛滥可畏，亦遂化精成水矣，又何能成妊哉？治法必须以泄水化痰为主。然徒泄水化痰，而不急补脾胃之气，则阳气不旺，湿痰不去，人先病矣，乌望其茹而不吐乎？方用加味补中益气汤。

人参（三钱）　黄芪（三钱，生用）　柴胡（一钱）　甘草（一钱）　当归（三钱，酒洗）　白术（一两，土炒）　升麻（四分）　陈皮（五分）　茯苓（五钱）　半夏（三钱，制）

水煎服。八剂痰涎尽消，再十剂水湿利，子宫涸出[2]，易于受精而成孕矣。其在于昔，则如望洋观海[3]；而至于今，则是马到成功也。快哉！此方之妙，妙在提脾气而升于上，作云作雨，则水湿反利于下行；助胃气而消于下，为津为液，则痰涎转易于上化。不必用消化之品以损其肥，而肥自无碍；不必用浚决[4]之味以开其窍，而窍自能通。阳气充足，自能摄精，湿邪散除，自可受种，何肥胖不孕之足虑乎？

【注释】

[1] 脾土之内病：此指脾虚健运失职则会产生内湿。

[2] 子宫涸出：涸，水干。《礼记·月令》载："仲秋之月……水始涸。"《尔雅·释诂》载："涸，竭也。"文中前言"（痰湿）津润于胞胎""则胞胎竟变成汪洋之水窟"，后言"水湿利，子宫涸出"，即浸淫于子宫的痰涎水湿尽出。

[3] 望洋观海：比喻因力不能及、远达不到目的而感到无可奈何。此指受孕的愿望无法达成。语本出自《庄子·秋水》。

[4] 浚决：指化湿利水药。浚，疏通；决，排除阻塞物，疏通水道。

【按语】

肥胖不孕者，多因病妇平素脾气亏虚，运化失常，痰湿壅遏胞宫而致，故形体丰肥外似健壮，而实为内虚湿盛所致。《丹溪心法·子嗣》云："若是肥盛妇人，禀受甚厚，恣于酒食之人，经水不调，不能成胎，谓之躯脂满溢，闭塞子宫。宜行湿燥痰。"傅山则指出，"治法以泄水化痰为主"，然当"急补脾胃之气"为先，取健脾益气升提之法，方用加味补中益气汤，即补中益气与二陈汤的合方。补中益气汤原方重用黄芪为君，以补中益气、升阳举陷；臣以人参，大补元气；炙甘草补脾和中。如《医宗金鉴》谓"黄芪补表气，人参补里气，炙草补中气"，可大补一身之气。傅山重用白术，味苦、甘、性温，功善补气健脾、燥湿利水，故脾虚湿停者用之甚宜。其气既虚，营血易亏，故佐用当归以补养营血，且"血为气之宅"，可使所补之气有所依附；少量升麻、柴胡，升阳举陷，助益气之品升提下陷之脾气。二陈汤则出自宋代《太平惠民和剂局方》，乃燥湿化痰、理气和中的代表方剂，后世用其治一切痰饮为病。方中半夏辛温而燥，可燥湿化痰、降逆和胃、散结消痞，《本草从新》言其为"治湿痰之主药"；湿痰既成，阻滞气机，陈皮辛苦温燥，可理气健脾、燥湿化痰，取"治痰先治气，气顺则痰消"之意；茯苓甘淡，渗湿健脾以杜生痰之源。加味补中益气汤助脾气健旺而升于上，胃气得降而消于下，津液输布如常，痰涎水湿尽消，胞宫得启，故可受精而成孕矣。傅山又特别注明："不必用消化之品以损其肥，而肥自无碍；不必用浚决之味以开其窍，而窍自能通。"

《傅青主女科》论治疾病言简意赅，善于抓住主症特点，对每病证候的病因病机详察精审，往往见解独到。其论述不孕，虽分类众多，但以主症概括病因病机，重视脏腑、气血辨证，特别善以肾、肝、脾三脏及冲、任、督、带的失常来阐述妇人疾病。治疗中，强调女子多虚，故多以补益为先，肾、肝、脾三脏多以补肾、调肝、健脾为法，临证用药配伍严谨、主次分明、纯和平易、用药考究，故为后世广泛研习和推崇。

附篇：张璐《张氏医通·妇人门下·产后[1]》

【原文】

三冲：败血上冲[2]有三，或歌舞谈笑，或怒骂坐卧，甚者逾墙上屋，口咬拳打，山腔野调，号佛名神，此败血冲心，多死。方书用龙齿清魂散，然用之多不应，不若花蕊石散最捷，琥珀黑龙丹亦效；如虽闷乱，不致颠狂者，失笑散加郁金。若饱闷呕恶，腹满胀痛者曰冲胃，古法用五积散，余尝用平胃加姜、桂，往往获效。不应，送来复丹；呕逆腹胀血化为水者，《金匮》下瘀血汤。若面赤呕逆欲死曰冲肺，二味参苏饮，甚则加芒硝荡涤之。大抵冲心者，十难救一；冲胃者，五死五生；冲肺者，十全一二。产后，口鼻起黑色而鼻衄者，是胃气虚败而血滞也，急用二味参苏饮，稍迟不救。

三急：产后诸病，惟呕吐、盗汗、泄泻为急，三者并见必危。痰闭心窍，抵圣散去芍药加炮姜、茯苓；多汗，加乌梅。慎不可用浮麦伤胃耗气，枣仁腻滑作泻，芍药、五味酸收，皆能阻滞恶露也。

三审：凡诊新产妇，先审少腹痛与不痛，以征恶露[3]之有无；次审大便通与不通，以征津液之盛衰；再审乳汁行与不行及乎饮食多少，以征胃气之充馁。必先审此三者，以脉参证，以证合脉，脉证相符，虽异寻常，治之必愈；脉证相反，纵无危候，必多变端。即如产后恶露，常以弥月[4]为期，然间有六七朝即净者，又未可一概论也。此虽产母禀质不同，而胎之所禀亦异。如胎息壮盛，则气血尽归其子，瘀血自少；胎息孱弱，则气血涵养有余，瘀血必多。亦有产时去多，产后必少，产时去少，产后必多，势使然也。曾见一妇，艰产异常，三朝下一血块，大小形色，与茄无异。此后绝无瘀血，惟小便如皂荚汁，其少腹略无痛楚，良由艰产过伤子宫，关闸废弛，不能收敛，故其块得下，世俗名儿枕[5]者是也。大抵常产之妇，开合有权，既产之后，子宫即闭，儿枕随气攻注，碎作小块，续续而下，所以绵延日期。此则全块顿出，自无淋沥之患，即有余血，尽归溲便矣。此后屡见数妇，证虽大异寻常，以意逆之，其理自若也。产后血脱津伤，大便自应艰涩，每至五七日始通，无足怪也。其有发热谵语，脉滑实者，又当急攻以救津液。若兼少腹硬痛，又当破瘀为先。产后三朝，每有寒热蒸乳，寒热后，乳汁大行，此胃气孚化[6]，虽有余病，必无他虑；如无寒热而乳汁充然者，血气本旺也；若不寒热，无乳汁，此营卫不调，总无所苦，急宜当归内补建中汤，频与调之，否则弥月后渐见寒热骨蒸，而为蓐劳[7]之患矣。

【注释】

[1] 产后：即"产后病"，指产妇在产褥期内发生与分娩或产褥有关的疾病。从胎盘娩出至产妇全身各器官（除乳腺外）恢复至孕前状态的一段时期，称为"产褥期"，一般需 6～8 周。

[2] 败血上冲：产后恶露、瘀血当下不下或下而不畅，反逆而上冲引起的病候，历代医家习称为败血上冲。败血上冲犯及心、胃、肺，即产后三冲，多属危候，预后多不良。

[3] 恶露：指妇女分娩后从子宫排出的余血浊液，先是暗红色的血性恶露，也称为红恶露，持续 3～4 天干净；后渐变淡红，量由多渐少，称为浆液性恶露，7～10天干净；继后渐为不含血色的白恶露，2～3 周干净。恶露是产褥期主要表现之一，属于正常生理现象。产后血性恶露持续 10 天以上，仍淋沥不尽者，称为"产后恶露不绝"。

[4] 弥月：小儿出生满一月。

[5] 儿枕：指妊娠晚期，胞中余血成块有如儿枕，故名。《经效产宝·续编》载："十月足日，食有余，遂有成块，呼为儿枕。"又曰"胎侧则成形块者，呼为儿枕"。

[6] 孚化：孵化。

[7] 蓐（rù）劳：病名，又名"产后痨"。宋代陈自明《妇人大全良方·产后蓐劳方论》载："夫产后蓐劳者，此由生产日浅，血气虚弱，饮食未平复……时有盗汗寒热如疟，背膊烦闷，四肢不举，沉重著床，此则蓐劳之候也。又论曰：妇人因产理不顺，疲极筋力，忧劳心虑，致令虚羸喘乏，寒热如疟，头痛自汗，肢体倦怠，咳嗽痰逆，腹中绞刺，名曰蓐劳。"

【按语】

《张氏医通》共十六卷，内容丰富，包括内、外、妇、儿、五官诸科，具有很高的理论与临床价值，受到后世医家的推崇。作者张璐（1617—1699），字路玉，号石顽老人，江南长洲（今江苏苏州）人，清初著名医家，与喻昌、吴谦并称为清初三大名医。张璐一生著述颇丰，《张氏医通》乃其集大成之作。张璐论治妇科疾病，独具心得，《张氏医通·妇人门》详细论述了产后诸证、诸禁，尤以产后三冲、三急、三审极为精要，颇适合于临床应用。

"三病""三冲""三急"是古代医家对产后常见病和危重症的概括。《金匮要略·妇人产后病脉证治》论述了亡血伤津所致的"新产三病"："新产妇人有三病，一者病痉，二者病郁冒，三者大便难。"《张氏医通·妇人门》中则指出产后"败血上冲有三"："冲心者，十难救一；冲胃者，五死五生；冲肺者，十全一二。"同时指出："产后诸病，惟呕吐、盗汗、泄泻为急，三者并见必危。"前人所说的产后"三冲"，与西医产科的"羊水栓塞"有相似之处，应为产时危急重症。张璐认为产后诸病，唯以呕吐、盗汗、泄泻为急，若三者并见则更为危急，因产后气血大伤，加之上吐、下泻、汗出，益亡其津液，必致虚脱，危及生命，此为产后"三急"。

结合产后病的病因病机以"多虚多瘀"为特点，《张氏医通》中确立的"产后三审"成为产后重要的诊察要点，直至今日仍有重要的临床指导意义。张璐将审少腹痛或不痛，作为辨别产后瘀血多少的重要指征。由于产后血脱津伤，肠失濡润，因而大便艰涩，但随着人体正气的恢复，一般五至七日即可畅通；若兼有发热谵语，脉滑实者，当急以攻之，以救津液；若少腹硬满，则应破瘀为先。对产后乳汁行与不行，张璐认为乳汁系胃气所化，乳汁充裕与否，与胃气是否充盛有密切关系。若产后乳汁不行，宜内补当归建中汤调之。

第二十章　叶桂《临证指南医案》《温热论》▷▷▷▷

叶桂（1667—1764），字天士，号香岩，别号南阳先生。江苏吴县（今江苏苏州）人，祖籍安徽歙县。居上津桥畔，故晚年又号上津老人。清代著名医学家，温病四大家之一。叶桂生前日日忙于诊治患者，无暇亲笔著述，他留给后世学者的宝贵医学著作，均为其门人和后人搜集整理而成，《清史稿》言叶桂"贯彻古今医术，而鲜著述"。其主要著作有《温热论》《临证指南医案》《未刻本叶氏医案》等。《临证指南医案》共 10卷，由华岫云等将叶桂数年中的医案辑录整理而成，于 1764 年刊行，是收集叶桂医案比较完整的一部著作，代表叶桂学术思想和临床经验。《温热论》共 1 卷，相传为叶桂口述，经门人顾景文记录整理而成，于 1764 年刊行。本书记录了叶桂对温热病论述的精华部分，分析了温邪的传变规律、温热病的病机和治法，创立卫气营血辨证体系，介绍了温病查舌、验齿和观察斑疹等诊法，是一篇温病学的必读文献。

第一节　《临证指南医案·中风》

【原文】

风为百病之长，故医书咸[1]以中风列于首门。其论症，则有真中、类中，中经络、血脉、脏腑之分。其论治，则有攻风劫痰[2]，养血润燥，补气培元之治。盖真中虽风从外来，亦由内虚，而邪得以乘虚而入。北方风气刚劲，南方风气柔和，故真中之病，南少北多。其真中之方，前人已大备[3]，不必赘论。其类中之症，则河间立论云：因烦劳则五志过极，动火而卒[4]中，皆因热甚生火。东垣立论，因元气不足，则邪凑之，令人僵仆卒倒如风状，是因乎气虚。而丹溪则又云：东南气温多湿，由湿生痰，痰生热，热生风，故主乎湿。三者皆辨明类中之由也。类者，伪也，近代以来，医者不分真伪，每用羌、防、星、半、乌、附、细辛，以祛风豁痰[5]，虚症实治，不啻[6]如柄凿[7]之殊矣。今叶氏发明内风，乃身中阳气之变动。肝为风脏，因精血衰耗，水不涵木，木少滋荣，故肝阳偏亢，内风时起。治以滋液熄风，濡养营络，补阴潜阳，如虎潜、固本、复脉之类是也。若阴阳并损，无阴则阳无以化，故以温柔濡润之通补，如地黄饮子、还少丹之类是也。更有风木过动，中土受戕，不能御[8]其所胜，如不寐不食，卫疏汗泄，饮食变痰，治以六君、玉屏风、茯苓饮、酸枣仁汤之属。或风阳上僭[9]，痰火阻窍，神识不清，则有至宝丹芳香宣窍，或辛凉清上痰火。法虽未备，实足以补前人之未及。至于审症之法，有身体缓纵不收，耳聋目瞀，口开眼合，撒手遗尿，失音鼾睡，此本实先拨，阴阳枢纽不交，与暴脱无异，并非外中之风，乃纯虚症也，故先生急用大剂参附以回阳，恐纯刚难受，必佐阴药，以挽回万一。若肢体拘挛，半身不遂[10]，口眼㖞邪[11]，舌强言謇[12]，二便不爽，此本体先虚，风阳夹痰火壅塞，以致营卫脉络失和，治法急则先用开关，继则益气养血，佐以消痰清火，宣通经隧之药，气充血盈，脉络通利，则病可痊愈。至于风痱[13]、风懿[14]、风痹[15]、瘫痪，乃风门之兼症，理亦相同。案中种种治法，余未能尽宣其理，不过略举大纲，分类叙述，以便后人观览，余门仿此。

华岫云

【注释】

[1] 咸：全部，都。

[2] 攻风劫痰：祛除风邪和痰浊。

[3] 大备：完备。

[4] 卒：通“猝”，突然之意。

[5] 祛风豁痰：祛除风邪，消散痰湿。豁，消散之意。

[6] 不啻：如同。

[7] 枘（ruì）凿：枘，榫头；凿，榫眼。枘凿是“方枘圆凿”的略语。方榫头，圆榫眼，二者合不到一起，比喻两不相容。

[8] 御：抵挡、抵抗之意。

[9] 风阳上僭：肝阳化风上扰。

[10] 半身不遂：半边身体活动不利，指偏瘫。遂，顺从之意。

[11] 口眼㖞（wāi）邪：㖞邪，通“歪斜”，症见嘴歪向一侧，流口水，本侧眼睛不能闭合。

[12] 舌强言謇：舌体僵硬，言语不利索。

[13] 风痱：病证名，指以四肢废而不用，疼痛不明显的一种疾病。

[14] 风懿：中风症状之一，指猝然昏倒，舌强不能言，喉中有阻塞感和痰鸣音。

[15] 风痹：指风寒湿邪导致的肢体疼痛为主的一种疾病。

【按语】

本段文字为《临证指南医案·中风》华岫云所作的按语，总结了历代医家对中风病因病机认识的转变历史及叶桂论治中风的学术思想和临证经验。从临床来看，很多疾病的发生都与风邪有关，所以历代医书在开篇即列出中风病。对于此病，首先需分辨它是真中风还是类中风，判断风邪是自外感受还是内生，然后分辨证候类型，即中经络、中血脉、中脏腑。通常采用的治疗方法是祛除风痰、补益气血。真中风虽然风邪自外而来，实则为内在的正气虚，邪气乘虚而入。从地域来讲，真中风多发生在北方，类中风多发生在南方。

在金元以前，医家们对中风病因病机的认识都从外风论，常用小续命汤。自金元始，则从外风转向了内风。刘完素提出热极生风，李杲从元气亏虚角度论述中风，朱震亨从痰湿生热角度论述中风。尽管如此，仍有一些医家不认真分辨真中风和类中风，一概采用祛风化痰的药物，导致把虚证当成了实证治疗，两不相容。

叶桂对内风进行了深入研究，提出肝阳化风说。他认为内风就是身体阳气的变动。肝为风脏，需要肾水滋养，如果肾水匮乏，就会导致肝阳上亢，因此，治疗需要养阴增液、潜阳息风。如果阴阳都有亏损，需要采用柔润濡养的通补治法。肝气太盛，脾胃受损，则补益脾胃、调和肝脾。如果肝风夹痰火上扰，阻塞清窍，则芳香开窍，或辛凉清上。此外，中风也有阳气暴脱证，急用大剂参附以回阳。如果出现半身不遂、肢体活动不利和感觉失常，这是本体先虚，风阳夹痰火壅塞，治疗宜分缓急，急则先用开关，继则益气养血，佐以消痰清火、宣通经隧之药。叶桂的肝阳化风说，从阴阳气血平衡、脏腑经络整体来论述，颇有特色。

第二节 《临证指南医案·肝风》

【原文】

经云：东方生风，风生木，木生酸，酸生肝。故肝为风木之脏，因有相火内寄，体阴用阳，其性刚，主动主升，全赖肾水以涵之，血液以濡之，肺金清肃下降之令以平之，中宫敦阜[1]之土气以培之，则刚劲之质得为柔和之体，遂其条达畅茂之性，何病之有？倘精液有亏，肝阴不足，血燥生热，热则风阳上升，窍络阻塞，头目不清，眩晕跌仆，甚则瘛疭痉厥矣。先生治法，所谓缓肝之急以熄风，滋肾之液以驱热，如虎潜、侯氏黑散、地黄饮子、滋肾丸、复脉等方加减，是介以潜之，酸以收之，厚味以填之，或用清上实下之法。若思虑烦劳，身心过动，风阳内扰，则营热心悸，惊怖不寐，胁中动跃。治以酸枣仁汤、补心丹、枕中丹加减，清营中之热，佐以敛摄神志。若因动怒郁勃，痰火风交炽，则有二陈、龙荟。风木过动，必犯中宫，则呕吐不食，法用泄肝安胃，或填补阳明。其他如辛甘化风，甘酸化阴，清金平木，种种治法，未能备叙。然肝风一症，患者甚多，因古人从未以此为病名，故医家每每忽略。余不辞杜撰之咎，特为拈出，另立一门，以便后学考核云。

华岫云

【注释】

[1] 敦阜：敦，质朴、厚道；阜，大陆也，山无石者。土性敦阜。

【按语】

《内经》称肝为风木之脏，体阴用阳，内寄相火，其性刚烈，主升主动，必赖肾水以涵养，以阴血濡养，以肺金的清肃下降制约，以中焦脾胃培补，这样原本刚劲之质就会变为柔和之体，顺其疏畅条达之性，如此则不会生病。倘若精液有亏，肝阴不足，就会出现血燥生热，导致肝阳化风上扰，窍络阻塞，出现头目不清、眩晕跌仆，甚则瘛疭、痉厥。

参考叶桂的临证医案，可以概括其治法如下：缓肝之急以息风、滋肾之液以去热，常用虎潜丸、侯氏黑散、地黄饮子、滋肾丸、复脉汤等方加减，用介类药物以潜之，用味酸的药物以收之，用厚味的药物以填之，或用清上实下之法。如果因为思虑烦劳，身心过动，风阳内扰，导致营热心悸、惊怖不寐、胁中动跃，治以酸枣仁汤、补心丹、枕中丹加减，清营中之热，佐以敛摄神志。如果因动怒肝郁，痰火风交炽，用二陈汤、龙荟丸之类。如果风木过动，必犯脾胃，则呕吐不食，可用泄肝安胃或填补阳明的治法。此外，还有辛甘化风、甘酸化阴、清金平木等治法。

总之，叶桂从肝与其他脏的关系探讨了肝阳化风的病理，并参考临床实际总结了具体治疗方法，丰富了内风的治疗。

第三节 《临证指南医案·虚劳》

【原文】

虚损之症，经义最详，其名不一。考《内经》论五脏之损，治各不同。越人有上损从阳，下损从阴之议，其于针砭所莫治[1]者，调以甘药。《金匮》遵之而立建中汤，急建其中气，俾[2]饮食增而津血旺，以致充血生精而复其真元之不足。但用稼穑作甘之本味，而酸辛咸苦在所不用。盖舍此别无良法可医，然但能治上焦阳分之损，不足以培下焦真阴之本也。赖先生引申三才、固本、天真、大造、桂枝龙骨牡蛎、复脉等汤，以及固摄诸方，平补足三阴法，为兼治五脏一切之虚，而大开后人聋聩[3]，可为损症之一助也。夫《金匮》又云：男子脉大为劳，极虚亦为劳。夫脉大为气分泄越，思虑郁结，心脾营损于上中，而营分委顿，是归脾、建中、养营、四君、五味、异功等汤之所宜也。脉极虚亦为劳，为精血内夺，肝肾阴不自立，是六味、八味、天真、大造、三才、固本、复脉等汤，以及平补足三阴，固摄诸法所宜也。然仲景以后，英贤辈出，岂无阐扬幽隐[4]之人？而先生以上，又岂无高明好学之辈？然欲舍仲景先生之法，而能治虚劳者，不少概见[5]。即如东垣、丹溪辈，素称前代名医，其于损不肯复者，每以参术为主，有用及数斤者，其意谓有形精血难复，急培无形之气为要旨。亦即仲景建中诸汤而扩充者也。又厥[6]后，张景岳以命门阴分不足是为阴中之阴虚，以左归饮、左归丸为主。命门阳分不足者为阴中之阳虚，以右归饮、右归丸为主。亦不外先生所用三才、固本、天真、大造等汤，以及平补足三阴、固摄诸法，而又别无所见也。故后人称仲景、先生善治虚劳者，得其旨矣。

邹滋九

久虚不复谓之损，损极不复谓之劳，此虚、劳、损三者，相继而成也。参其致病之由，原非一种，所现之候，难以缕析[7]。大凡因烦劳伤气者，先生用治上治中，所以有甘凉补肺胃之清津，柔剂养心脾之营液，或甘温气味，建立中宫，不使二气日偏，营卫得循行之义。又因纵欲伤精者，当治下而兼治八脉，又须知填补精血精气之分，益火滋阴之异，或静摄任阴[8]，温理奇阳之妙处。若因他症失调，蔓延而致者，当认明原委，随其机势而调之。揣先生之用意，以分其体质之阴阳为要领，上中下见症为着想，传变至先后天为生死断诀。若逐节推求，一一根荄[9]可考，非泛泛然而凑用几味补药，漫言为治也。

邵新甫

【注释】

[1] 莫治：不能治。

[2] 俾（bǐ）：使。

[3] 聋聩：耳聋或天生的聋子，比喻愚昧无知。

[4] 阐扬幽隐：阐述发扬隐晦深义。

[5] 不少概见：很难真正见到。

[6] 厥：其。

[7] 难以缕析：很难详细地分析。

[8] 静摄任阴：静养任脉之阴。静摄，静养之意。任脉主一身之阴，故言任阴。

[9] 根荄（gāi）：比喻事物的根本。荄，草根。

【按语】

本段文字为邹滋九和邵新甫所作按语，总结叶桂论治虚劳的经验。关于虚损病，《内经》里提出五脏虚损，指出其治疗方法各不相同。秦越人提出在上虚损从阳治，在下虚损从阴治，首选针灸砭石治疗，针灸砭石不能使用的，以甘味的药物调理。《金匮要略》创立小建中汤，以甘味药调补脾胃、补益精血、培养元气。然而甘味药物只能补上焦阳气的不足，不能填补下焦真阴的亏损。考察叶桂临证所用三才、固本、天真、大造、桂枝龙骨牡蛎、复脉及平补足三阴法等治疗虚损的有效方剂与方法，能够治疗五脏一切虚证，这为虚损论治提供了新思路。"男子平人，脉大为劳，极虚亦为劳"。其中脉大提示的就是脾胃亏虚，营阴亏损，气分泄越，或由于思虑郁结导致心脾营损，可用归脾、建中、养营、四君、五味、异功等方药。脉极虚反映精血内夺，肝肾阴亏，可用六味、八味、天真、大造、三才、固本、复脉等方，或者采用平补足三阴法，固摄治疗。

叶桂对虚损证的治疗，在继承前人治疗虚损的学术经验基础上，通过大量临床实践，形成了以甘药理虚、血肉填精为用药特色的理虚大法。

甘药理虚：劳役过度或饥饱失节，多致脾损阳伤，常有食少便溏、形神萎靡、少气懒言、脉弱无力等见症。治疗应遵循《内经》"劳者温之""损者益之"的法则。他认为《内经》所谓"劳者温之"之"温"，是指温养而言，而非温热之用；"损者益之"之"益"，即是补益。即治疗劳损之证，当用甘温之品补益中宫阳和之气。因此，叶桂明确指出"凡补药气皆温，味皆甘，培生生初阳，是劳损主治法则"。培中主张脾胃分治。阳伤者治疗重点在脾，治用甘温，方如李杲补中益气汤、仲景小建中汤等。阴伤者治疗重点在胃，治用甘凉，即叶桂养胃阴方法。若阴阳俱不足，仍以建中为主，或用建中汤加人参，或用异功散加五味子等。

血肉填精：劳欲房室，多致下元精血耗竭之证。叶桂认为此等证非一般的脏腑功能不足，若单纯地用寻常草木之品，功效薄弱，因其虚在精血，而"精血皆有形，以草木无情之物为补益，声气必不相应"，须用"血肉有情，栽培身内之精血"，即以大量血肉有情之品填精补髓，培补肝肾之精血，方可有效。具体用药，阳虚以鹿茸为主，阴虚以龟甲为主，其他如鹿角胶、龟甲胶、紫河车、阿胶、鳖甲、牛乳、人乳、羊肉、鲍鱼、淡菜、鸡子黄及猪肉、牛骨髓等，则随证选用。虚损病证虽有阳虚之象，但要避免用刚燥的肉桂、附子之类以防劫伤阴精；虽有阴虚之象，但要避免用苦寒的黄柏、知母之属，以防伤及脾胃。

叶桂治疗虚损从三焦着眼，正如邵新甫所总结的"以分其体质之阴阳为要领，上、中、下见症为着想，传变至先后天为生死断诀"，即三损尤重中、下之损，注重纠正阴阳偏胜。甘药理虚偏重于中焦，治中损贵在"安谷"；血肉填精偏重于下焦，治下损重在"精生"。对既有精亏，又不能安谷的损证，则取中下兼顾的治法，或以下损为主，加山药、茯苓等以扶胃气；或以中损为主，加熟地黄等以顾下元。对于久咳、咯血的上损患者，除常用沙参、麦冬、阿胶、五味子、杏仁等养肺外，还主张用黄芪、山药、薏苡仁、大枣、炙甘草等培土生金。

第四节　《临证指南医案·脾胃》

【原文】

脾胃之论，莫详于东垣，其所著补中益气、调中益气、升阳益胃等汤，诚补前人之未备。察其立方之意，因以内伤劳倦为主，又因脾乃太阴湿土，且世人胃阳衰者居多，故用参、芪以补中，二术以温燥，升、柴升下陷之清阳，陈皮、木香理中宫之气滞，脾胃合治。若用之得宜，诚效如桴鼓。盖东垣之法，不过详于治脾，而略于治胃耳。乃后人宗其意者，凡著书立说，竟将脾胃总论，即以治脾之药，笼统[1]治胃，举世皆然。今观叶氏之书，始知脾胃当分析[2]而论。盖胃属戊土，脾属己土，戊阳己阴，阴阳之性有别也。脏宜藏，腑宜通，脏腑之体用各殊也。若脾阳不足，胃有寒湿，一脏一腑，皆宜于温燥升运者，自当恪遵东垣之法。若脾阳不亏，胃有燥火，则当遵叶氏养胃阴之法。观其立论云：纳食主胃，运化主脾，脾宜升则健，胃宜降则和。又云：太阴湿土，得阳始运；阳明阳土，得阴自安。以脾喜刚燥，胃喜柔润也。仲景急下存津，其治在胃。东垣大升阳气，其治在脾。此种议论，实超出千古。故凡遇禀质木火之体，患燥热之症，或病后热伤肺胃津液，以致虚痞不食，舌绛咽干，烦渴不寐，肌燥熇热，便不通爽，此九窍不和，都属胃病也，岂可以芪、术、升、柴治之乎？故先生必用降胃之法，所谓胃宜降则和者，非用辛开苦降，亦非苦寒下夺，以损胃气，不过甘平，或甘凉濡润，以养胃阴，则津液来复，使之通降而已矣。此义即宗《内经》所谓六腑者，传化物而不藏，以通为用之理也。今案中所分胃阴虚、胃阳虚、脾胃阳虚、中虚、饥伤、食伤，其种种治法，最易明悉，余不复赘。总之，脾胃之病，虚实寒热，宜燥宜润，固当详辨。其于升降二字，尤为紧要。盖脾气下陷固病，即使不陷，而但不健运，已病矣。胃气上逆固病，即不上逆，但不通降，亦病矣。故脾胃之治法，与各门相兼者甚多，如呕吐、肿胀、泄泻、便闭、不食、胃痛、腹痛、木乘土诸门，尤宜并参[3]，互相讨论，以明其理可也。

华岫云

【注释】

[1] 笼统：含糊，无分别。

[2] 分析：分开，区分。

[3] 并参：合在一起参看。

【按语】

此段文字主要阐述脾胃病的论治。关于脾胃，李杲提出甘温补脾、升阳散火的治法，颇有创见。李杲的脾胃学说主要针对内伤劳倦、脾胃阳虚的病证，用药多采用人参、黄芪、苍术、白术、升麻、柴胡、陈皮等，临床用之得宜，效果很好。但李杲的治法，详于治脾而略于治胃，其后的医家们不知道这一点，将脾胃混同论治，不加分别。

叶桂提出脾胃应该分别论治。脾胃虽然都属土，但是胃属戊土，脾属己土。脾属脏宜藏，胃属腑宜通，脏腑之体用各不同。如果属于脾阳虚，寒湿阻滞，需要用温燥之品升阳促运化，可以采用李杲的脾胃病治法；如果脾阳不亏，胃有燥火，则应该采用叶桂的养胃阴之法。叶桂认为，脾胃生理病理不同。胃主受纳饮食，以通降为顺，性喜柔润；脾主运化饮食，以升发为常，喜燥而恶湿。故脾病需要阳气推动才能恢复运化，胃病需要保存津液才能通降。张仲景提出"急下存阴"，目的是治胃；李杲提出大升阳气，是治在脾。如果因为体质或热病导致胃阴损伤，出现舌绛咽干、烦渴不寐、肌燥熇热、便不通爽等阴虚火旺症状，不适宜用芪、术、升、柴这些补气升阳之品，只能采用养阴降胃的方法。但降胃不是辛开苦降，也不是用苦寒泻下，这些都会损伤胃气。叶桂主张腑宜通即是补，倡导用甘平或甘凉濡润，清养胃阴，以恢复胃主顺降之生理特性。常用沙参、麦冬、天冬、生地黄、石斛、火麻仁、玉竹、甘蔗汁、梨汁、蔗浆、粳米、甘草等；若肝阴胃汁俱虚，则可加入乌梅、木瓜、白芍等酸甘化阴之品；若兼脾运不醒，则可稍佐芳香醒脾、化湿助运之品，如鲜佩兰、香豆豉、半夏曲、广陈皮、扁豆衣、薏苡仁、大麦芽、生谷芽、荷叶等。

总之，论治脾胃病，不仅要分清寒热虚实，还要分清是该升脾阳、燥脾湿，还是降胃气、润胃燥。此外，脾胃病常常并发于各类疾病之中，需要合起来参看。由此可见，叶桂提出的脾胃分治思想及胃阴学说，既是对张仲景学术的继承发展，又是对李杲脾胃论的补充。

第五节 《临证指南医案·胃脘痛》

【原文】

阳明乃十二经脉之长，其作痛之因甚多。盖胃者汇也，乃冲繁要道[1]，为患最易。虚邪贼邪之乘机窃[2]发，其间消长不一。习俗辛香温燥之治，断不容一例而漫施[3]。然而是病，其要何在？所云初病在经，久痛入络，以经主气，络主血，则可知其治气治血之当然也。凡气既久阻，血亦应病，循行之脉络自痹，而辛香理气，辛柔和血之法，实为对待必然之理。又如饱食痛甚，得食痛缓之类，于此有宜补不宜补之分焉。若素虚之体，时就[4]烦劳，水谷之精微不足以供其消磨，而营气日虚，脉络枯涩，求助于食者，甘温填补等法，所宜频进也。若有形之滞堵塞其中，容纳早已无权，得助而为实实，攻之逐之等剂，又不可缓也。寒温两法，从乎喜暖喜凉；滋燥之殊，询其便涩便滑。至于饮停必吞酸，食滞当嗳腐，厥气[5]乃散漫无形，瘀伤则定而有象。蛔虫动扰，当频痛而吐沫；痰湿壅塞，必善吐而脉滑。营气两虚者，不离乎嘈辣动悸。肝阳冲克者，定然烦渴而呕逆。阴邪之势，其来必速。郁火之患，由渐而剧也。

邵新甫

【注释】

[1] 冲繁要道：事务繁重的重要通道。
[2] 窃：偷偷地，暗中。
[3] 漫施：随意施治。漫，随意。
[4] 时就：经常受到。时，经常。就，受到。
[5] 厥气：逆乱之气。

【按语】

此段阐述胃脘痛的论治。引起胃脘痛的原因很多，叶桂认为，胃是气血汇集之地，是事务繁重的重要通道，所以容易患病。外来邪气乘虚进入人体，发病情况会随时间变化，医家们习惯采用辛香温燥的药物治疗，但一定要遵循辨证施治的原则，具体问题具体分析、具体病情具体对待。

叶桂认为，疾病初期在经脉，久病会深入络脉，因为经脉主气，络脉主血，所以疾病初期治气治经，病久就要治血治络。大凡气滞久了就会产生血瘀，所以除了运用辛香理气药，还要配合辛柔和血，这才是正确的治疗。如饱食后胃脘痛加重，或得食后疼痛减轻，治法当有是否适宜补法的区别。如果患者素体虚弱，常被烦劳所伤，气血亏耗，脉络枯涩，故而求助于食，可以频频采用甘温填补之法。如果有形实邪停滞堵塞胃脘，就需要紧急采用攻逐的方法，不能迟缓。至于寒温两法的运用，要依据胃脘疼痛喜暖喜凉来决定；而滋润和燥湿之法的运用，可以通过询问大便干涩还是滑泄来决定。如果是饮停胃脘则见吞酸，伤食当见嗳腐，气滞疼痛多散漫无形，而瘀伤疼痛固定一处。如果是蛔虫动扰，当出现胃脘频频疼痛而吐涎沫；如果是痰湿壅塞胃脘，必会出现频繁呕吐且脉滑。如果是气营两虚，会出现胃脘嘈杂、心动悸。如果肝阳上升乘克胃脘，则会出现烦渴而呕逆。如果是阴邪侵袭，则胃脘痛发生急速。如果是郁火导致，症状常表现为由渐而剧。

综上所述，叶桂对于胃脘痛的论治中既体现了辨证论治的精神，又提出了久病治血治络的理论，为临床治疗胃脘痛打开了新思路。

第六节 《临证指南医案·调经》

【原文】

《易》曰：乾道成男，坤道成女。女子属阴，以血为主。故女科治法，首重调经。经，常也，如潮汐之有信，如月之盈亏，不愆[1]其期，故曰经水，又曰月事，又曰月信。《内经》云：太冲脉盛，月事以时下。景岳云：冲为五脏六腑之海，脏腑之血，皆归冲脉。可见冲脉为月经之本[2]也。然血气之化，由于水谷。水谷盛则血气亦盛，水谷衰则血气亦衰。是水谷之海，又在阳明，可见冲脉之血，又总由阳明水谷所化，而阳明胃气，又为冲脉之本也。故月经之本，所重在冲脉，所重在胃气，所重在心脾生化之源耳。心主血，脾统血，肝藏血。凡伤心、伤脾、伤肝者，均能为经脉之病。《内经》曰：二阳之病发心脾，有不得隐曲，女子不月，其传为风消，其传为息贲者，死不治。不得隐曲，言情欲不遂，而病发心脾也。风消者，发热消瘦，胃主肌肉也。息贲者，喘息上奔，胃气上逆也。此虽言病发心脾，而实重在胃气，因心为胃之母，胃为脾之腑也。《内经》又曰：有病胸胁支满者，妨于食[3]，病至则先闻腥臊臭，出清液，先唾血，四肢清，目眩，时时前后血，病名血枯。此得之年少时，有所大脱血，若醉入房中，气竭肝伤，故月事衰少不来也。治之以四乌鲗骨一藘茹，二物并合之，丸以雀卵，大如小豆，以五丸为后饭，饮以鲍鱼汁，利肠中及伤肝也。此段经文全重在气竭肝伤四字，为通节之纲旨[4]。胸胁，肝部也。支满，肝病也。妨于食，木邪凌土也，病则先闻腥臊臭，脾喜芳香，今脾土为木邪凌虐，病则先闻腥臊，乃肝之旺气也。出清液，脾虚不能敷化[5]水精也。先唾血，脾伤不能统运营血也。四肢清，阳衰不能傍达[6]四末也。目眩，阳不充而水上溢于经也。前后血，阴受伤而血内溢于络也。血枯，内有干血，血不归经，而结胞门也。良由年少不禁，气竭肝伤，而致月事衰少或不来也。治以乌鲗骨四分，取其味咸走肾，性温达肝。配以藘茹一分，取其辛散内风，温去恶血。二物并合，功专破宿生新。丸以雀卵，取其温补助阳，能调子脏精血。以五丸为后饭者，先药后饭，使药徐行下焦，力贵专功，五丸不为少也。饮以鲍鱼汁，利肠垢，和肝伤，取其臭秽之味，佐乌鲗骨而辟宿积之血也。《金匮要略》言调经之法甚详。后世如王节斋、薛立斋诸贤，论症透彻，用方精切，俱可为程式[7]，兹不具赘。今观叶先生案，奇经八脉，固属扼要。其次最重调肝，因女子以肝为先天，阴性凝结，易于拂郁，郁则气滞血亦滞。木病必妨土，故次重脾胃。余则血虚者养之，血热者凉之，血瘀者通之，气滞者疏之，气弱者补之，其不治之症，直言以告。诚一代之良工，女科之明鉴，学者当奉为典型。更能参考《内经》、仲景及诸贤案论，自然学业日进，登峰造极矣。

秦天一

【注释】

［1］不愆（qiān）：不错过。愆，过失，错过，耽误。
［2］月经之本：月经的根本。
［3］妨于食：妨碍饮食。
［4］纲旨：纲领和要旨。
［5］敷化：敷布运化。
［6］傍达：到达。
［7］程式：规程，法式。

【按语】

此段文字主要阐述女子调经的治法。叶桂认为，女子属阴，以血为主，所以女科疾病的治法，首重调经。经，就是常的意思，如潮汐发作，如月亮有盈亏，均有定时。所以月经又称为经水、月事、月信，这就是月经名称的由来。《内经》讲"太冲脉盛，月事以时下"，明代医家张介宾云："冲为五脏六腑之海。脏腑之血，皆归冲脉。"这说明冲脉才是月经的根本。但是气血化生依赖水谷，而水谷运化又来自脾胃，因此阳明胃气又是冲脉的根本。如此，叶桂提出月经的根本，与冲脉、胃气密切相关。心肝脾胃也是气血生化的重要参与者，心主血，脾统血，肝藏血，心为胃之母，胃为脾之腑也。《内经》言"二阳之病发心脾，有不得隐曲，女子不月"，还指出人年少时，因为大脱血，醉入房中，导致气竭肝伤，故月事衰少不来，以四乌鲗骨一蘆茹丸治疗。《金匮要略》及之后的医家王纶、薛己等诸贤，对于月经病的论治很详细，亦可以作为临床治疗的规范。

从叶桂的临证医案可以看出，他论治月经病特色体现在如下几方面：首先重视奇经八脉辨证；其次最重调肝，因为女子以肝为先天，容易怫郁导致气滞血瘀；肝病会影响脾胃，故叶桂次重脾胃。其余的治法则需依据辨证论治，血虚养血、血热凉血、血瘀活血、气滞疏导、气弱补益，如果是不治之症，直言告诉患者。

综上所述，叶桂月经病的论治不仅参考《内经》《伤寒杂病论》，还融汇吸收各家临证经验和理论，并且提出从奇经八脉论治的创新见解，实属难能可贵，值得后世学习。

第七节 《温热论》温病大纲

【原文】

温邪上受，首先犯肺，逆传[1]心包。肺主气属卫，心主血属营。辨营卫气血虽与伤寒同，若论治法，则与伤寒大异。盖伤寒之邪，留恋在表，然后化热入里，温邪则热变最速，未传心包，邪尚在肺。肺主气，其合皮毛，故云在表。在表初用辛凉轻剂，挟风则加入薄荷、牛蒡之属，挟湿加芦根、滑石之流。或透风于热外，或渗湿于热下，不与热相抟[2]，势必孤矣。不尔[3]，风挟温热而燥生，清窍必干，谓水主之气不能上荣，两阳相劫[4]也。湿与温合，蒸郁而蒙蔽于上，清窍为之壅塞，浊邪害清[5]也。其病有类伤寒，其验之之法，伤寒多有变症，温热虽久，在一经不移，以此为辨。

【注释】

[1] 逆传：与顺传相对而言。
[2] 相抟：混在一起。抟，把东西捏聚成团。
[3] 不尔：不如此，不然。
[4] 两阳相劫：风和温热两邪气威逼。两阳，指风和温热。劫，威逼。
[5] 浊邪害清：湿浊邪气侵害清窍。

【按语】

此段文字主要阐述温病的论治大纲。叶桂认为，温邪从口鼻而入，首先侵犯肺脏，顺传到阳明胃，遵循卫气营血传变规律，如果发生逆传，就会上犯心包。肺主气属卫分，心主血属营分，心包为心之外围，代心受邪，故温邪初犯在肺卫，顺传到气分，逆传则直接从卫分进入营分。虽然温病和伤寒在营卫气血阶段辨证相似，但治法差别很大。伤寒邪气从肌表而入，首先侵犯足太阳膀胱经，然后逐渐化热入里；而温邪侵入化热很快，如果未传心包，则邪尚在肺卫。温病初起可以使用辛凉轻剂，夹风加薄荷、牛蒡子，夹湿加芦根、滑石，使透风于热外、渗湿于热下，只要风、湿不与热结聚在一起，病则易治。若风夹温热就会致燥，清窍必然干燥。湿与温合就会蒸郁而蒙蔽于上，壅塞清窍。

总之，温病初期症状和狭义伤寒相似，分辨的要点是伤寒多遵循六经传变发生变证，温病则不会。由此可见，叶桂本着实事求是的科学态度，既着重论述了温病的传变规律和论治方法，又提出了温病初期与狭义伤寒的鉴别方法。

第八节 《温热论》卫、气、营、血看法

【原文】

大凡[1]看法，卫之后方[2]言气，营之后方言血。在卫汗之可也，到气才可清气。入营犹[3]可透热转气，如犀角、元参、羚羊等物。入血则恐耗血动血，直须[4]凉血散血，如生地、丹皮、阿胶、赤芍等物。否则，前后不循缓急之法，虑[5]其动手便错耳。

【注释】

[1] 大凡：大概，表示总括一般的情况。
[2] 方：才。
[3] 犹：还。
[4] 直须：应当。
[5] 虑：担忧。

【按语】

叶桂在仲景《伤寒论》的基础上，继承历代医家治疗温热病的学术经验，结合临床热性病流行的特点，阐述温病的传变规律和治疗原则，提出了以卫气营血为纲的证治体系。

1. 温病的传变规律　叶桂认为，温邪从口鼻而入，首先侵犯肺脏，顺传到阳明胃，遵循卫、气、营、血传变规律，并由此提出卫、气、营、血各阶段基本治疗大法。

2. 温病的治疗原则

（1）在卫汗之可也　叶桂认为，温热之邪从口鼻而入，侵犯肺卫，可见发热，微恶风寒，无汗或汗出不畅，舌边尖红，脉浮数，常伴头痛，咳嗽，口干微渴，咽喉肿痛等症。对于卫分证的治疗，叶桂提出"在表初用辛凉轻剂"，与《伤寒论》之用麻桂的辛温有明显的区别。叶桂言"辨营卫气血虽与伤寒同，若论治法，则与伤寒大异也"。伤寒为外感寒邪，风寒来袭，表闭阳气受伤，必须以辛温之品以运阳气，促使汗出，邪随汗解。温病卫分证，为温邪郁于肺卫，以郁热为主，病虽轻浅，但已有轻度津伤，绝不能用辛温发汗之法，以免再度伤阴。吴鞠通在《温病条辨》银翘散方论中言"按温病忌汗，汗之不惟不解，反生他患……病口鼻吸受而生，徒发其表，亦无益也"。可见"在卫汗之可也"之汗绝非仅用发汗之法。柳宝诒《瘟病逢源》言"暴感风温，其邪专在于肺，以辛凉轻散为主，热重者兼用甘寒清化"。

温邪郁于肺卫，当用辛凉清解之法。辛能宣邪，凉可清热，轻清升散，清解肺卫郁热，邪去热清，卫疏三焦通畅，营卫调和，津液得布，自然微微汗出而愈。因表解里和，自然邪透汗泄，虽然不发汗而达到汗出的目的。"汗之"不是治疗的方法，而是通过治疗所要达到的目的。临床运用时，必须根据邪郁轻重、热的多少及夹风夹湿的程

度，全面考虑决定辛散与清凉药物的配伍、比重及加减，以体现辨证论治的原则。叶桂言"在表初用辛凉轻剂，夹风则加入薄荷牛蒡之属；夹湿加芦根滑石之流；或透风于热外，或渗湿于热下，不与热相搏，势必孤矣"。所以有透风于热外的辛凉散风法和渗湿于热下的甘淡祛湿法。

（2）到气才可清气　气分证为邪盛正气不衰，正邪剧争的实热证，可见大热，不恶寒反恶热，汗出，口渴饮冷，舌苔黄燥，脉数有力。根据《素问·至真要大论》"治热以寒"用寒凉之品清解气分热毒。"到气才可清气"不仅论述了气分证的治疗原则，而且指出了清气不可过早，不在气分不能用清气法。如邪在卫分本应用辛凉轻剂，若过用苦寒，则闭塞气机，诛伐正气，卫分气机郁闭，邪无外达之路，遂即内陷于里。吴鞠通言"肺为清虚之脏，微苦则降，辛凉则平""肺药取轻清，过煎则味厚入中焦矣"，其精神在银翘散、桑菊饮中充分体现，两方用药质地轻、分量轻、药汁清、其味亦淡。

（3）入营犹可透热转气　热邪入营，劫伤营阴，可见身热夜甚，口不甚渴或不渴，心烦不寐，甚或神昏谵语，斑疹隐隐，舌质红绛无苔，脉细数。"入营"指温热之邪侵入人体，深入阴分，耗伤营阴的阶段。营血同居脉中，可分而不可离，应注意区分。根据《灵枢·邪客》言"营气者，泌其津液，注之于脉，化以为血"，营气把津液渗透到脉中而为血，可见营是血液的组成部分，所以叶桂说"营分受热，则血液受劫"，这里的血液耗伤是热邪劫伤"营阴"所致。而当热邪进一步深入耗伤肝血肾精或迫血妄行，称为血分证。

营分证热邪虽已入营，但只伤营阴尚未伤及肝肾精血，正气抗邪，仍有祛邪外出之势。叶桂云"入营犹可透热转气，如犀角、元参、羚羊角等物"，但要注意的是，犀角、玄参、羚羊角并不是"透热转气"之品。按《素问·至真要大论》言："热淫于内，治以咸寒，佐以甘苦。"邪热入营，热炽营中，犀角、玄参、羚羊角均为咸寒之品，可直清营中热毒，玄参能养阴，三者仅是清营养阴之用，并无透热转气之能。后来吴鞠通《温病条辨》所创的清营汤，为治疗热邪入营、劫伤营阴的代表方剂，因方中金银花、连翘、竹叶三药有透热转气的作用，故部分后世医学家把对透热转气的认识局限在营分证的初期阶段和清营汤中用金银花、连翘、竹叶三味药的范围内。而清营汤方后自注云"故以清营汤清宫中之热，而保离中之虚也"，明确指出清营养阴是治疗营分证的根本方法，并未论及透热转气。叶桂虽未指出什么是"透热转气"，但其含义可从他对营分证的治疗中去体会，他根据自己的多年经验，总结出各种不同情况下透热转气的用药规律。如从风热入营者，用犀角、竹叶之属，因从风热入营者，为风热之邪阻滞气机，使营热不能外达，故用竹叶清风热而宣郁，以畅气机。从湿热入营者，用犀角、花露之品，因从湿热入营者，为湿热之邪阻滞气机，故用花露芳香化湿以开郁疏通气机，使营热外达。综上所述，透热转气的用药，随造成气机阻滞的原因而异，但其目的都是排除障碍、宣畅气机，使邪有出路，则入营之邪即可外透，转出气分而解。

（4）入血则直须凉血散血　温热病后期，邪热深入血分可致三方面的病理变化：一则以血热炽盛迫血妄行为主，瘀血为次；二则热毒内陷血分，热搏血瘀；三则热毒余邪久羁，损伤肝肾真阴，以致精血亏损。可见身热夜甚，躁扰不宁，甚或昏狂，吐血、衄血、便血、尿血，斑疹显露，色紫黑，舌质深绛，脉细数；或见抽搐，颈项强直，角弓反张，目睛上视，牙关紧闭，四肢厥冷，脉弦数；或见持续低热，暮热早凉，五心烦热，神疲欲寐，耳聋，形瘦，脉虚细；或见手足蠕动等。针对这些病理变化，叶桂提出："入血就恐耗血动血，直须凉血散血。""凉血散血"是指凉血养阴、活血散瘀的治法，该治法具有清、养、散三个方面的作用。"清"指清热凉血，药如犀角、牡丹皮等。因血热不除，血不归经，故凉血之品有宁血之效。"养"指滋养阴血肾精，如熟地黄、龟甲、鳖甲，因肝肾精血不复，虚风内动，"存得一分阴液，便有一分生机"。"消"指消散瘀血，如牡丹皮、赤芍等药。如瘀血不去可败血妄行，亦可瘀热互结，蒙蔽清窍，故温病后期热入血分，不仅需要凉血，也不可偏废散血。

叶桂所指卫、气、营、血，是代表温病四个不同发展阶段的新概念，它标志着病邪的深浅、病势的缓急、病情的轻重、传变的趋势及治疗的方向等，是识别温病、治疗温病的纲领。它一方面呈现了温热病传变的一般规律，另一方面也为温热病的辨证施治提供了一种思维模式。它的出现意味着温病学说摆脱了《伤寒论》辨治体系的束缚，形成了更合适温病的辨治体系，为后世开辟了新的途径。

第二十一章 王清任《医林改错》 ▷▷▷▷

王清任（1768—1831），一名全任，字勋臣，直隶省玉田（今河北玉田）人，清代著名医学家。王清任重视脏腑解剖，他亲赴墓冢观察尸体并请教相关人员，绘得脏腑图谱二十五幅。重视瘀血学说，对于气虚血瘀病机学说研究颇深。所著《医林改错》，刊行于1830年，汇集王清任42年临证心得、读书杂记等多方面内容。全书分为上、下二卷，上卷以《亲见改正脏腑图》为核心，对以往医著中的脏腑图进行修订，认为业医"当先明脏腑"，提出"灵机记性在脑"，并列出通窍活血汤、血府逐瘀汤、膈下逐瘀汤及所治病证。下卷记载了王清任辨治半身不遂、瘫痿、痹症等病的心得，认为"治病之要诀，在明白气血"，介绍了补气活血和活血化瘀的临证运用，共总结上百种气虚证和血瘀证。其创制逐瘀汤类方、补阳还五汤等至今仍广泛应用于临床，疗效显著。

第一节 《医林改错·脏腑记叙》

【原文】

夫业医诊病，当先明脏腑。尝阅古人脏腑论及所绘之图，立言处处自相矛盾……余尝有更正之心，而无脏腑可见。自恨著书不明脏腑，岂不是痴人说梦，治病不明脏腑，何异于盲子夜行！虽竭思区画，无如之何。十年之久，念不少忘。至嘉庆二年丁巳，余年三十，四月初旬，游于滦州[1]之稻地镇，其时彼处小儿正染瘟疹痢症，十死八九。无力之家，多半用代席裹埋。代席者，代棺之席也。彼处乡风，更不深埋，意在犬食，利于下胎不死。故各义冢中，破腹露脏之儿，日有百余。余每日压马过其地，初未尝不掩鼻，后因念及古人所以错论脏腑，皆由未尝亲见，遂不避污秽，每日清晨，赴其义冢，就群儿之露脏者细视之。犬食之余，大约有肠胃者多，有心肝者少，互相参看，十人之内，看全不过三人，连视十日，大约看全不下三十余人。始知医书中所绘脏腑形图，与人之脏腑全不相合，即件数多寡，亦不相符。

余于脏腑一事，访验四十二年，方得的确，绘成全图，意欲刊行于世……今余刻此图，并非独出己见，评论古人之短长，非欲后人知我，亦不避后人罪我，惟愿医林中人，一见此图，胸中雪亮，眼底光明，临症有所遵循，不致南辕北辙，出言含混，病或少失，是吾之厚望。幸仁人君子，鉴而谅之。

【注释】

［1］滦州：今河北省唐山市。

【按语】

王清任认为业医诊病，当先明脏腑。中医论脏腑，虽更注重功能及脏腑间的整体联系，但同时对脏腑解剖结构也有一定认识，如《灵枢·经水》指出"若夫八尺之士，皮肉在此，外可度量切循而得之，其死可解剖而视之……皆有大数"，《难经》对脏腑也有详细描述，如"脾重二斤三两，扁广三寸，长五寸，有散膏半斤""肺重三斤三两，六叶两耳，凡八叶""胆重三两三铢，盛精汁三合"，《格致余论》指出"子宫，一系在下，上有两歧，一达于左，一达于右"等。

王清任在实践中发现前人对脏腑结构的描述不够精准，甚至"立言处处自相矛盾"。他历数了医家的诸多矛盾之后，认为古人之误在于"皆由未尝亲见"，感叹自己虽有更正之心，而无脏腑可见，为追求真理，他敢于疑古，进行了长达40余年解剖学观察、研究活动。

嘉庆二年（1797），河北滦州稻地镇瘟疹痢症肆虐，患者（尤其儿童）死伤无数，贫穷百姓多以席裹尸草草而葬，王清任路过墓地看到了被狗拖咬而外露的尸体内脏，由此获得了观察人体内脏的机会。他冒着被传染疾病的风险，忍受着尸体的气味，每日清晨去墓地观察尸体，持续十余日。通过观察发现古医书所绘的脏腑图多与事实不符，但这样观察到的尸体内脏常常残损不全，对此他心有不甘，想尽各种办法去对身体脏器进行观察，遇见观察尸体内脏的机会从不放过，并且观察到女人与男人、成人与小孩的脏腑结构基本相同。道光九年（1829），王清任得知一位官员镇守哈密时，见过很多尸体，对于人体膈膜结构甚为了解，于是前去拜访。通过这位官员的讲解，王清任对于膈膜的形状和位置，有了清楚的认识。王清任不仅仅观察人体内脏，也曾多次做过动物解剖实验。他就是在诸如此类实践的基础上绘出了中医史上全新的脏腑全图，填补了明清时期中医尚无系统科学的解剖知识的空白。

王清任强调医家立言著书，一定要反复实践、务求严谨，"必须亲治其症，屡验方法，万无一失，方可传于后人"。因此他认为自己的著作"非治病全书，乃记脏腑之书也。其中当尚有不实不尽之处，后人倘遇机会，亲见脏腑，精察增补，抑又幸矣"。王清任始终保持谦逊朴实的科学态度，反对医林中人沽名钓誉、言辞凿凿却虚有其表，"其言仿佛是真，其实脏腑未见，以无凭之谈，作欺人之事，利己不过虚名，损人却属实祸。窃财犹谓之盗，偷名岂不为贼"。他潜心实践与著述，全为求实、助医而惠及病患。他知道欺世之虚名，只是昙花一现而难恒久，希望后人能更进一步，指出自己的不足，探寻真知。其医家风范与境界及朴素求实、鄙视虚名、不做糊弄患者之事的精神，于其时、于今日看来都是难能可贵和值得效仿的。然而，由于历史的局限，古人的观察手段有限，故对解剖结构的认识仍存在一定问题，王清任在此基础上进行修订同样难以尽善尽美，但其追求真知的精神值得后人学习。

王清任对脏腑形质的研究，使其尤为重视瘀血致病的因素，对血瘀证的发病、病机、证候、辨治都作了十分详细的阐述。如依据不同病位分部论治，立通窍活血汤治疗在表、周身血管、头面之血瘀证，立血府逐瘀汤治疗在里、在上胸中血府之血瘀证，立膈下逐瘀汤治疗在里、在下膈下肚腹之血瘀证等。藏象学说虽更加注重脏腑的生理功能、病理变化规律及相互关系，非以具体的解剖结构为主体框架，但王清任对脏腑形质的研究仍然是医者不可忽视的重要内容。

第二节 《医林改错·脑髓说》

【原文】

灵机记性不在心在脑一段，本不当说，纵然能说，必不能行。欲不说，有许多病，人不知源，思至此，又不得不说。不但医书论病，言灵机发于心，即儒家谈道德，言性理，亦未有不言灵机在心者。因始创之人，不知心在胸中，所办何事。不知咽喉两旁，有气管[1]两根，行至肺管前，归并一根入心，由心左转出，过肺入脊，名曰卫总管[2]，前通气府[3]、精道[4]，后通脊，上通两肩，中通两肾，下通两腿，此管乃存元气与津液之所。气之出入，由心所过，心乃出入气之道路，何能生灵机，贮记性？灵机记性在脑者，因饮食生气血，长肌肉，精汁之清者，化而为髓，由脊骨上行入脑，名曰脑髓。盛脑髓者，名曰髓海。其上之骨，名曰天灵盖。两耳通脑，所听之声归于脑。脑气虚，脑缩小。脑气与耳窍之气不接，故耳虚聋，耳窍通脑之道路中，若有阻滞，故耳实聋。两目即脑汁所生，两目系如线，长于脑，所见之物归于脑，瞳人白色，是脑汁下注，名曰脑汁入目。鼻通于脑，所闻香臭归于脑。脑受风热，脑汁从鼻流出，涕浊气臭，名曰脑漏。看小儿初生时，脑未全，囟门软，目不灵动，耳不知听，鼻不知闻，舌不言。至周岁，脑渐生，囟门渐长，耳稍知听，目稍有灵动，鼻微知香臭，舌能言一二字；至三四岁，脑髓渐满，囟门长全，耳能听，目有灵动，鼻知香臭，言语成句。所以小儿无记性者，脑髓未满；高年无记性者，脑髓渐空。李时珍曰：脑为元神之府。金正希[5]曰：人之记性皆在脑中。汪讱庵[6]曰：今人每记忆往事，必闭目上瞪而思索之。脑髓中一时无气，不但无灵机，必死一时，一刻无气，必死一刻。

【注释】

[1] 气管：王清任所称"气管"，实为"动脉"，此处即指颈左右两旁的左颈总动脉和右颈总动脉。

[2] 卫总管：王清任所指卫总管似指体内大动脉。王清任认为左气门、右气门两管，由肺管两旁下行至肺管前面半截处，归并一根，如树两杈归一本，形粗如箸，下行入心，由心左转出，粗如笔管，从心左后行，由肺管左边过肺入脊前，下行至尾骨，名曰卫总管。

[3] 气府：王清任所指气府实即为肠外网膜。王清任认为气府俗名鸡冠油，下棱

抱小肠，气府内，小肠外，乃存元气之所。食由胃入小肠，全仗元气蒸化，人身生命之源，全在于此。

[4] 精道：肾主藏精，精能生髓，王清任认为肾精即是通过此精道上养脑髓。

[5] 金正希：金声，字正希，安徽休宁人。崇祯进士，后曾为明末抗清义军首领。

[6] 汪讱庵：汪昂（1615—1694），字讱庵，初名恒，安徽休宁县城西门人，曾中秀才，因家庭贫寒，遂弃举子业，立志学医。他苦攻古代医著，结合临床实践，经过30年的探索研究，编著有《素问灵枢类纂约注》《医方集解》《本草备要》《汤头歌诀》等。

【按语】

王清任通过对心血管系统的解剖观察，提出气管（近筋骨生，内藏难见）、血管（近皮肉长，外露易见）、卫总管（由气府行周身之气）、荣总管（由血府行周身之血）等概念，认为"心脏"只是"出入气之道路"，灵机记性不在"心脏"而在"脑"。指出脑为髓海，灵机记性的功能强弱取决于髓海是否充盈，从小儿至高年灵机功能等变化，是脑髓未满向渐满最后到渐空的动态过程。

有关人的精神意识活动，历代医家几乎均认为是心的功能。所以《素问·灵兰秘典论》言"心者，君主之官也，神明出焉"，《灵枢·本神》云"所以任物者谓之心，心有所忆谓之意"。前人虽言"心主神明""心藏神"，但同时已然认识到脑的功能，如视听触觉、思维、情绪、记忆等精神活动，其实是将此等归属于"心系"，以功能为集合，而非单指解剖学的"心脏"。《素问·脉要精微论》云"头者，精明之府，头倾视深，精神将夺矣"，《灵枢·海论》言"脑为髓之海……髓海不足，则脑转耳鸣，胫酸眩冒，目无所见，懈怠安卧"。同时，《内经》多处强调血和神的关系密不可分，如《素问·八正神明论》"血气者，人之神"，《灵枢·营卫生会》"血者，神气也"。后世从未间断或舍弃对脑及其主神明的探讨，不少医家从中医药学自身发展规律及临床实践出发，不断反思传统的"心主神明"说，如隋代杨上善云"头是心神所居"，唐代孙思邈《备急千金要方》说"头者，身之元首，人神之所法，气血精明，三百六十五络皆上归于头"。《颅囟经》记载："太乙元真在头，曰泥丸，总众神也。"宋代陈无择《三因极一病证方论》载："头者……百神所聚。"《普济方·方脉总论》云："髓者，精之根，命之元也。"明代李时珍《本草纲目》指出"脑为元神之府"；李梴《医学入门》认为人有"血肉之心"和"神明之心"，并指出"脑者，髓之海，诸髓皆属于脑，故上至脑，下至骨骶，皆精髓升降之道路也"，这与现代神经解剖对脊髓传导通路的研究相吻合。清代汪昂《本草备要》引金正希语"人之记性，皆在脑中。小儿善忘者，脑未满也；老人健忘者，脑渐空也。凡人外见一物，必有一形影留于脑中"。其观察到"今人每记忆往事，必闭目上瞪而思索之"。清代刘思敬《彻剩八编内镜·头面脏腑形色观》明确指出脑与脊髓的连续性："颈节脊髓，连脑为一。"沈金鳌《杂病源流犀烛·身形》载："盖六腑清阳之气，五脏精华之血，皆朝会于头。"程杏轩《医述》论述说："盖脑为神脏，谓之泥丸宫，而精髓藏焉……脑脏伤，则神志失守。"临床对癫证、失眠、痴呆等精神相关疾病的论治，从血脉入手往往可取得良好疗效，故"脑主神明"是有深刻临床意义的，王清任所提出的灵机记性不在心而在脑，是精神功能基于解剖结构实质基础认识上的一大进步。

首先，王清任认为脑髓是主神志的生理基础。他首先从自己的解剖所见，说明心不具备生灵机、贮记性的生理结构和物质基础，对心主神明论提出质疑，"心……何能生灵机、贮记性？"明确指出"灵机记性不在心，在脑……灵机记性在脑者，因饮食生气血，长肌肉，精汁之清者，化而为髓，由脊骨上行入脑，名曰脑髓。盛脑髓者，名曰髓海"。"精汁之清者"是构成脑髓的基本物质，是产生"神"的物质基础；而脑为髓海，是精髓聚集之所，是灵机记性得以产生并贮藏的生理结构。脑髓的充盛与否和灵机记性强弱密切相关，"小儿无记性者，脑髓未满；高年无记性者，脑髓渐空"，西医学已证实了这种观点。

其次，王清任认为脑主管感觉和支配语言。他说："两耳通脑，所听之声归于脑……两目系如线，长于脑，所见之物归于脑……鼻通于脑，所闻香臭归于脑。"说明了听觉、视觉、嗅觉等感觉器官与脑神经和脑的关系。他还记叙了舌与脑的联系，"舌中原有两管，内通脑气，即气管也，以容气之往来，使舌动转能言"。说明味觉的产生是脑的功能，语言受脑的支配，"两管"即两侧舌下神经。他还从婴幼儿脑髓生长与语言发育过程中体会到脑有支配语言这一功能，指出："小儿初生时，脑未全，囟门软……舌不言。至周岁，脑渐生，囟门渐长……舌能言一二字。至三四岁，脑髓渐满，囟门长全……言语成句。"进一步论证了人脑具有产生感觉，主管语言、思维的功能。王清任发现两目、双耳、鼻皆与脑相通，故认为视、听、嗅等灵机皆根于脑，明确提出"脑气"这一概念，而脑气不足或邪气阻滞耳窍则可引起或虚或实的五官功能障碍，如"耳虚聋""耳实聋"，其证治也各有不同。如瘀血导致的耳聋年久、牙疳、头痛等病，立法于活血化瘀，用通窍活血汤、通气散、血府逐瘀汤等加减。

再者，王清任认为脑主管躯体运动，有交叉支配的特点。他指出："目视耳听，头转身摇，掌握足步，灵机使气之动转也。"说明人体运动依赖于气，而灵机藏于脑中，灵机使气运转，完成各种运动，可见脑主宰躯体运动和各器官活动。中风患者口眼歪斜时，"凡病左半身不遂者，歪斜多半在右；病右半身不遂者，歪斜多半在左"，从而推断脑有交叉支配运动的特点，即"人左半身经络，上头面，从右行；右半身经络，上头面，从左行，有左右交互之义"。

此外，王清任还以癫狂、痫病等脑部疾病为证说明脑主神明。他说："癫狂一症，哭笑不休，詈骂歌唱，不避亲疏，许多恶态，乃气血凝滞脑气，与脏腑气不接，如同作梦一样。"说明癫狂病位在脑，病机为气血凝滞，脑神不能调控五脏之神。"痫症，俗名羊羔风，即是元气一时不能上转入脑髓。抽时，正是活人死脑袋。活人者，腹中有气，四肢抽搐；死脑袋者，脑髓无气耳聋，眼天吊如死……抽后头疼昏睡者，气虽转入于脑，尚未足也。小儿久病后元气虚抽风，大人暴得气厥，皆是脑中无气，故病人毫无知识。以此参考，岂不是灵机在脑之证据乎"。大脑无气，缺氧、供血不足而失去知觉，但心脏仍在跳动，有力证明思维在脑不在心。

王清任阐发脑具有视觉、听觉、嗅觉、语言功能作用，是对《内经》脑髓、髓海理论的发展。由于《内经》没有明确提出"脑髓"主管人的感觉、语言、思维，只着重论述了肾与脑髓有密切关系，肾精是产生脑髓的先天之源，肾精充盛与否影响着听觉、记忆等，以致后世有"补肾就是补脑"的观点。王清任则直接论证了脑的听觉、记忆作用，避开肾的中介作用，从解剖学的角度佐证了"脑为髓之海"的理论，为后世医家运用"填精补髓"法治疗脑病奠定了更为明确的理论基础。

第三节　《医林改错·半身不遂本源》

【原文】

或曰：君言半身不遂[1]，亏损元气，是其本源，何以亏至五成方病？愿闻其说。余曰：夫元气藏于气管[2]之内，分布周身，左右各得其半。人行坐动转，全仗元气。若元气足则有力，元气衰则无力，元气绝则死矣。若十分元气，亏二成，剩八成，每半身仍有四成，则无病。若亏五成剩五成，每半身只剩二成半，此时虽未病半身不遂，已有气亏之症，因不疼不痒，人自不觉。若元气一亏，经络自然空虚，有空虚之隙，难免其气向一边归并，如右半身二成半归并于左，则右半身无气，左半身二成半归并于右，则左半身无气，无气则不能动，不能动，名曰半身不遂。不遂者，不遂人用也。如睡时气之归并，人不能知觉，不过是醒则不能翻身；惟睡醒时气之归并，自觉受病之半身，向不病之半身流动，比水流波浪之声尤甚；坐时归并，身必歪倒；行走时归并，半身无气，所以跌仆。人便云因跌仆得半身不遂，殊不知非因跌仆得半身不遂，实因气亏得半身不遂，以致跌仆。

【注释】

[1] 半身不遂：肢体的一侧瘫痪。《金匮要略》言："夫风之为病，当半身不遂；或但臂不遂者，此为痹。脉微而数，中风使然。"

[2] 气管：人体内元气运行的通道。《医林改错·方叙》言："气有气管，血有血管。"

【按语】

王清任认为，元气亏损是半身不遂的根本原因，并详细回答了元气亏到五成的时候才导致半身不遂的原因。元气分布在人体周身，左右各有一半，人的一切行动全部都依赖于元气。元气充足，则气力足，反之则倦怠乏力，若元气衰竭，则是死兆。如果人身的十成元气，亏损二成，剩余八成，每半身仍有四成，这时人暂时不会发病。元气如果亏损五成，剩余五成，每半身元气只剩余二成半，这时人体虽然没有形成半身不遂的疾病，但已经有元气亏损的证候，只不过是因为不痛不痒，人自身没有察觉到而已。元气一旦亏虚，经络自然也会空虚，因为有空虚的缝隙，元气就不可避免地向人体的一半合并，如果右半身二成半的元气合并到左半身，右半身就没有元气；左半身二成半的元气合并到右半身，左半身就没有元气，没有元气就不能运动，身体的一半不能活动，就是半身不遂。在睡觉时人不能察觉气的合并，顶多是清醒时不能翻身，只有睡醒时气的合并才能被察觉。坐下的时候合并，身体一定会歪倒；行走的时候合并，因为半身无气充养，所以会跌倒。由此，人们便误以为是因为跌倒才导致半身不遂，却不知实则是元气亏损之故。王清任还指出血赖元气运行，"元气既虚，必不能达于血管，血管无气，必停留而瘀"，提出气虚血瘀是半身不遂的病机。王清任此观点补充了古籍中关于该疾病的认识，为后学提供了新的视角。

王清任基于数十年的临床实践，极力否定风火气痰之论及真中类中之分，只云"元气不足"是半身不遂发生的根本因素。对半身不遂的发病机制，王清任认为"独张景岳有高人之见，论半身不遂，大体属气虚，易中风之名，著非风之论"。在张介宾"气虚"之说的基础上，提出"气虚归并"的论点，谓："若元气足，则有力，元气衰，则无力，元气绝，则死矣……无气则不能动，不能动，名曰半身不遂。"他对半身不遂后遗症所见诸症解释为：口眼歪斜"因受病之半脸无气"；口角流涎为"气虚不固津液"；舌强语謇因舌之半边无气；大便干燥"乃无气力催大恭下行"；小便遗尿不禁为"气虚不固提也"；语言謇涩非痰火，乃"舌亦半边无气"；口噤咬牙为"下牙里收"，属虚证之象。王清任认为元气是生命的根源，人体生理活动均赖于元气。他指出，"元气即火，火即元气，此火乃人生命之源"，"人行坐动转全仗元气"。

王清任《医林改错·瘫痿论》创立了补阳还五汤。此方治半身不遂，口眼歪斜，言语謇涩，口角流涎，大便干燥，小便频数，遗尿不禁。黄芪四两（生），归尾二钱，赤芍一钱半，地龙一钱（去土），川芎一钱，桃仁一钱，红花一钱，水煎服。王清任言："初得半身不遂，依本方加防风一钱，服四五剂后去之。如患者先有入耳之言，畏惧黄芪，只得迁就人情，用一二两，以后渐加至四两，至微效时，日服两剂，岂不是八两？两剂服五六日，每日仍服一剂。如已病三两个月，前医遵古方用寒凉药过多，加附子四五钱；如用散风药过多，加党参四五钱，若未服，则不必加。此法虽良善之方，然病久气太亏，肩膀脱落二三指缝，胳膊曲而搬不直，脚孤拐骨向外倒，哑不能言一字，皆不能愈之症，虽不能愈，常服可保病不加重。若服此方愈后，药不可断，或隔三五日吃一付，或七八日吃一付，不吃恐将来得气厥之症。方内黄芪，不论何处所产，药力总是一样，皆可用。"

本方配伍特点，重用黄芪为君，大补元气，使气足而血行，经络通畅。配以少量活血通经之品为臣，如归尾、赤芍、川芎、桃仁、红花活血化瘀，地龙开通血道、活血通络，以达补气活血、逐通经络之功。全方配伍，突出了峻补元气，以气运血的配伍原则。本方重用补气药与少量活血药相伍，使气旺血行以治本，祛瘀通络以治标，标本兼顾，且补气而不壅滞，活血而不伤正。合而用之，则气旺、瘀消、络通，诸症向愈。

此外，《医林改错·记未病以前之形状》列举了34个半身不遂先兆症状："元气既亏之后，未得半身不遂以前，有虚症可查乎？余生平治之最多，知之最悉。每治此症，愈后问及未病以前之形状。"可分为以下三个方面。

一是神智异常：记忆力、语言表达能力降低，有平素聪明忽然无记性者，有忽然说话少头无尾，语无伦次者。

二是感觉异常：偶尔一阵头晕者，有头无故一阵发沉者，有耳内无故一阵风响者，有耳内无故一阵蝉鸣者，有无故一阵眼睛发直者，有眼前常见旋风者，有常向鼻中攒冷气者，有无故一阵气喘者，有手指甲缝一阵阵出冷气者，有脚趾甲缝一阵阵出冷气者，有两腿膝缝出冷气者，有心口一阵气堵者，有心口一阵发空气不接者，有心口一阵发忙者，有头项无故一阵发直者，有睡卧自觉身子沉者。

三是肌肉肢体活动异常：有下眼皮长跳动者，有一只眼渐渐小者，有上嘴唇一阵跳动者，有上下嘴唇相凑发紧者，有睡卧口流涎沫者，有一手常战者，两手常战者，有手无名指每日有一时屈而不伸者，有手大指无故自动者，有胳膊无故发麻者，有腿无故发麻者，有肌肉无故跳动者，有脚孤拐骨一阵发软向外棱倒者，有腿无故抽筋者，有脚趾无故抽筋者，有行走两腿如拌蒜者。

王清任对中风先兆进行了十分全面的阐述，并充分认识到中风先兆在防治中风中的重要性，对后世医家加强对中风先兆的认识、及时作出诊断、进行早治疗、遏制疾病发展有重要意义。

第四节　《医林改错·口眼歪斜辨》

【原文】

或曰：半身不遂既然无风，如何口眼歪斜？余曰：古人立歪斜之名，总是临症不细心审查之故。口眼歪斜，并非歪斜，因受病之半脸无气，无气则半脸缩小；一眼无气力，不能圆睁，小眼角下抽；口半边无气力，不能开，嘴角上抽；上下相凑，乍看似歪斜，其实并非左右之歪斜。尝治此症，凡病左半身不遂者，歪斜多半在右；病右半身不遂者，歪斜多半在左。此理令人不解，又无书籍可考。何者？人左半身经络上头面，从右行；右半身经络上头面，从左行，有左右交互之义。余亦不敢为定论，以待高明，细心审查再补。

又曰：口眼歪斜尽属半脸无气乎。余曰：前论指兼半身不遂而言。若壮盛人，无半身不遂，忽然口眼歪斜，乃受风邪阻滞经络之症。经络为风邪阻滞，气必不上达，气不上达头面，亦能病口眼歪斜，用通经络散风之剂，一药而愈，又非治半身不遂方之所能为也。

【按语】

王清任以经络在头面部左右交叉循行解释了为什么瘫痪之人面部与身体不一致，同时更正了口眼歪斜的误称。指出古人称之为歪斜，并非单纯的歪斜，而是由于受病的半边脸没有元气充斥，这半边脸的肌肉就会缩小，半边眼睑没有力气，不能睁圆，眼角向下抽，口的半边没有力气张开，嘴角向上抽，如此形成上下凑向中间之态。并举出所治验案加以说明，凡是左半身瘫痪者，歪斜多在右边；右半身瘫痪者，歪斜多在左边。由此发现，人左半身经络上行至头面则向右而行，右半身经络上行至头面便往左而行。

　　王清任还指出了口眼歪斜的鉴别，指出他所提道的口眼歪斜是指半身不遂中的症状。若体质健壮之人，无半身不遂之宿疾，突然口眼歪斜，乃外风阻滞经络，气血不能上行于头面，用疏风通络之法，一剂即愈，非治半身不遂之方所能胜任。

　　王清任善于思考，虽未明确强调辨证，但在他所创立的诸多活血化瘀的治法和处方中皆融入了中医临证的唯一灵魂——辨证论治的整体恒动观，其见解对辨治中风偏瘫有重要的参考价值。

第二十二章　张锡纯《医学衷中参西录》 ▷▷▷▷

张锡纯（1860—1933），字寿甫，河北盐山县人。幼时习儒，后潜心于医学，医术精湛。时值西方医学传入我国之际，张锡纯于而立之年始接触西医，在深耕经典医著基础上，遵古而不泥，主张衷中参西，终成为中西医汇通学派代表人物。代表著作《医学衷中参西录》是一部集医方、药物、医论、医话、医案等于一体的综合性医著。原书从1918～1934年分7期陆续刊行于沈阳、天津，后又于1957年补入张锡纯传人献出的张锡纯遗稿，故今所见共8期。《医学衷中参西录》是张锡纯一生学术思想和临床经验的总结，记录了他在临床实践中对中西医汇通的应用与体会，其大气下陷理论、对中风病的辨治、善用生药等临床经验至今对后世医家仍有极高的指导价值。

第一节　《医学衷中参西录·资生汤》

【原文】

或问曰：《内经》谓脾主思，西人又谓思想发于脑部，子则谓思发于心者何也？答曰：《内经》所谓脾主思者，非谓脾自能思也，盖脾属土，土主安静，人安静而后能深思，此《大学》所谓"安而后能虑[1]"也。至西人谓思发于脑部，《内经》早寓其理。《脉要精微论》曰："头者精明之府。"夫头之中心点在脑，头为精明之府，即脑为精明之府矣。既曰精明，岂有不能思之理，然亦非脑之自能思也。试观古文"思[2]"字作"恖"，囟者脑也，心者心也。是知思也者，原心脑相辅而成，又须助以脾土镇靖之力也。

【注释】

[1] 安而后能虑：出自《礼记·大学》。《礼记正义》释"情既安和，能思虑于事也"。

[2] 思：古作"恖"。《说文解字注》："恖。从心，从囟。"

【按语】

张锡纯以中医为本，试图用中医理论解释西医内容，使中西医理互通。本文即是将中医"脾主思""心藏神"与西医"思想发于脑"进行汇通。张锡纯衷中参西的"中"，不但指中医理论，更是整体中华文化的"中"。张锡纯首先将"思"与心、脾相关。《内经》指出脾"在志为思，思伤脾"，提示脾通过运化水谷精微为思维活动提供物质基础；《大学》"安而后能虑"，结合脾五行属土，居中而主静，说明思需得脾土之镇静而后能思；《内经》"心藏神"强调心对各种精神活动的统领，虽然不同的意识思维活动分别与不同脏腑相关，但都发于心神，以心为主宰。由此可见，思是从心而发，脾为思提供基础，故中医有"思出于心，而脾应之"的说法。张锡纯又从字形、字意方面将思与心、脑相连。"思"的古字"恖"由上囟下心组成，囟既是声部也是形部，有脑之会合处的含义，一般指头。《说文解字》解释为"思，容也"，《尚书·洪范》亦有"思曰容，言心之所虑，无不包也"，《说文解字注》注为"自囟至心如丝相贯不绝也"。可见"思"之一字无论字形还是字意都是由心和脑共同完成，因此张锡纯称思是在脾之镇静基础上，由心脑相辅而成。

心脑共主神明说体现了张锡纯衷中参西的理念。张锡纯将"头者，精明之府"（《素问·脉要精微论》）解释为"精明即神明也。头即脑之外廓，脑即头之中心点……兹则名之为府者，确定其为神明所藏也"；将"心者君主之官，神明出焉"（《素问·灵兰秘典论》）解释为"神明虽藏于脑，而用时实发露于心，故不曰藏而曰出，出者即由此发露之谓也"，同时结合《丹经》有关论述，指出"脑中为元神，心中为识神。元神者无思无虑，自然虚灵也；识神者有思有虑，灵而不虚也"。简而言之，张锡纯认为神明之体藏于脑而神明之用发于心，脑中所藏的"元神"清静虚灵，是总领精神意志的最高统帅，而心中所发的"识神"，是发出精神意志具体活动，两者相互配合。由此，张锡纯将西人的脑主精神活动与中医理论相结合得出"心脑共主神明"，而非西人所谓"人神明皆在于脑而与心无涉"。诚然其所做的汇通难免有牵强之处，但是与之前李时珍"脑为元神之府"、王清任"灵机记性在脑"相比更加完善，并对临床起到了重要作用，如辨治癫狂之类的精神疾病、本章第四节《加味补血汤》中阐述脑贫血中风机制等就用到了此理论。

资生汤是张锡纯滋阴清热的经典方。本节选文正是阐发痨瘵发生的重要环节，即思虑忧郁损伤心脾的机制。张锡纯认为痨瘵病因与七情有关，思是从心而发，得脾土之镇静而能思。反之，若有不得隐曲之事，思虑郁闷，情志不遂郁之于心，使心不能生血，血不能养脾，最终致脾不运化，因脾胃互为表里，继则胃不受纳。

第二节 《医学衷中参西录·升陷汤》

【原文】

大气者，充满胸中，以司肺呼吸之气也。人之一身，自飞门[1]以至魄门[2]，一气主之。然此气有发生之处，有培养之处，有积贮之处。天一生水，肾脏先成，而肾系命门之中（包肾之膜油，连于脊椎自下上数七节处），有气息息萌动，此乃乾元[3]资始之气，《内经》所谓"少火生气"也。此气既由少火发生，以徐徐上达，培养于后天水谷之气，而磅礴之势成；积贮于膺胸[4]空旷之府，而盘据之根固。是大气者，原以元气为根本，以水谷之气为养料，以胸中之地为宅窟者也。夫均是气也，至胸中之气，独名为大气者，诚以其能撑持全身，为诸气之纲领，包举肺外，司呼吸之枢机，故郑而重之曰大气。夫大气者，内气也。呼吸之气，外气也。人觉有呼吸之外气与内气不相接续者，即大气虚而欲陷，不能紧紧包举肺外也。医者不知病因，犹误认为气郁不舒，而开通之。其剧者，呼吸将停，努力始能呼吸，犹误认为气逆作喘，而降下之，则陷者益陷，凶危立见矣……其证多得之力小任重，或枵腹[5]力作，或病后气力未复勤于动作，或因泄泻日久，或服破气药太过，或气分虚极自下陷，种种病因不同。而其脉象之微细迟弱，与胸中之短气，实与寒饮结胸相似。

【注释】

[1] 飞门：《难经·四十四难》谓"唇为飞门"。

[2] 魄门：即肛门。《素问·五脏别论》载："魄门亦为五脏使，水谷不得久藏。"《难经·四十四难》载："唇为飞门……下极为魄门。"

[3] 乾元：蓬勃盛大的乾元之气，是万物所赖以孳生的动力来源。这里的乾元，就是乾之元，乾是天，元是始，乾元即是天道之始。《易·乾》载："大哉乾元，万物资始，乃统天。"孔颖达《五经正义》载："乾是卦名，元是乾德之首。"

[4] 膺胸：膺，胸。复词，指胸部。

[5] 枵腹：空腹。

【按语】

本文是张锡纯对大气下陷证的代表方剂升陷汤的介绍，文中用大量篇幅阐述了他的大气理论。

关于大气本源，此前没有医家就这一问题进行过阐述，张锡纯首提大气来源于元气，"大气肇始于先天，而培养于后天"。人出生之前随着胎元日盛，下焦元气渐充，上达胸中而生大气，待大气渐充，鼓动肺脏呼吸，故胎儿脱离母体时开始由肺呼吸。所以大气的发生之处在下焦肾命之中，以先天元气为根本。大气的培养则主要依靠后天水谷精微之气和自然界吸入之清气。

张锡纯在诸家理论基础上概括了大气的生理功能与特点。大气"行呼吸"为"诸气之纲领"，大气位于胸中包举肺外，经任脉上达而充养头目官窍，司呼吸之枢机，气化脏腑中之浊气；大气"贯心脉"为"周身血脉之纲领"，人身脏腑、气血、经络循行由大气所维持推动。此外，大气还具有撑持全身、统摄三焦气化的功能。故张锡纯认为大气为后天宗主，代先天元气用事，人的形体动作或思维意识活动均有赖于大气的兴盛发挥作用。

张锡纯将胸中大气和临床密切结合，虽然大气病变可归纳为虚衰、郁滞、上逆和下陷等，但他认为临床以大气下陷为主。大气下陷病因为"其证多得之力小任重，或枵腹力作，或病后气力未复勤于劳作，或因泄泻日久，或服破气药太过，或气分虚极自下陷"。《医学衷中参西录》有关大气病变的医案近 80 例，其中九成以上是大气下陷案。综合张锡纯相关医案可见外感、内伤等诸多因素均可导致大气下陷。正如其言"大气下陷之证，不必皆内伤也，外感证亦有之"。如先天元气不足，则胸中大气化生乏源下陷；外感温热邪气消烁人体之气，导致气虚下陷；饮食损伤脾胃，胸中大气供给不足下陷；过劳伤气、多言耗气、久病及失治误治亏气等导致胸中大气虚而下陷；情志刺激如恐则气下，惊恐过甚致胸中大气下行而陷，大怒使肝胆之气上行占据胸中之地致胸中大气下陷等。此外医案中还有因居密室通风不畅，胸中大气缺乏清气补给，加之本身正虚，久则虚而下陷。总之，大气下陷总以气虚为基础，胸中大气虚馁不能坚守其高位而下陷，故气陷是大气功能异常最为常见的病变。

【原文】

肺司呼吸，人之所共知也，而谓肺之所以能呼吸者，实赖胸中大气，不惟不业医者不知，即医家知者亦鲜，并方书亦罕言及，所以愚初习医时，亦未知有此气。迨临证细心体验，始确知于肺气呼吸之外，别有气贮于胸中，以司肺脏之呼吸。而此气且能撑持全身，振作精神，以及心思脑力、官骸动作，莫不赖乎此气。此气一虚，呼吸即觉不利，而且肢体酸懒，精神昏愦，脑力心思为之顿减。若其气虚而且陷，或下陷过甚者，其人即呼吸顿停，昏然罔觉。愚既实验得胸中有此积气与全身有至切之关系，而尚不知此气当名为何气。涉猎方书，亦无从考证。惟《金匮》水气门，桂枝加黄芪汤下，有"大气一转，其气乃散"之语。后又见喻嘉言《医门法律》谓："五脏六腑，大经小络，昼夜循环不息，必赖胸中大气，斡旋其间。"始知胸中所积之气，当名为大气。因忆向读《内经·热论篇》有"大气皆去病日已矣"之语，王氏[1]注大气，为大邪之气也。若胸中之气，亦名为大气，仲景与喻氏果何所本。且二书中亦未尝言及下陷。于是复取《内经》挨行逐句细细研究，乃知《内经》所谓大气，有指外感之气言者，有指胸中之气言者。且知《内经》之所谓宗气，亦即胸中之大气。并其下陷之说，《内经》亦尝言之。煌煌圣言，昭如日星，何数千年著述诸家，不为之大发明耶。

【注释】

［1］王氏：指唐代王冰。其编次注释《素问》为《次注黄帝内经素问》24 卷，经宋代校正医书局校勘后流传至今。

【按语】

本文进一步论述大气的生理功能及大气下陷的临床表现。张锡纯在临床中切实体会到胸中大气的存在，为进一步探明此气，他从临床出发，结合中医经典和历代医家论述，提出了完整的大气理论。"大气"一词首见于《内经》，全书十余处大气所指含义不一，宗气为其中一种。《金匮要略》仅出现一处："阴阳相得，其气乃行，大气一转，其气乃散。"至明代医家孙一奎首先明确指出宗气即大气一说，到清代喻昌在《医门法律》中提出"胸中大气"一词。张锡纯受此启发，指出"大气"即贮于胸中的宗气，以其为后天生命之宗主。

张锡纯论述大气主要参考《内经》。《灵枢·五味》曰："谷始入于胃，其精微者，先出于胃之两焦，以溉五脏，别出两行，营卫之道。其大气之搏而不行者，积于胸中。"《素问·平人气象论》曰："胃之大络，名曰虚里，贯膈络肺，出于左乳下，其动应衣，脉宗气也。"《灵枢·邪客》曰："五谷入于胃也，其糟粕、津液、宗气分为三隧，故宗气积于胸中，出于喉咙，以贯心脉，而行呼吸焉。"以上内容不但为张锡纯推断大气即胸中宗气提供依据，同时也是他发挥升华大气理论的基石，由此提出大气的发生、培养及功能特点等。

将大气理论结合实践，临床上大气虚无法行使其功能影响甚多，表现多样，诚难悉数，张锡纯医案中记载的症状也是数不胜数。纵观这些大气下陷的表现，无不含有心肺气虚症状"气短不足以息""努力呼吸，有似乎喘"等。然此前众医家多不知此证，但见胸闷、气喘等，只按气郁于中、气逆于上辨证，治疗则气郁行气、气逆降气，与大气虚而下陷当补气、升气相悖，故有无功之治，使疾病发展至危重。张锡纯认为"入于脏腑者，不病而卒死"就是大气下陷危及生命的重症，"入于脏腑"指膈上大气入于膈下脏腑，大气既已全陷，则膈上无气包举肺外以鼓动肺脏，故呼吸顿停而终猝死。由此张锡纯提出"愚愿业医者，凡遇气分不舒之证，宜先存一大气下陷理想，以细心体察，倘遇此等证，庶可挽回人命于顷刻也"。

【原文】

治胸中大气下陷，气短不足以息；或努力呼吸，有似乎喘；或气息将停，危在顷刻。其兼证，或寒热往来，或咽干作渴，或满闷怔忡，或神昏健忘，种种病状，诚难悉数。其脉象沉迟微弱，关前尤甚。其剧者，或六脉不全，或参伍不调[1]。

生箭芪（六钱）　知母（三钱）　柴胡（一钱五分）　桔梗（一钱五分）　升麻（一钱）

……

升陷汤，以黄芪为主者，因黄芪既善补气，又善升气。且其质轻松，中含氧气，与胸中大气有同气相求之妙用。惟其性稍热，故以知母之凉润者济之。柴胡为少阳之药，能引大气之陷者自左上升。升麻为阳明之药，能引大气之陷者自右上升。桔梗为药中之舟楫，能载诸药之力上达胸中，故用之为向导也。至其气分虚极者，酌加人参，所以培气之本也。或更加萸肉，所以防气之涣也。至若少腹下坠或更作疼，其人之大气直陷至九渊[2]，必需升麻之大力者，以升提之，故又加升麻五分或倍作二钱也。方中之用意如此，至随时活泼加减，尤在临证者之善变通耳。

【注释】

[1]参伍不调：或三或五，其数不调。异常脉象，指脉搏跳动不规律。
[2]九渊：深渊。这里形容大气下陷位置之低。

【按语】

升陷汤是张锡纯治疗大气下陷的代表方，也是基础方，全方以补气、升气为主。方中重用黄芪为君药，不但能补胸中大气以治气虚，又能升气以治气陷，张锡纯以中西药理相参，认为黄芪质松、富含氧气，胸中大气来源之一即是自然界清气，根据同气相求之理，黄芪能够充养胸中大气。柴胡是少阳经引经药，升麻是阳明经引经药，二药均有升提作用，能够引下陷之大气分别自左、右上升。桔梗载药上行，使诸药之力上达胸中，为舟楫之药。知母甘寒质润入肺，以制黄芪温热之弊。全方升补同用，温凉并行，左右同调。张锡纯在此方基础上另制回阳升陷汤、理郁升陷汤、醒脾升陷汤，四方虽各有侧重，但同以黄芪为主药升补胸中大气。这些方剂广泛应用在临床各科，但凡辨证为胸中气虚下陷即可斟酌使用。

第三节 《医学衷中参西录·镇肝熄风汤》

【原文】

风名内中，言风自内生，非风自外来也。《内经》谓"诸风掉眩，皆属于肝"。盖肝为木脏，于卦为巽[1]，巽原主风。且中寄相火，征之事实，木火炽盛，亦自有风。此因肝木失和，风自肝起。又加以肺气不降，肾气不摄，冲气[2]胃气又复上逆。于斯，脏腑之气化皆上升太过，而血之上注于脑者，亦因之太过，致充塞其血管而累及神经。其甚者，致令神经失其所司，至昏厥不省人事。西医名为脑充血证，诚由剖解实验而得也。

【注释】

[1] 巽：八卦卦名之一。《易·说卦》："巽为木，为风。"
[2] 冲气：冲脉之气。冲，指冲脉，奇经八脉之一。

【按语】

唐宋以前，对于中风多从外风立论，到金元时期刘完素始提风非皆由外中，其后陆续有医家从内风、外风不同角度阐述中风，并出现了类中风、真中风等病名。张锡纯在此基础上结合西医理论，对中风进行了较为清晰的分类与命名，阐述他对中风病的独到见解。他认为外中风和内中风，从病因上就有天壤之别，临床务必要详辨。外中风，确有风从外而来侵袭人体，故称为真中风。内中风，风从内生，历代医家分别从实热、气虚、痰湿、血瘀等不同角度阐述风起机制，故内中风又称类中风。内中风虽然也有由外感激发的情况，但是此时外风已经化热入里，与内热相合而生风。类中风又可进一步分为脑充血和脑贫血。

脑充血机制西人谓脑部充血，排挤脑髓神经。《素问·至真要大论》曰"诸风掉眩，皆属于肝"，张锡纯以《内经》为理论基础，从中医角度分析了脑充血病机与肝脏体用异常和气机升降失常有关。肝五行属木，通于春气，六气应风；肝之性刚强暴急，为将军之官；肝主升发，主藏血，喜条达，内寄相火。简言之肝以血为体，以气为用，体阴用阳。肝之阴阳一旦失衡，肝阴易亏，肝阳易亢，相火妄动，木火生风，所以说风自肝起。张锡纯将中医经典理论与西医神经解剖学知识相结合，着重气机升降与气血虚实辨治内中风。其病机以肝阳上亢，肝风内动，气逆于上为主，常兼肺气失于肃降、肾气失于摄纳、胃气和冲脉之气同时上逆的特点；同时，气为血之帅，气能行血，血能载气，故当气机上逆时，血亦随之上注于脑"充塞血管""排挤脑髓神经"形成脑充血中风。因此临床常见目眩、目胀、头目疼痛、耳鸣、腰酸腿软、肢体不遂或痿废、晕仆倒地等上盛下虚、阳盛阴虚的症状，尤当注意的是脉象，多见脉弦长有力或洪大而硬，尺脉虚弱。

【原文】

内中风之证，曾见于《内经》，而《内经》初不名为内中风，亦不名为脑充血，而实名之为煎厥、大厥、薄厥。今试译《内经》之文以明之，《内经·脉解篇》曰："肝气当治而未得，故善怒，善怒者名曰煎厥。"盖肝为将军之官，不治则易怒，因怒生热，煎耗肝血，遂致肝中所寄之相火，掀然[1]暴发，挟气血而上冲脑部，以致昏厥。此非因肝风内动，而遂为内中风之由来乎？

又：《内经·调经论》曰："血之与气，并走于上，此为大厥，厥则暴死。气反则生，气不反则死。"盖血不自升，必随气而上升，上升之极，必致脑中充血。至所谓气反则生，气不反则死者，盖气反而下行，血即随之下行，故其人可生。若其气上行不反，血必随之充而益充，不至血管破裂不止，犹能望其复苏乎？读此节经文，内中风之理明，脑充血之理亦明矣。

又：《内经·生气通天论》曰："阳气者大怒则形绝，血宛（即郁字）于上，使人薄厥。"观此节经文，不待诠解，即知其为肝风内动，以致脑充血也。其曰薄厥者，言其脑中所宛之血，激薄[2]其脑部，以至于昏厥也。细思三节经文，不但知内中风，即西医所谓脑充血。且更可悟得此证治法，于经文之中，不难自拟对证之方，而用之必效也。

【注释】

[1] 掀然：此指高起、向上。
[2] 激薄：冲击、撞击。

【按语】

张锡纯认为《内经》虽无脑充血病名，但其临床表现与煎厥、大厥、薄厥类似。他根据《素问·脉解》"肝气当治而未得，故善怒"、《素问·生气通天论》"阳气者，大怒则形气绝"和《素问·调经论》"血之与气，并走于上"所介绍的煎厥、薄厥、大厥等，从中医角度分析了脑充血病机，同时结合西医神经解剖学内容，经过临床实践的反复验证，认为内中风即西医脑充血，病机关键是肝所藏之阴血虚，肝所寄之相火亢，肝风内动、气逆于上，血随气逆郁积于脑，并由此确定平冲降逆、滋阴潜阳以镇肝息风的治疗大法，镇肝熄风汤即是治疗此类中风的代表方剂。

【原文】

治内中风证（亦名类中风，即西人所谓脑充血证），其脉弦长有力（即西医所谓血压过高），或上盛下虚，头目时常眩晕，或脑中时常作疼发热，或目胀耳鸣，或心中烦热，或时常噫气，或肢体渐觉不利，或口眼渐形歪斜，或面色如醉，甚或眩晕，至于颠仆，昏不知人，移时始醒，或醒后不能复原，精神短少，或肢体痿废，或成偏枯。

怀牛膝（一两）　生赭石（一两，轧细）　生龙骨（五钱，捣碎）　生牡蛎（五钱，捣碎）　生龟板（五钱，捣碎）　生杭芍（五钱）　玄参（五钱）　天冬（五钱）　川楝子（二钱，捣碎）　生麦芽（二钱）　茵陈（二钱）　甘草（钱半）

……

是以方中重用牛膝以引血下行，此为治标之主药。而复深究病之本源，用龙骨、牡蛎、龟板、芍药以镇熄肝风。赭石以降胃降冲。玄参、天冬以清肺气，肺中清肃之气下行，自能镇制肝木。至其脉之两尺虚者，当系肾脏真阴虚损，不能与真阳相维系。其真阳脱而上奔，并挟气血以上冲脑部，故又加熟地、萸肉以补肾敛肾。从前所拟之方，原止此数味。后因用此方效者固多，间有初次将药服下，转觉气血上攻而病加剧者。于斯加生麦芽、茵陈、川楝子即无斯弊。盖肝为将军之官，其性刚果。若但用药强制，或转激发其反动之力。茵陈为青蒿之嫩者，得初春少阳生发之气，与肝木同气相求[1]，泻肝热兼舒肝郁，实能将顺肝木之性。麦芽为谷之萌芽，生用之亦善将顺肝木之性使不抑郁。川楝子善引肝气下达，又能折其反动之力。方中加此三味，而后用此方者，自无他虞也。心中热甚者，当有外感，伏气化热，故加石膏。有痰者，恐痰阻气化之升降，故加胆星也。

【注释】

［1］同气相求：泛指具有相同本质属性的事物之间相互联系且相互影响。

【按语】

本文主要介绍了镇肝熄风汤的适应病证和配伍特点，贯穿了张锡纯衷中参西辨治中风的中西医汇通思想。对于中风，张锡纯首先明确外中风与内中风之分，并在中医理论和西医解剖基础上，进一步创造性地将内中风分为脑充血和脑贫血两类。张锡纯总结了历代医家治疗中风的经验，针对肝阳上亢、肝风内动这一病机提出滋阴潜阳、平冲降逆的治疗方法，制镇肝熄风汤，广泛用于脑充血中风预防、轻中度症状治疗，或失治后出现后遗症等。

张锡纯认为"牛膝味甘微酸，性微温，原为补益之品，而善引气血下注，是以用药欲其下行者,恒以之为引经"。脑充血中风病机关键是"血之与气,并走于上",牛膝既能引血下行,为治标之主药,又能补肝肾,滋阴潜阳治其本,是张锡纯治疗脑充血类中风的首选药物,故以为君。牛膝重用以镇冲降逆、平抑上冲气火。张锡纯认为"肝火暴动与气血相并,上冲脑部(西人剖验此证谓脑部皆有死血,或兼积水),惟用药镇敛肝火,宁熄内风,将其上冲之气血引还,其证犹可挽回",取代赭石"其重坠之力能引胃气下行""更能引胃气直达肠中以通大便",在降胃气的同时对内中风患者常见的大便燥结有通便之效而毫无开破之弊。代赭石不但能降胃气还"兼能镇安冲气使不上冲",与牛膝合用则"下达之力速,上逆之气血即随之而下"。生龙骨、生牡蛎属重坠收敛之品,收摄浮越上亢阳气;龟甲为血肉有情之品,补肾填精、助肾纳气,精血互生,血以养肝,三者均具有滋阴潜阳平肝之功。白芍补肝血、柔肝体、敛肝气。张锡纯认为中风"实由肝木之气上升,肺金之气又失于肃降,则金不制木,肝木之横逆遂上",因此肺气肃降功能正常,可制约上逆之肝气,方中用玄参、天冬养肺阴、清肺热以佐金平木。

在临床治疗中,张锡纯发现患者服药后常出现气血上逆、病情加重的现象。究其原因是由于方中多为重镇降逆之品,本意在压制肝风,然肝为刚脏、将军之官,性刚强暴急,实则却逆肝之性,激起肝反动之力,所以患者服后往往病情加重。《灵枢·逆顺》曰:"无迎逢逢之气,无击堂堂之阵。"故张锡纯于方中加入小剂量的茵陈、生麦芽和川楝子以顺肝性。茵陈和生麦芽,一者得初春少阳之气而生,一者为萌芽之态而用,正合肝应春气主升发,所以能顺肝木之性。张锡纯将茵陈称为"青蒿之嫩者",这引起了后世学者的争论,此处究竟指青蒿还是茵陈,由于其本人记载过于简单,至今仍无定论。若为茵陈,顺肝木之性同时还可清肝胆之热。张锡纯认为,"人身之气化原左升右降,若但知用赭石降胃,其重坠下行之力或有碍于肝气之上升",故而常将麦芽和代赭石同用治疗气机升降失常,如在治疗肺痨咳喘也是用此"顺气化之自然,而还其左升右降之常"。选用生麦芽是因为麦芽生用善于助肝疏泄、升达肝气;川楝子入肝经"善引肝气下达,又能折其反动之力"。以上具有顺肝性、疏肝气功能的药物,对于气血上逆之脑充血证当需慎用,故而张锡纯用量亦轻,选药严谨,如柴胡药性过于升散"能引血上行最为忌用"。

镇肝熄风汤诸药合用,标本兼治,升降结合,开辟滋阴潜降、重镇息风治疗中风之先河。文中处处可见升降气机之语,张锡纯对脑充血中风重视气机逆上的思想跃然纸上。

第四节 《医学衷中参西录·加味补血汤》

【原文】

脑充血者,其脑中之血过多,固能伤其脑髓神经。脑贫血者,其脑中之血过少,又无以养其脑髓神经。是以究其终极,皆可使神经失其所司也。古方有补血汤,其方黄芪、当归同用,而黄芪之分量,竟四倍于当归。诚以阴阳互为之根,人之气壮旺者,其血分自易充长。况人之脑髓神经，虽赖血以养之，尤赖胸中大气上升以斡旋[1]之。是以《内经》谓"上气不足，脑为之不满，耳为之苦鸣，头为之倾，目为之眩"。所谓上气者，即胸中大气上升于脑中者也。因上气不足，血之随气而注于脑者必少，而脑为之不满，其脑中贫血可知。且因上气不足，不能斡旋其神经，血之注于脑者少，无以养其神经，于是而耳鸣、头倾、目眩，其人可忽至昏仆可知。

【注释】

[1]斡旋：此指运转。

【按语】

脑贫血为西医病名，顾名思义西医认为其机制是脑部血液不足，不能营养脑气筋，临床可见头痛、头晕、目眩、神昏健忘及肢体无力、麻木不遂、痿废不用甚则昏仆等。脑气筋即脑髓神经，主司人体的知觉和运动。张锡纯认同脑部气血不足、脑髓神经失于濡养是导致本病发生的机制，但病机关键是气虚不能率血上输于脑，而非单纯"脑贫血"，因为血有形气无形，而西医局限于解剖所见，故忽略了气的作用。一方面，张锡纯从中医角度出发，以《灵枢·口问》"上气不足，脑为之不满，耳为之苦鸣，头为之苦倾，目为之眩"为依据，同时融入他的"大气学说"，用中医理论解释脑贫血机制，明确《内经》所说"上气不足"即大气虚衰。大气又称宗气，贮积胸中，包举肺外，具有贯心脉的功能，推动心脏的正常搏动和血液在脉内正常输布。同时气为血之帅，气行则血行，血生于心，上输于脑，宗气撑持全身为诸气之纲领，脉内正常运行的心血需在宗气的作用下方可上行注于脑中，因此"上气"也可认为是宗气上升之气。另一方面，张锡纯将西人的解剖理论融入他的"心脑共主神明说"，对心脑相关性展开进一步论证："西人谓脑之左右，各有血脉管两支分布，两支在前，两支在后，此管由心而出，运血养脑。"其认为心脑息息相通，无论在生理还是病理上都相互影响。可见，张锡纯对脑贫血病机的认识，已跳出前人风、热、痰、瘀等框架，创见性地结合西医心脑血管概念，从气血虚实、气机升降角度辨证，为临床提供了新的思路和借鉴。

【原文】

治身形软弱，肢体渐觉不遂，或头重目眩，或神昏健忘，或觉脑际紧缩作疼，甚或昏仆移时苏醒致成偏枯，或全身痿废，脉象迟弱，内中风证之偏虚寒者（肝过盛生风，肝虚极亦可生风），此即西人所谓脑贫血病也，久服此汤当愈。

生箭芪（一两） 当归（五钱） 龙眼肉（五钱） 真鹿角胶（三钱，另炖同服） 丹参（三钱） 明乳香（三钱） 明没药（三钱） 甘松（二钱）

服之觉热者，酌加天花粉、天冬各数钱。觉发闷者，加生鸡内金钱半或二钱。服数剂后，若不甚见效，可用所煎药汤送服麝香二厘（取其香能通窍），或真冰片半分亦可。若服后仍无甚效，可用药汤送制好马钱子二分（制马钱子法[1]详后振颓丸下）。

……

由此知因脑部贫血以成内中风证者，原当峻补其胸中大气，俾大气充足，自能助血上升，且能斡旋其脑部，使不至耳鸣、头倾、目眩也。是以此方不以当归为主药，而以黄芪为主药也。用龙眼肉者，因其味甘色赤，多含津液，最能助当归以生血也。用鹿角胶者，因鹿之角原生于头顶督脉之上，督脉为脑髓之来源，故鹿角胶之性善补脑髓。凡脑中血虚者，其脑髓亦必虚，用之以补脑髓，实可与补血之药相助为理也。用丹参、乳香、没药者，因气血虚者，其经络多瘀滞，此于偏枯痿废亦颇有关系，加此通气活血之品，以化其经络之瘀滞，则偏枯痿废者自易愈也。用甘松者，为其能助心房运动有力，以多输血于脑，且又为调养神经之要品，能引诸药至脑以调养其神经也。用麝香、梅片[2]者，取其香能通窍以开闭也。用制过马钱子者，取其能瞤动[3]脑髓神经使之灵活也。

【注释】

[1] 制马钱子法:《医学衷中参西录·振颓丸》载"将马钱子先去净毛，水煮两三沸即捞出。用刀将外皮皆刮净，浸热汤中，旦暮各换汤一次，浸足三昼夜，取出。再用香油煎至纯黑色，掰开视其中心微有黄意，火候即到。将马钱子捞出，用温水洗数次，将油洗净。再用沙土同入锅内炒之。土有油气，换土再炒，以油气尽净为度"。

[2] 梅片：梅花冰片简称。即梅花脑，龙脑香之状如梅花者，为最上品。

[3] 瞤动：原指目动或肌肉跳动，这里指使脑髓神经自行活动。

【按语】

通过以上对脑贫血病机分析，可见胸中大气在脑贫血中的关键作用，因此在治则上不能按照西医理论单纯补脑中不足之血或荣养脑髓神经，实当峻补其胸中大气，大气充足自能助血上升发挥功能，斡旋脑部使脑髓神经得养。张锡纯治疗脑贫血的加味补血汤，正是在补气生血的当归补血汤基础上化裁而来的。

本方以黄芪为主药，张锡纯认为黄芪能补气，兼能升气，善治胸中大气下陷。大气的生成源于先天元气，依靠后天水谷精微之气和自然界吸入之清气不断充养。黄芪补脾气助脾化生水谷精微、补肺气助肺吐浊纳新，都可以充养宗气；同时脾气所化生的水谷精微又是血的物质基础，可以间接通过补气以生血。血不自升，黄芪又有升提作用，能助宗气运心血上行于脑，故黄芪是张锡纯临床补胸中大气的首用药。当归补血、活血，本是补血主药，却为黄芪做臣，只因"有形之血不能自生，生于无形之气"，《本草备要》有言："诸血属心，凡通脉者，必先补心，当归苦温助心。"当归与黄芪配伍益气生血之力更强，且自身具辛散之性，使补而不留瘀，两药合用，直切病机。龙眼肉味甘色赤，多含津液，能补脾气、生心血，最能助当归以生血，张锡纯称之为心脾要药。脑髓需要血液荣养，凡脑中血虚者，其脑髓亦必虚，鹿角胶为血肉有情之品，补肝肾、填精血，精生髓，脑为髓海，故鹿角胶为善补脑髓之要药。督脉上贯心，入络脑，张锡纯认为督脉为脑髓神经之根，肢体痿废与督脉相关，清代温病大家叶桂认为"鹿性阳，入督脉"，补督脉之阳首选鹿类药物，故用鹿角胶补督脉。张锡纯认为脑贫血"因气血虚者，其脉络多瘀滞"，丹参、乳香、没药宣通心脉、活血行血，三者同用流通经络，共奏活血化瘀之功，由此偏枯痿废者可自愈也。对于甘松，一方面西医认为其兴奋心脏，使心脏运动有力，可以多输血于脑，是调养神经之要品；另一方面，中医认为其气香，味微酸，有芳香开窍之力，安神定志之功，引经报使之用，能引诸药至脑，以濡养脑髓。全方补气药为主，补血药为辅，通经络药为使，正是张锡纯治疗脑贫血的立方大法。

第五节 《医学衷中参西录·石膏解》

【原文】

石膏之质，中含硫养[1]，是以凉而能散，有透表解肌之力。外感有实热者，放胆用之直胜金丹。《神农本草经》谓其微寒，则性非大寒可知。且谓其宜于产乳，其性尤纯良可知。医者多误认为大寒而煅用之，则宣散之性变为收敛（点豆腐者必煅用，取其能收敛也），以治外感有实热者，竟将其痰火敛住，凝结不散，用至一两即足伤人，是变金丹为鸩毒也。迨至误用煅石膏偾事[2]，流俗之见，不知其咎在煅不在石膏，转谓石膏煅用之其猛烈犹足伤人，而不煅者更可知矣。于是一倡百和，遂视用石膏为畏途，即有放胆用者，亦不过七八钱而止。夫石膏之质甚重，七八钱不过一大撮耳。以微寒之药，欲用一大撮扑灭寒温燎原之热，又何能有大效。是以愚用生石膏以治外感实热，轻证亦必至两许；若实热炽盛，又恒重用至四五两，或七八两，或单用，或与他药同用，必煎汤三四茶杯，分四五次徐徐温饮下，热退不必尽剂。如此多煎徐服者，欲以免病家之疑惧，且欲其药力常在上焦中焦，而寒凉不至下侵致滑泻[3]也。盖石膏生用以治外感实热，断无伤人之理，且放胆用之，亦断无不退热之理；惟热实脉虚者，其人必实热兼有虚热，仿白虎加人参汤之义，以人参佐石膏亦必能退热。

附：《医学衷中参西录·石膏治病无分南北论》

尝考《神农本经》，谓石膏微寒，主产乳。盖言其性不甚寒凉，可用于产后也。乃后世注《本经》者，不知产乳之乳字原作生字解，而竟谓石膏能治妇人无乳，支离殊甚。要知产后无外感之热，石膏原不可用。若确有外感实热，他凉药或在所忌，而独不忌石膏，以石膏之性非大寒，乃微寒也。是以汉季南阳夫子，原为医中之圣，所著《金匮》中有竹皮大丸，治妇人乳中虚，烦乱呕逆，中有石膏。夫乳中者，生子之时也，其烦乱呕逆必有外感之实热也，此实通《本经》石膏主产乳之义以立方也。

附：《医学衷中参西录·石膏生用直同金丹煅用即同鸩毒说》

盖石膏之所以善治寒温者，原恃其原质中之硫养轻也。若煅之，其硫养轻皆飞去，所余之钙经煅即变为洋灰（洋灰原料石膏居多），以水煮之即凝结如石，其水可代卤水点豆腐；若误服之，能将人外感之痰火及周身之血脉皆为凝结锢闭。是以见有服煅石膏数钱脉变结代，寖至言语不遂，肢体痿废者；有服煅石膏数钱其证变结胸，满闷异常，永不开通者；有服煅石膏数钱其周身肌肉似分界限，且又凸起者。盖自有石膏煅不伤胃之语，医者轻信其说以误人性命者实不胜计矣。目之为鸩毒，此非愚之苛论也。

【注释】

[1] 硫养：张锡纯结合西医学药理研究提出石膏的原质是硫氧氢钙化合。

[2] 偾（fèn）事：搞坏事情。偾，败坏、毁坏。

[3] 滑泻：泻下不禁。可由脾胃虚寒导致。

【按语】

石膏是临床常用药，除《石膏解》外，《医学衷中参西录》中还有多篇专论石膏的文章如《石膏生用直同金丹煅用即同鸩毒说》《石膏治病无分南北论》《答王隆骧君石膏生用煅用之研究》等，这些文章集中体现了张锡纯对石膏的认识。他根据《神农本草经》《金匮要略》对石膏的认识和运用，结合个人临床体会和西人理论，纠正了人们临床使用石膏的两大偏见：其一石膏性凉、微寒而非大寒，其质为硫氧氢钙化合，故在功能上是逐热外出而非以寒胜热；其二临床清热当用生石膏而非煅石膏。

《神农本草经》将药物分为三品，其中上品"无毒，多服、久服不伤人"，中品"无毒有毒，斟酌其宜"。石膏出自《神农本草经·中品》，"味辛微寒"，后世多认为其伤人不可久服，但至《名医别录》首载石膏"味甘，大寒，无毒"，此后石膏性大寒、效猛烈之说获得广泛认可。张锡纯则提出不同观点，认为石膏性纯良微寒。首先，《神农本草经》和《金匮要略》将石膏用于产后体虚的产妇。张锡纯认为《神农本草经》中石膏主治"产乳"和《金匮要略》中将含有石膏的竹皮大丸用于产妇，都是将石膏用于产后外感实热，产妇此时体质本不能用寒凉之药以泄热，却独不忌石膏，正是因为石膏"性非大寒，乃微寒也"。其次，以个人临床为证，《医学衷中参西录》中收录了大量其将石膏用于年老体弱及产后患者取得疗效的医案，如"年五岁"的瘟疹，"产后八九日"的温病，"年近七旬"的伤寒误治等。最后，张锡纯还衷中参西，提出石膏含有硫氧氢，"原具发表之性，以之煮汤又直如清水"，进入人体后寒凉之性随发表之力外出，而毫无汁浆留中，故其无害，不伤脾胃。张锡纯提出的石膏微寒、纯良无害的特性使其在泄热作用上优于其他苦寒药物。

作为泄热药，张锡纯对石膏的泄热方式提出独到见解。张锡纯认为"盖诸药之退热，以寒胜热也，而石膏之退热，逐热外出也"。因为石膏其味辛、其质重，原质为硫氧氢钙化合物，味辛则能行能散，携热透表外出；质重则镇坠向下，入里直达病所；硫氧氢则具发表之性。故此石膏"凉而能散，有透表解肌之力""质重也可以逐热下行"，这一体用相反的特点使石膏性虽微寒，其退热之力不但毫不逊于苦寒之黄连、黄柏，同时优于其他辛凉散热药物。

一直以来因为医界存在石膏性寒的偏见，为降低其寒性对脾胃的损伤，至明代《本草纲目》首次出现关于石膏煅用的记载"近人因其性寒，火煅过用，或糖拌炒过，则不妨脾胃"。对此张锡纯明确提出不同观点，认为石膏当生用，煅后宣散之性变为收敛与病相反，故而煅者多为外用。张锡纯理论上结合西人观点，对石膏的认识从性状提升到了本质层面，指出石膏原质为硫氧氢钙化合，通过硫氧氢发散之力以泄热，煅后则硫氧氢之气飞腾，所余者唯钙，从而失去泄热的功能；临床上列举了大量亲身所见用煅石膏贻误病情的案例。张锡纯谓"愚于诸药多喜生用，欲存其性也"，《医学衷中参西录》含有石膏的三十余首方剂无论是化裁古方还是自制新方，除个别方剂外其余均用生石膏。

因石膏微寒质重、其性纯良，张锡纯建议临床可加大石膏用量。若辨治得当，使用生石膏轻者一两左右，重者可达七八两，或单用，或与他药配伍徐徐饮下均可，热退即可，不必尽剂。又因石膏除热之力优于传统的苦寒泄热及辛凉散热药物，临床可广泛应用于各种内伤、外感发热，老弱妇儿等各类人群均可使用。《医学衷中参西录》中石膏位列诸药之首，有学者统计书中记载含有石膏的方剂 36 首、医案 255 个，张锡纯运用石膏所治疗的疾病有 70 余种，囊括热在卫分、表里俱热、热居营血、热入心包、肝火犯胃、阳明胃热、邪留脏腑、伏热深陷等。张锡纯因喜用石膏、善用石膏，被称为"张石膏"。

主要参考文献 ▷▷▷▷

［1］程士德.高等中医院校教学参考丛书《内经》［M］.北京：人民卫生出版社，1987.

［2］王洪图.王洪图内经讲稿［M］.北京：人民卫生出版社，2008.

［3］贺娟，王小平.内经讲义［M］.北京：人民卫生出版社，2023.

［4］翟双庆，黎敬波.内经选读［M］.北京：中国中医药出版社，2021.

［5］王庆国，周春祥.伤寒论选读［M］.北京：中国中医药出版社，2021.

［6］梅国强.伤寒论讲义［M］.北京：人民卫生出版社，2003.

［7］李培生，成肇仁.伤寒论［M］.2版.北京：人民卫生出版社，2006.

［8］熊曼琪.伤寒学［M］.北京：中国中医药出版社，2017.

［9］南京中医药大学.伤寒论译释［M］.4版.上海：上海科学技术出版社，2010.

［10］张印生，韩学杰.孙思邈医学全书［M］.北京：中国中医药出版社，2015.

［11］李志庸.钱乙刘昉医学全书［M］.北京：中国中医药出版社，2005.

［12］张家玮.六味地黄丸方剂学历史沿革及古代临床应用概况［J］.世界科学技术，2006（2）：123-130.

［13］李瑞，尹英杰，鲁兆麟.六味地黄丸（汤）现代临床应用述评［J］.北京中医药大学学报，2003（3）：5-8.

［14］陶晶.六味地黄丸现代临床应用进展［J］.中国厂矿医学，2009，22（5）：617-618.

［15］付沛藩，姚昌绶，王晓萍.万密斋医学全书［M］.北京：中国中医药出版社，1999.

［16］朱锦善.儿科心鉴［M］.北京：中国中医药出版社，2007.

［17］于庆洋，王俊宏，邓家琳，等.《幼科发挥》万氏儿科的学术特点［J］.吉林中医药，2021，41（6）：720-723.

［18］林洁.万全《幼科发挥》学术思想探要［J］.光明中医，2011，26（4）：670-671.

［19］宋乃光.刘完素医学全书［M］.北京：中国中医药出版社，2006.

［20］徐江雁，许振国.张子和医学全书［M］.2版.北京：中国中医药出版社，2015.

［21］韩学杰，张印生.孙一奎医学全书［M］.北京：中国中医药出版社，1999.

［22］严世芸.中医学术发展史［M］.上海：上海中医药大学出版社，2004.

［23］黄健，郭丽娃.浅析张从正的中医心身医学思想［J］.中华中医药杂志，2005（2）：76-78.

［24］魏延华.张从正"情志疗法"探析［J］.天津中医，1999（3）：30-31.

［25］李东垣.脾胃论［M］.北京：人民卫生出版社，2005.

［26］周仲瑛，于文明.中医古籍珍本集成·综合卷·卫生宝鉴［M］.长沙：湖南科学技术出版社，2014.

［27］顾翔，王彤.从罗天益《无病服药辨》谈对中医治未病的滥用［J］.环球中医药，2020，13（4）：678-680.

［28］池永钦.罗天益学术渊源和《卫生宝鉴》针灸学术特点研究［D］.济南：山东中医药大学，2018.

［29］田思胜.朱丹溪医学全书［M］.北京：中国中医药出版社，2015.

［30］吴少祯.格致余论［M］.北京：中国医药科技出版社，2018.

［31］吴少祯.丹溪心法［M］.北京：中国医药科技出版社，2020.

［32］朱震亨.丹溪心法［M］.上海：上海科学技术出版社，1959.

［33］缪希雍.神农本草经疏［M］.北京：中国中医药科技出版社，2011.

［34］任春荣.缪希雍医学全书［M］.北京：中国中医药出版社，2018.

［35］陈实功.外科正宗［M］.北京：人民卫生出版社，1973.

［36］张介宾.类经图翼［M］.北京：人民卫生出版社，1965.

［37］周仲瑛，于文明.中医古籍珍本集成（续）·综合卷·景岳全书［M］.长沙：湖南科学技术出版社，2014.

［38］周仲瑛，于文明.中医古籍珍本集成·温病卷·温疫论、疟疾论疏［M］.长沙：湖南科学技术出版社，2014.

［39］李中梓.医宗必读［M］.北京：人民卫生出版社，2006.

［40］汪绮石.理虚元鉴［M］.北京：人民卫生出版社，2005.

［41］陈义娇，陈思达，林丽霞，等.浅析《理虚元鉴》对虚劳病的独特贡献［J］.成都中医药大学学报，2017，40（4）：86-88.

［42］汪伟，谭辉.论《理虚元鉴》对虚劳证治的贡献［J］.山东中医药大学学报，2016，40（3）：276-278.

［43］侯江淇，夏洁楠，张琰琨，等.浅析《理虚元鉴》对虚劳病因的认识［J］.中国中医基础医学杂志，2014，20（4）：428，451.

［44］范铁兵，杨志旭.《理虚元鉴》学术思想探究［J］.长春中医药大学学报，2012，28（6）：956-957.

［45］徐秋玲，刘涛.《理虚元鉴》治疗虚劳的特色［J］.江苏中医药，2010，42（4）：67.

［46］陈熠.喻嘉言医学全书［M］.北京：中国中医药出版社，1999.

［47］傅山.傅青主女科［M］.北京：人民卫生出版社，2023.

［48］肖承悰.《傅青主女科》评注［M］.2版.北京：人民卫生出版社，2022.

［49］张庆民.张璐医学全书［M］.北京：中国中医药出版社，1999.

［50］黄英志.叶天士医学全书［M］.北京：中国中医药出版社，2015.

［51］陈克正.叶天士诊治大全［M］.北京：中国中医药出版社，2013.

［52］李天德，张学文.医林改错［M］.2版.北京：人民卫生出版社，2005.

［53］张锡纯.医学衷中参西录［M］.2版.石家庄：河北科学技术出版社，2002.